全国职业院校教育规划教材

全国高等职业教育新形态规划教材

供康复治疗技术、中医康复技术、针灸推拿、中医学、临床医学等专业用

作业治疗技术

主编 刘 样 刘明伟

全国百佳图书出版单位

中国中医药出版社

·北 京·

图书在版编目（CIP）数据

作业治疗技术 / 刘样，刘明伟主编. -- 北京：中国中医药出版社，2025.8. --（全国职业院校教育规划教材）（全国高等职业教育新形态规划教材）.

ISBN 978-7-5132-9689-2

Ⅰ . R49

中国国家版本馆 CIP 数据核字第 2025XH8667 号

中国中医药出版社出版

北京经济技术开发区科创十三街 31 号院二区 8 号楼
邮政编码　100176
传真　010-64405721
山东华立印务有限公司印刷
各地新华书店经销

开本 850×1168　1/16　印张 15　字数 475 千字
2025 年 8 月第 1 版　2025 年 8 月第 1 次印刷
书号　ISBN 978-7-5132-9689-2

定价　60.00 元
网址　www.cptcm.com

服 务 热 线　010-64405510
购 书 热 线　010-89535836
维 权 打 假　010-64405753

微信服务号　zgzyycbs
微商城网址　https://kdt.im/LIdUGr
官 方 微 博　http://e.weibo.com/cptcm
天猫旗舰店网址　https://zgzyycbs.tmall.com

如有印装质量问题请与本社出版部联系（010-64405510）

全国职业院校教育规划教材
全国高等职业教育新形态规划教材

《作业治疗技术》
编委会

主 　 编 刘　样　刘明伟

副 主 编 程　宁　曾　妙

编 　 委（以姓氏笔画为序）

王艳萍（楚雄医药高等专科学校）

曲　虹（红河卫生职业学院）

邬盈盈（北京卫生职业学院）

刘　样（湖南中医药高等专科学校）

刘明伟（南阳南石医院）

杜　丽（山东中医药高等专科学校）

李珍好（广东江门中医药职业学院）

李梦晓（四川护理职业学院）

林晓敏（漳州卫生职业学院）

郭　音（湖南中医药高等专科学校）

程　宁（安阳职业技术学院）

曾　妙（湖北中医药高等专科学校）

游莹乔（湖南中医药大学第一附属医院）

前　言

"全国高等职业教育新形态规划教材"是为贯彻党的二十大精神和党的教育精神，落实《关于深化现代职业教育体系建设改革的意见》《国家职业教育改革实施方案》《关于推动现代职业教育高质量发展的意见》等文件精神，由中国中医药出版社联合全国多所高职高专院校及行业专家统一规划建设的，旨在提升医药职业教育对全民健康和地方经济的贡献度，提高职业技术院校学生的实践操作能力，实现职业教育与产业需求、岗位胜任能力的紧密对接，突出新时代中医药职业教育的特色。

中国中医药出版社直属于国家中医药管理局，中央一级文化企业。中国中医药出版社是全国中医药行业规划教材出版基地，国家中医、中西医结合执业（助理）医师资格考试大纲和细则及实践技能指导用书授权出版单位，全国中医药专业技术资格考试大纲和细则授权出版单位，与国家中医药管理局中医师资格认证中心建立了良好的战略合作伙伴关系。目前，全国中医药行业高等职业教育规划教材已延续至第6版，覆盖了中医学、中药学、针灸推拿、中医骨伤、康复治疗技术、中医养生保健等多专业，已构建起从基础理论到实践应用的较为完整的教学体系。

本套教材由50余所开展康复治疗技术专业高等职业教育的院校及相关医院、医药企业等单位，按照教育部公布的《高等职业学校专业教学标准》内容，并结合目前康复治疗技术的临床实际联合组织编写。本套教材可供康复治疗技术、中医康复技术、中医养生保健、中医骨伤等专业使用，具有以下特点：

1. 坚持立德树人，融入课程思政内容和党的二十大精神。把立德树人贯穿教材建设全过程、各方面，体现课程思政建设新要求，推进课程思政与医药人文的融合，大力培育和践行社会主义核心价值观，健全德技并修、工学结合的育人机制，努力培养德智体美劳全面发展的社会主义建设者和接班人。

2. 加强教材编写顶层设计，科学构建教材的主体框架，打造职业行动能力导向明确的金教材。教材编写落实"三个面向"，始终围绕医药职业教育技术技能型、应用型人才培养目标，以学生为中心，以岗位胜任力、产业需求为导向，内容设计符合职业院校学生认知特点和职业教育教学实际，体现了先进的职业教育理念。

3. 与岗位需求对接，加强产教融合。教材突出理论与实践相结合，强调动手能力、实践能力的培养。鼓励专业课程教材融入产业发展的新技术、新工艺、新规范、新标准，满足学生适应项目学习、案例学习、模块化学习等不同学习方式的要求，注重以典型案例为载体组织教学单元，有效激发学生的学习兴趣和创新潜能。

4.强调质量意识，打造精品示范教材。将质量意识、精品意识贯穿教材编写全过程。围绕现行教材出现的问题，以问题为导向，有针对性地对教材内容进行修订完善，力求打造适应职业教育人才培养需求的精品示范教材。

5.加强教材数字化建设。适应新形态教材建设需求，打造精品融合教材，探索新型数字教材。将新技术融入教材建设，丰富数字化教学资源，满足职业教育教学需求。

6.与考试接轨。编写内容科学、规范，突出职业教育技术技能人才培养目标，与康复医学治疗技术（士）职业资格考试大纲一致，与考试接轨，提高学生的考试通过率。

本套教材的建设，凝聚了全国康复行业职业教育工作者的集体智慧，体现了全国康复行业齐心协力、求真务实的工作作风，代表了全国康复行业为"十五五"期间康复事业发展和人才培养所做的共同努力，谨此向有关单位和个人致以衷心的感谢。希望本套教材的出版，能够对全国康复行业职业教育教学发展和人才培养产生积极的推动作用。需要说明的是，尽管所有组织者与编写者竭尽心智，精益求精，本套教材仍有一定的提升空间，敬请各教学单位、教学人员及广大学生多提宝贵意见和建议，以便修订时进一步提高。

中国中医药出版社

2025 年 6 月

编写说明

作业治疗技术通过科学运用日常生活活动训练、职业能力重塑及环境适应性改造等干预手段，致力于帮助患者重建生活自理能力、社会参与能力和职业劳动能力，是康复医学体系的重要组成部分。其核心价值在于运用任务导向性训练模式，将治疗目标有机融入个体化的功能性活动中，有效促进神经功能重组与代偿机制的形成。当前，作业治疗技术已广泛应用于神经系统疾病康复、运动损伤恢复、精神心理障碍干预及老年功能维护等多个临床领域，尤其在慢性病管理和社区康复中发挥着不可替代的作用。《作业治疗技术》根据《国际功能、残疾和健康分类》（ICF）理论框架，强调从身体结构与功能、活动与参与、环境因素等多维度系统分析患者健康状况，为制定科学规范的作业治疗方案奠定基础。通过贯彻"产教融合、岗课对接"的编写理念，着力培养具有临床思维能力和创新实践能力的复合型技术技能人才，切实推动中医药职业院校康复治疗专业人才的培养。

本教材具有以下特点。

1. "岗课赛证"融通，突显职业教育特色。本教材主要以高等职业院校康复治疗技术专业的学生为教学对象，紧密结合作业治疗师岗位需求，严格遵循高职院校作业治疗技术课程教学标准，秉承"必需、实用、够用"三原则编写，重点突出实践应用特色，突出职教特色。设置思考题强化学生的临床思维能力，促进"岗课赛证"融合。

2. 落实"立德树人"根本任务，将思政元素融入课程。思政元素以医者仁心、职业精神、创新思维、团队协作、医患沟通为核心脉络。在每个章节的学习内容中都有明确的思政元素，便于教师在教学中有效渗透思想政治教育，强化育人效果。

3. 突出"五新"理念，接轨行业前沿动态。本教材创新融入ICF理论框架，整合行业最新评估工具、前沿康复技术及智能机器人技术等经过实践验证的新知识、新理论、新技能、新设备与新方法，贴近临床。

4. 践行"以学生为中心"教育理念，构建立体化数字资源。本教材涵盖课件、微课、操作视频、康复技师资格考试题库、康复医学治疗技术初级（士）职业资格考试大纲等内容，以及丰富的拓展资源，强调培养学生的技能操作本领；数字化资源以二维码的形式植入教材，方便广大师生使用。

本书共分10章，编写团队秉承严谨的治学态度完成教材编写工作，第一章由刘样编写，第二章由刘明伟编写，第三章由杜丽编写，第四章由曲虹编写，第五章由程宁编写，第六章由郭音编写，第七章由李珍好编写，第八章由王艳萍编写，第九章由林晓敏编写，第十章由游莹乔、邬盈盈、李梦晓、曾妙编写。鉴于康复医学领域知识迭代迅速，书中若有不足之处，恳请同行与读者不吝指正，以便再版时修订完善。

《作业治疗技术》编委会

2025 年 6 月

目　录

第一章　作业治疗概论

📋 案例

　　患者，男，43岁，建筑工人。患者在4个月前上班时被高空坠落物体砸伤右上肢，致右侧肱骨粉碎性骨折。于当地医院就诊，行手术复位，石膏固定4个月。4个月以来一直使用上肢吊带，居家病休。现因右上肢活动受限，转介至某康复医院作业治疗科就诊。

问题：1. 目前该患者存在哪些功能问题？
　　　2. 针对患者的具体情况，请根据《国际功能、残疾和健康分类》（ICF）对患者进行分析。

第一节　作业治疗的基本概念

一、作　　业

　　作业（occupation）来源于动词occupy，是指占有或填满其时间与空间，使其参与并保持忙碌状态。作业是人们利用自己的能力和时间，在一定的空间环境内所从事的各项活动，包括自我照顾、交流学习、职业工作以及享受生活等，这些活动不仅对于自身具有特殊的意义和价值，而且对于社会文化、历史进程和经济发展亦有积极贡献。作业是人类活动的一种形式，并非所有活动均可归类为作业。作业特指人们"愿意从事""需要从事"或"期望从事"的活动，即为个人生活赋予意义和目的的活动。

二、活　　动

　　活动（activity）是作业治疗中经常使用的一个基本词汇。根据人类活动理论，活动是指为达到预定的目标，动用其身心潜能、时间和精力、兴趣和注意力的过程，该过程对于提升个体适应性及参与社会活动至关重要，并广泛涉及工作、生活、休闲、学习等多个领域。

　　活动是作业治疗的核心，患者通过参与活动能够获得多样的体验，掌握必需的技能。

三、作　业　活　动

　　作业活动（occupational activity）是指人们从事的各项活动或事件。在作业治疗领域，作业活动特指在作业治疗过程中所采用的活动。目前，作业治疗所涉及的活动不仅包括日常生活技能、工作职业活动、家务劳动、教育和社会活动等现实生活中的必需技能，还包括一些具有创造性的技能，例如陶艺、木工、金工、手工、编织等，以及社会性活动，如游戏、体育运动、话剧和园艺等。

　　作业活动是作业治疗的核心。作业活动既是作业治疗的治疗手段，也是作业治疗康复的目标。

> **链接**
>
> ### 世界作业治疗师联盟（WFOT）
>
> 　　世界作业治疗师联盟（world federation of occupational therapists，WFOT）是作业治疗领域的全球代言人，也是该专业的官方国际组织。WFOT致力于制定国际作业治疗教育标准，推广作业治疗应用。作为由111个成员组织组成的全球网络，WFOT目前在全球有63.3万名作业治疗师会员。自1959年以来，WFOT与世界卫生组织保持正式合作关系，积极推动作业治疗的全球影响力，并致力于提高行业认知，搭建多元化的共享、交流平台。
>
> 　　WFOT通过推动作业治疗的卓越发展，为每个人实现充实而有意义的生活提供支持。

四、作 业 治 疗

作业治疗（occupational therapy，OT）由美国的George Barton于1914年提出，其概念和内涵随着作业治疗的发展变化而不断更新和完善。

2001年，世界卫生组织（world health organization，WHO）对作业治疗进行了如下定义："作业治疗旨在协助残疾者和患者选择、参与、应用具有目的性和意义性的活动，以最大程度地恢复其身体、心理和社会功能，增进健康，预防能力丧失及残疾的发生。该治疗以发展为导向，鼓励患者积极参与并为社会做出贡献。"

2004年，世界作业治疗师联盟（world federation of occupational therapists，WFOT）进一步阐述了作业治疗的定义："作业治疗是一门通过有意义的活动促进健康和幸福的学科。其核心目标是使个体能够参与日常生活活动（ADL）。作业治疗师通过引导患者参与活动来提升其参与能力，或通过环境调整来优化患者的参与条件。"该定义特别强调了参与活动的重要性。

2012年，WFOT对作业治疗的定义进行了更新，明确指出："作业治疗是一门以治疗对象为中心的医疗卫生专业，其通过作业活动促进健康与幸福。作业治疗的核心目标在于促进个体参与日常生活活动（ADL）。作业治疗师致力于与个体及其社区合作，以提升其参与期望、需求或愿望的作业活动的能力；或通过调整作业活动和改善环境来优化其作业表现。"这一定义代表了当前作业治疗领域的最新共识。相较于2004年的定义，新定义更加凸显了"以康复对象为核心（client-centered）"的原则，强调了作业治疗师与治疗对象之间的伙伴关系，突出了人和社区协作的重要性，并明确了作业活动是基于个体的个人愿望、需求或期望。

总之，作业治疗是指通过有目的性、有选择性的作业活动，对身体、心理、发育有功能障碍或残疾，以致不同程度地丧失生活自理能力和职业能力的患者进行治疗和训练，使其恢复、改善，增强生活、学习及工作能力，帮助他们实现作为家庭和社会成员的有意义生活。

五、作 业 范 围

作业的范围主要是指日常生活活动（activity of daily living）、工作/生产力（work/productivity）及休闲（leisure）这三个方面，三者之间互相关联。作业活动有生物–心理–社会范畴（biopsychosocial paradigm），包括生物学方面（biological dimension）、心理方面（psychological dimension）及社会方面（social dimension）的特征。

考点与重点　作业治疗的概念、作业的范围

第二节　作业治疗的基本理论

理论是用于解释现象、系统总结和描述概念间关系的科学知识体系，它反映了人们对客观事物本质及其规律性相对准确的理解，并通过逻辑推理、思维判断和表达形成知识结构。作业治疗理论是康复医学领域工作者长期探索的课题。迄今为止，作业治疗的理论体系尚未完善，缺乏能够全面阐释作业治疗原理和现象的理论。近年来，国际上涌现了多种关于作业治疗理论的观点、学派和实践模式，本节将对这些内容进行简要概述。

一、作业治疗的理念及思路

近年来，尽管作业治疗的理论框架经历了显著的发展，涌现了众多观点、学派和实践方式，各自具有独有的特征，但这些理论仍存在不足之处。从全球视角来看，目前主流的观点和方法论认为：个体通过参与作业活动，能够调整和提升身体及心理的功能；个体、环境与作业活动之间的互动，有助于增进个体的身心健康；个体对活动的控制与调节，依赖于大脑的指挥和各系统的协同工作，即人体构成了一个具备负反馈机制的控制系统。这个系统利用各种感觉信息作为反馈，以提升活动控制的效率和精确度，重点在于外周感觉的反馈作用。例如，当一个人伸手取物或执行某项任务时，视觉、听觉或触觉持续地感知信息，并将这些信息不断地传送至大脑中枢神经系统。随后，人体的控制系统通过持续地修正和调整，最终成功获取所需物品或完成任务。个体在学习和掌握特定活动技能或任务的过程中，掌握新技能，并促进功能的康复。

二、作业治疗的理论模式

"模式"指的是在反复出现的事件中被识别并提炼出的规律性，是对问题解决方法的归纳总结。作业治疗这一领域，融合了众多理论模式。现在，作业治疗中常见的模式包括作业表现模式、人类作业模式、人－环境－作业模式、康复模式、河流模式等。

1. 作业表现模式（occupational performance model，OPM）　自 1994 年起，被美国作业治疗协会采纳为全球作业治疗的统一标准。其官方名称为作业治疗实践框架。此模式将作业能力视为作业治疗的核心目标，认为作业技能是构成作业活动的基础要素，并主张作业活动需不断重复，技能间存在相互作用。作业能力会因个人背景和环境差异而有所不同。

作业表现模式的核心内容和结构如下。

（1）作业活动行为的范围：包括日常生活、工作生产以及休闲活动等方面。

（2）作业活动行为的技能：包含感觉、运动、认知、社会心理等技能领域。

（3）作业活动行为的情景：包括时间维度和环境维度等方面。

2. 人类活动模式（model of human occupation，MOHO）　这一模式阐述了人类适应工作和治疗的过程，视工作为健康的关键组成部分。该模式着重于两个核心理念：首先，人的行为是变化的，会因环境差异而有所不同；其次，工作对个人的自我组织至关重要。设定目标后，在个人意志的引导下，人们能够完成任务，保持或提升能力，创造新体验，增强自信，并提高适应环境的能力。

在人类活动模式中，个体被视为一个开放的反馈系统。该系统由输入、处理、输出和反馈四个部分构成。个体在接收来自外部环境和个人内部的信息后，会进行分析和处理，这一过程可能受到身体状况、心理情绪、经验等多方面因素的影响。信息经过恰当的处理和组织，转化为工作行为输出。相关的反馈信息会进一步促进这一互动过程。工作行为与外部环境的互动形成了一个循环，以完成工作活动。工作活动有助于促进个人发展和环境优化，建立起对人体健康有益的正向循环。

3. 人－环境－作业模式（person-environment-occupation model，PEOM）　阐述了作业活动的表现是人、环境和作业三者相互作用的结果。人天生具有探索、控制和改变自己及环境的倾向。日常生活被视为人与环境互动的过程，这一过程通过作业活动得以实现。这种互动是动态的，会随着环境的变化而持续调整。同时，人、环境和作业三者之间相互作用，关系紧密。因此，人－环境－作业模式在分析个人背景、环境因素和作业活动的关系及性质，以及指导临床作业治疗方面具有重要意义。

作业表现会随着人生不同阶段而改变，而这种变化是人、环境与作业活动互动的结果（图1-1），人－环境－作业模式在人生不同阶段表现出不同的特点（图1-2）。对于婴幼儿和儿童，环境因素在该模式中占据较大比例，他们正处于成长和学习阶段，需要塑造新的自我形象和能力，寻找适合自身发展的作业活动模式。成年人阶段，环境因素的影响相对减弱，个人因素的比重逐渐上升，作业能力随着个人能力的提升而增强。在这个阶段，人们开始形成自己的观点，寻求事业、工作、兴趣、爱好、社交和伴侣，从而在家庭和社会中确立自己的地位。对于老年人，随着年龄增长和个人能力的减退，个人因素逐渐减少，环境因素再次成为影响作业能力的主要因素。老年人通常已经退休或在家休息，他们需要家人的照料以及一个宁静和安全的环境享受晚年生活。

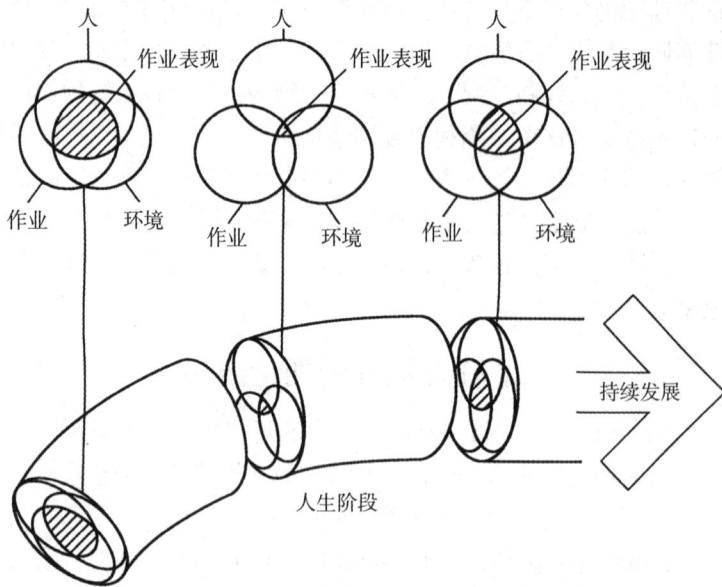

图1-1　人－环境－作业模式的动态变化

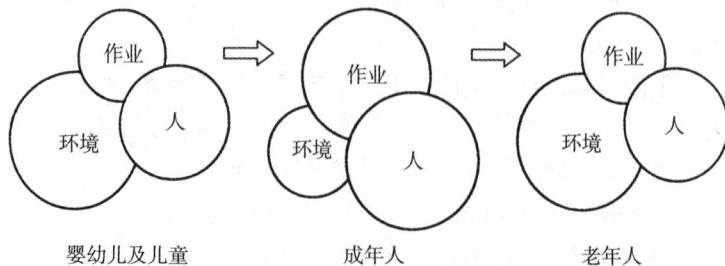

图1-2　不同年龄阶段的人－环境－作业模式变化

4. 康复模式基本观点　应用各种康复治疗技术，尽最大可能消除或克服功能障碍或残疾对患者日常生活和工作的影响，恢复躯体和心理功能，使患者重新获得生活自理能力，提高生存质量。当患者的功能障碍或残疾难以恢复时，可以指导或训练患者用新的技巧来代偿，或使用辅助器具克服障碍的缺陷，或改造环境使之适应患者的功能状况，以使患者达到最大限度的独立。康复模式是一个动态的过程，要求患者主动参与康复的全过程。作业治疗师应根据患者的作业活动情况或功能恢复进展情况，及时进行评估和跟踪，利用一切可利用的资源，使患者获得持续、最佳的康复服务，最终促使患者功能恢复，早日回归家庭和重返社会。

5. 河流模式（the KAWA model） 是针对个体客观环境的作业治疗策略，并阐明基本原理和使用方法。Keava 是日文"河流"的意思，该模式用"河流"比喻人的生命旅程，河流的源头代表生命的起源，而入海口与大海相汇处代表其尽头。沿河道曲径，水流性质及特性会因地而异、因不同情形而变，代表人生不同阶段的情况，隐喻个体生物多样性和时序性的特征。流水、河床、岩石、浮木、空隙是构成河流的要素，他们是一个整体，其中每一个要素的改变都可使其他要素发生改变，这造就了河流的多样性。河流的多样性可反映个体生活状态和整体日常生活的多样性，并受各种要素影响。河流从源头流到尽头如同个体生活的过去、现在与未来，具有时序性。因此，河流模式考虑了个体的过去、现在与未来，开创了一种作业治疗新思路。

考点与重点 人 – 环境 – 作业模式

第三节　作业治疗的发展简史

一、起源与发展

在古希腊时代，医学之父希波克拉底（公元前 460 – 公元前 379 年）已经开始运用骑马和劳动等方式治疗疾病。自 18 世纪开始，欧洲某些国家开始采用手工艺和娱乐活动帮助精神疾病患者和结核病患者进行康复治疗。1914 年，美国建筑师 George Barton 首次提出了"作业治疗"这一术语。同年，世界上首个官方的作业治疗学校——美国法维尔职业学院诞生。William Rush Dunton 被尊称为作业治疗之父，他于 1915 年编写了《作业治疗——护士手册》。1917 年美国成立了全国作业治疗促进会，1920 年该会更名为美国作业治疗协会。

在第一次世界大战期间，由于众多伤员需要康复治疗，作业治疗的作用得到了充分展现。1930 年，英国在布里斯托尔（Bristol）建立了首个作业治疗师学校。1936 年，英国作业治疗师协会成立，1938 年举办了首届作业治疗师统一考试。第二次世界大战结束后，作业治疗的关注点逐渐转向骨关节疾病、心脏病、脑血管疾病以及脊髓灰质炎后遗症等慢性疾病导致的身体功能障碍。

1952 年，世界作业治疗师联盟（WFOT）在英国成立。国际作业治疗界对本专业的性质、任务、作用、职责、服务范围以及康复对象等有了更明确的规定和标准。所有会员国以及希望加入的国家和组织，其作业治疗师必须达到 WFOT 规定的最低教育标准，才有资格加入该组织。1954 年，首届世界作业治疗大会在苏格兰举行，此后每四年举办一次国际会议。近年来，美国和澳大利亚等国的学者提出了作业科学（occupational science）的概念，将作业治疗拓展为作业科学和作业实践（occupational practice）。

二、我国作业治疗的发展史

在 20 世纪 80 年代康复医学引入后，作业治疗（OT）的概念才开始在我国逐渐普及。随后，一些单位派遣专业人员前往日本等国家学习作业治疗。1989 年，原卫生部颁布了《医院分级管理（试行草案）》，规定二、三级医院必须设立康复医学科，并应设立作业治疗科室，推动了国内第一批作业治疗室的建立。1988 年，中国康复研究中心成立时，已设有作业治疗室（后改为作业治疗科）。但在初期，许多单位并未真正开展作业治疗工作，或仅进行手功能训练、木工等作业活动。

20 世纪 90 年代后期，随着中国经济的快速发展和人们生活水平的提高，作业治疗的作用和重要性逐渐被人们所认识，一些医院的康复科设立了作业治疗室，并开展认知训练、矫形器制作、ADL 训练、文体训练等工作。

21 世纪以来，作业治疗进入了有序发展阶段，大部分大型医院和康复中心都设立了作业治疗室（科），并开展系统的现代作业治疗工作。然而，内地 OT 人才培养和人力供应明显落后于康复医学事业发展的需求。即使在康复人才集中的广州，37 家康复医疗机构中也只有 8 家设有作业治疗室。

在人才培养方面，中国康复研究中心从 1988 年开始进行作业治疗人才培训，同济医科大学附属同济医院（现华中科技大学同济医学院附属同济医院）1989 年开始的 WHO 康复培训班开设了比较系统的作业治疗课程，随后将作业治疗作为医学专业重点授课内容之一。2006 年，在悉尼召开的 WFOT 大会上，首都医科大学的作业治疗课程正式得到了 WFOT 的认可，首批 10 余名 OT 学生于 2006 年毕业。与亚洲其他发达或发展中国家相比，国内 OT 培训尚处于初级发展阶段。2011 年以来，随着原卫生部一系列加快康复医学发展的具体措施的出台，国内的作业治疗人才及师资队伍培训加快发展，将来一定能与国际 OT 发展接轨。2008 年起，四川大学华西临床医学院康复医学系与香港理工大学合作，将康复专业分为物理治疗、作业治疗及假肢矫形三个专业，是内地最早开办康复专业的全国重点大学，为全国培养了大量优秀的康复人才。2017 年，首都医科大学、昆明医科大学、四川大学、上海中医药大学、福建中医药大学的作业治疗学士课程得到了 WFOT 认可。四川大学 – 香港理工大学灾后重建与管理学院 2013 年联合培养作业治疗专业（准入）硕士生，是内地首办的作业治疗硕士课程。

香港特别行政区的作业治疗师组成了专业志愿者组织，称为香港职业治疗学院，他们协助推动内地康复及作业治疗的发展。自 2002 年成立以来，香港职业治疗学院与多家内地医院合作，尝试推动一系列针对提高患者生活能力的作业治疗项目，侧重将身体基本功能转化为生活能力，这些作业治疗项目包括：床旁自理训练、家务训练、烹饪训练、文娱工艺训练、情景模拟训练及认知训练、社区生活技巧训练、出院前准备、家居探访及家居安置服务等，成功地在内地医院实施了许多 OT 教科书里描述的治疗活动，OT、运动疗法、医生和护士的"重建生活为本"协作模式，共同提升患者生活能力。"重建生活为本"由香港职业治疗学院资深治疗师梁国辉在 2015 年提出，这种服务效果显著，患者、家属及医疗团队都十分接受和认同，获得了良好的社会效益及经济效益。

第四节　作业治疗的分类

作业治疗的分类方法有很多种，目前较常用的是按照作业活动的项目、性质、功能及目的分类，现将其分类方法介绍如下。

一、按作业活动的项目分类

按照作业活动的项目分类是指根据活动项目的类别进行分类，包括木工作业、金工作业、手工作业、日常生活活动、编织作业、黏土作业、园艺作业、书法绘画作业、认知作业、虚拟场景及人工智能等。

二、按作业活动的性质分类

依据作业活动的性质进行分类，即根据作业活动所展现的特性以及作业活动对象的特征进行划分。

1. 功能性作业活动　旨在改善患者特定功能的活动。例如，通过活动来扩大关节活动范围、增强肌肉力量与耐力，以及提升运动协调性和精细运动技能等。

2. 心理及精神性作业活动　主要针对患者的心理及精神情绪障碍，旨在改善其功能的作业活动。例如，开展轻松愉悦的消遣性活动，游戏活动、人际交往和社会活动等。

3. 儿童作业活动　主要根据儿童生长发育的特征及其功能障碍和残疾的特性，制定一系列生动有趣的文娱活动或游戏，提升患儿的日常生活技能和学习能力。鉴于儿童普遍依赖父母及家属的照料，训练过程中需重视家庭成员的作用，并指导他们掌握辅助儿童训练的技能。训练内容应与日常生活紧密结合。依据儿童的心理特征，应充分利用玩具和游戏活动作为儿童作业治疗的关键工具或手段，以增强患儿康复治疗的趣味性和效果。

4. 老年人作业活动　随着年龄的增长，老年人的生理功能普遍呈现衰退趋势，其活动表现通常较为迟缓和笨拙，甚至可能丧失生活自理能力。在对老年患者实施功能训练的过程中，除了保持其现有功能水平，还应指导他们使用辅助性器械，掌握一系列日常活动技能，或对其居住环境进行适配性改善，以补偿和弥补其在运动、感觉、视觉等方面的功能不足，同时需特别关注患者的安全性问题。此外，鼓励老年人参与休闲活动和集体活动，以增进人际交往，促进与他人和谐相处，缓解孤独感，从而改善其心理状态和社会参与能力。

三、按作业活动的功能分类

按作业活动的功能分类主要是指根据作业活动所表现出的功能类型而进行的分类。

1.日常生活活动 是指人们为了满足日常生活的需要而每天必须反复进行的、具有共性的基本活动。日常生活活动一般包括衣、食、住、行和个人卫生五个方面内容，具体包括穿衣、进食、如厕、洗漱、修饰、床上翻身、行走等活动。

2.生产性作业活动 是指能够产生价值的活动，这类活动能够制造出特定的产品或作品。典型的生产性活动包括编织、刺绣、纺织、泥塑、制陶等手工艺，以及园艺等。这些活动的目的是让参与者通过参与获得技能和成就感。

3.娱乐休闲性活动 通过游戏、棋牌、书画、弹琴、集体郊游等休闲娱乐活动，调整患者的心理状态，转移其注意力，丰富生活内容。在轻松愉悦的心情中帮助患者改善功能。

4.特殊教育性活动 为存在发育问题或残疾的少年和儿童，提供专门的教育与训练，帮助他们在康复过程中，同时学习文化知识和生活技能。训练内容涵盖文化教育、唱歌、舞蹈以及游戏等多种活动。

四、按作业治疗的目的分类

根据作业治疗的目标，主要依据患者所面临的功能障碍问题，选择能够提升其特定功能的活动，以此实现特定治疗效果的分类。包括减轻疼痛的作业活动、增强肌力的作业活动、增加耐力的作业活动、改善关节活动范围的作业活动、改善手眼协调性和平衡控制能力的作业活动、改善知觉的作业活动，以及改善记忆力、定向力、注意力、理解力等认知功能的作业活动。

考点与重点 作业治疗的分类

第五节 作业治疗的临床应用

一、作 用

作业治疗专注于协助患者重获或达到正常、健康且富有意义的生活方式与能力。其治疗作用主要有以下几个方面。

1.促进功能的恢复 包括肌力、耐力、关节活动度、柔韧性、协调性和灵活性等身体素质，以及知觉、认知等心理功能的恢复。

2.促进职业能力的恢复 对于伤残人士、慢性病患者以及急性病康复期的患者来说，要恢复日常生活和工作能力，需要一段时间的调整与适应。作业治疗是帮助他们恢复适应能力的有效途径。

3.最大化发挥剩余功能 患者通过参与作业活动利用剩余功能，可以预防肌肉萎缩，减轻或避免畸形的产生，增强对疼痛的耐受力。

4.改善心理状态 作业治疗有助于调节患者情绪、放松心情，减轻残障人士和患者的抑郁、恐惧、愤怒、依赖等不良心理和行为，帮助他们建立康复的信心，更好地配合康复治疗，从而提升康复效果。

5.提高就业可能性 通过就业前的功能评估与测试，帮助患者选择合适的工种，并根据他们的实际情况进行技能训练，从而增加就业机会。

二、适 应 证

作业治疗的适用范围非常广泛，涵盖需要增强日常生活活动（ADL）能力、职业技能，提升手部和上肢功能、感觉和知觉能力，认知能力，以及改善情绪和心理状态，增进发展水平和学习能力，还包括对住宅、职业和社会基础设施等环境进行改造。

三、禁 忌 证

作业治疗没有绝对的禁忌证，但根据不同的状况，治疗方式会有所差异。治疗时必须严格遵守不危害患者生命、不妨碍紧急救治、不造成伤害、不违背伦理等基本原则。治疗应根据患者的具体情况谨慎实施，例如对于病情危重、心肺肝肾功能严重衰竭等需要绝对休息的患者，以及有出血倾向者，通常不宜进行作业治疗。在确保安全的前提下，对于某些重症患者来说，早期的作业治疗介入是极其重要的。过去认为意识模糊、严重认知障碍且无法配合治疗的患者是禁忌证，但实际上他们也常需要通过作业治疗促进觉醒和改善认知功能。

四、注 意 事 项

通常情况下，作业治疗是由作业治疗师和患者协同进行的，治疗过程中以患者为中心，治疗师则扮演指导者的角色。因此，作业治疗师不仅需要掌握娴熟的治疗技巧，还必须具备强烈的责任感，应当尊重患者的个人选择，并以热情和耐心的态度对患者进行指导。在实际的治疗过程中，需要注意以下几个方面。

1. 挑选适合患者的作业活动　作业治疗师需依据患者的功能障碍特点和评估结果，进行细致分析，并有选择性地挑选适合的作业活动。在治疗全过程中，治疗师应确保患者积极参与，并与患者保持良好的沟通。治疗方法应对患者的身心健康及社会功能产生积极影响。

2. 作业治疗应具备实际意义　选择作业治疗时，应考虑患者所处环境的适应性，确保其具有实际应用价值。对于康复后可能需要独立生活或重返职场的患者，治疗活动应具备实际意义，满足患者独立生活和工作的需求，与患者的具体需求或条件相匹配。

3. 确保患者的参与　在作业治疗过程中，患者的参与至关重要。治疗师应基于患者的需求和个人背景，挑选患者愿意参与的治疗方法；或者在一定范围内允许患者自行选择治疗活动，以提升患者主动参与的兴趣，进而增强治疗效果。

4. 应遵循逐步提升的原则，并可调整治疗量　根据患者的功能障碍情况，制定合适的、逐步增强的治疗计划。例如，灵活调整作业活动的时间、强度、休息次数等，确保患者至少能完成 70%～80% 的活动量。在进行治疗活动时，应避免让患者感到疲劳，以帮助患者更好地完成治疗。

5. 其他考虑因素　制定作业治疗方案时，应考虑患者回归家庭、重返社会后环境因素对其功能的影响。例如，患者出院后是否能适应环境，或是否需要对环境进行改造以利于患者的日常生活。此外，治疗师在对患者进行治疗或训练时，应尽可能在模拟真实环境的条件下进行，帮助患者更好地适应环境，提升其独立生活的能力。

五、作业治疗与运动治疗的区别

运动治疗和作业治疗都是康复医学的重要组成部分，在康复治疗中扮演着同等重要的角色、发挥同样的价值。然而，作为独立的专业领域，两者都拥有完整且独立的学科体系。从工作内容、使用的治疗方法到康复目标，两者都存在本质上的差异（表 1-1）。

表 1-1 作业治疗与运动治疗的比较

项目	作业治疗（OT）	运动治疗（PT）
目的	恢复躯体功能、认知和生活自理能力	恢复躯体运动功能
方法	应用日常生活、生产、游戏和娱乐等经过选择和设计的作业活动进行训练，并结合矫形器、辅助器具的使用和环境改造	应用增强肌力、耐力、关节活动度、协调、平衡和心肺功能的活动进行训练
训练特点	认知和感知觉的训练比重大 精细运动比重大，粗大运动比重小 与自理和生产技能的关系密切 注重操作和认知能力	认知和感知觉的训练比重小 精细运动比重小，粗大运动比重大 与自理和生产技能的关系不密切 注重活动能力
训练工具	日常生活用具、生产性工具、游戏用具、文娱工具、自行设计制作的矫形器、辅助器具等	增强肌力、耐力、关节活动度、增强平衡能力和心肺功能的器械
介入时间	一般比运动治疗晚	较早，多急性期就介入
负责者	作业治疗师	运动治疗师

考点与重点 作业治疗的作用、作业治疗与运动治疗的区别

第六节 常用的作业治疗设备

在临床治疗中，作业治疗所用的器械和设备虽然简单，但种类广泛。常见的作业治疗器械和设备包括以下几种（图 1-3）。

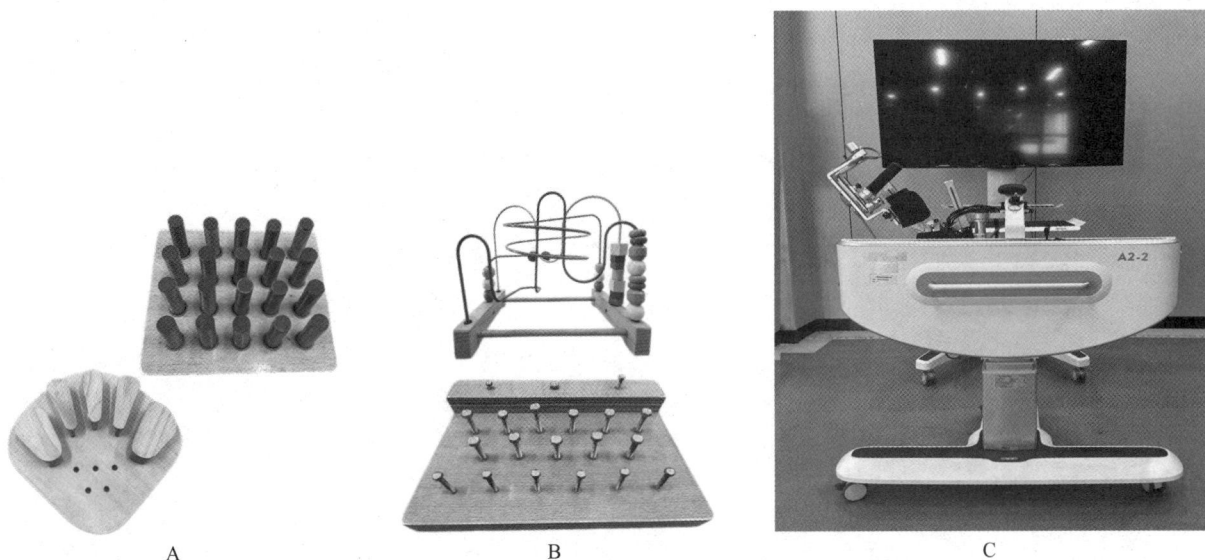

图 1-3 常用的作业治疗设备
A. 木插板和分指板；B. 手精细活动训练器和木钉板；C. 上肢康复智能设备

1. 用于手部精细动作和上肢活动训练的器械 例如插板、插针、砂磨板、套圈、七巧板、手指抓握练习器、O'Connor 手精细活动能力测试器、手指屈伸牵拉重量练习器、手腕功能综合训练器、结扣解扣练习器、计算机等，以及用于训练手指精细抓捏动作的小粒滚珠、木棒和细小物件等。

2. 日常生活活动训练的器具 如穿衣钩、扣纽器、穿袜器、鞋拔、长柄梳子、拾物器、C 形夹、姿势矫正镜、个人洗漱物品、清洁用具、餐具、自动喂食器、厨具、家用电器、模拟厕所和浴室设备，以及功能独立性评定器具等。

3. 认知功能测量及训练的器具 包括各种记忆图片、实物、棋牌、积木、拼图材料、交流沟通板，以及实体觉测验器具、感觉统合测验器材和计算机测试软件等。

4. 工艺治疗用的设备或器材 如黏土、制陶材料及其工具和设备，刺绣用材料及器材，竹编、藤编工艺材料及其用具，写字、绘画用笔及其颜料等。

5. 辅助器具及支具 如各种手杖、腋杖、肘杖、轮椅、水平转移车、转移板，以及各种助行器和功能改善用的支具等。

6. 职业能力测试及训练设备 如缝纫机、打字机、台式计算机、各种木工工具、器械维修工具、五金工具、Valpar综合职业技能测试设备（Valpar工作模拟样本评估）等。

❓ 思 考 题

1. 简述作业治疗的定义。
2. 简述作业治疗与运动治疗的区别。
3. 目前较为流行的作业治疗理论模式有哪些？

本章数字资源

第二章 作业治疗的工作方式

案例

患者，女，63岁，退休工人。1个月余前在安静状态下无明确诱因出现左侧肢体瘫痪，现病情稳定，转入康复科进行治疗。一般检查：神志清楚，情绪平稳，血压160/90mmHg。专科检查：言语流利，智力正常；左侧肢体活动不利，右侧正常。左半身感觉减退，左侧肩关节半脱位，左手肿胀明显，皮温偏高，左足下垂，独自静态坐位可以保持3～5分钟。日常生活活动（ADL）大部分依赖。既往史：高血压病10年，长期服用降压药；吸烟、饮酒史20余年；偶有便秘。

问题：1. 目前该患者存在哪些功能障碍？如何对患者进行作业评估？
2. 针对患者的具体情况，请制定作业治疗目标及作业治疗计划。

第一节 作业活动分析

作业活动分析是对某一项作业活动的基本组成成分以及患者完成该项活动所应具备的功能水平的认识过程。

作业活动既是作业治疗的手段，又是作业治疗对应获得的目的。因此，要逐步分析一种活动中需要的基本技能成分，观察和了解每个作业活动的基本动作组成和顺序。需要根据患者的功能评定结果，结合患者的需求、兴趣、爱好和生活习惯及环境因素等情况，选择适合患者个体的作业治疗方法，使作业治疗内容与患者的功能情况及日常生活、工作、休闲、娱乐等活动协调一致，让患者能积极参与作业活动，熟悉和掌握活动技能，形成适合患者自身的行为模式，从而使患者达到生活自理、独立工作、重返社会的目标。

一、活动及作业活动的特性

活动是人类生长、发育的一种过程或现象，是生命的表现，是人对于外部世界的一种特殊的表现方式。人类的活动有许多，不是所有的活动都可以称为作业活动。在实际治疗中，不能盲目地选择一项活动作为作业治疗活动，而是要了解这项活动的作用，分析这项活动所需要的技能，以达到某种治疗目的。作业治疗活动是一项有目的、有选择的活动，应具有如下特性。

1. 目的性 针对患者的功能障碍及需求，作业活动具有明确的目的性，并能到达某一目标。如手抓握无力，协调性差，可进行下棋、写字、泥塑等作业训练，以增强手的握力，改善协调性。

2. 选择性 根据患者的功能障碍及个体情况，选择适合患者个体的作业治疗活动。

3. 科学性 作业治疗技术是一门学科，具有理论基础和科学的操作方法。

4. 实用性 作业治疗是针对患者的实际需求所选择的作业活动，与患者的日常生活和工作、学习等活动密切相关，并能改善其功能，具有很强的实用性。

5. 有效性　通过作业治疗，患者能改善功能状况，有效提高日常生活质量和工作技能。

6. 差异性　选择作业活动具有个体差异性。即便是患同一种疾病或功能障碍相同，但由于患者的个体差异，如年龄、性别、文化背景等不同，所选择作业治疗方法也有可能不一样。

7. 趣味性　作业活动多以患者的个人意愿、兴趣、爱好作为选择的依据，尤其是一些休闲、娱乐活动、工艺、园艺及手工操作等活动，具有很强的趣味性，不仅可以训练患者的肢体功能，还可以愉悦心情，改善情绪，调节心理功能。

8. 主动性　在制定作业治疗方案和实施治疗的过程中，应要求患者积极、主动地参与作业治疗的全过程，而不是让患者被动地接受治疗。强调患者的主动参与作用对提高患者的康复治疗效果具有非常重要的意义。

9. 灵活性　可根据患者的具体情况，灵活调节作业治疗活动的训练及其治疗量。可对活动强度、难度、时间频率等方面进行调节，也可根据患者的意愿和兴趣，或在一定范围内让患者自己选择作业活动。

10. 社会性　人除了满足日常生活自理、个人需求等功能外，还有学习、工作及社会交往等方面的功能需求，即作为人类所具有的生物属性和社会属性。作业治疗不仅能改善患者日常生活活动能力，也能改善和提高患者的学习能力、工作能力和社会适应能力，是患者回归家庭和社会的桥梁，是促进患者适应社会、融入社会不可或缺的重要手段。

二、作业活动分析内容

用于改善机体功能障碍的目的性活动是作业治疗独特的治疗手段。有目的性和选择性是选择作业活动的前提。逐步分析一种活动中的基本动作组成成分，是对该项活动的基本行为构成因素和患者能够完成该活动所应具备的功能水平的认识过程。作业活动分析也是用于挑选一项作业活动或任务的固有特性的过程。

作业治疗师需要对正常的作业活动行为、活动行为缺陷及其可能对作业能力产生的影响因素、作业活动的特性等进行分析和评价，以便制定适合患者情况的作业治疗计划和目标，从而实施有效的作业治疗活动。因此，作业活动分析既是治疗师的一项基本技能，也是作业治疗效果评价、康复治疗目标设定、治疗方案有效实施的基础。

作业活动分析应按步骤进行。首先，根据患者情况提出恰当的治疗目标，选择合适的作业活动。合适的作业活动包括两重含义：一是患者必须具有完成该项活动最低要求的能力；二是该项活动比目前患者的能力水平稍高，同时具备安全性和可行性。其次，在作业活动的分析过程中，作业治疗师需要具体分析活动中每一项动作的基本构成要素，并将其分解成一些最简单的成分，包括动作的基本步骤、运动类型和所需的基本功能等。作业治疗师主要可从患者的运动、感觉、认知、行为能力、心理等方面进行分析，同时还要考虑该项活动具有的重复性动作及有效治疗成分。最后，作业治疗师分析患者完成该活动所必需的外部因素和条件，如患者的年龄、性别、职业、兴趣、智能、情感因素以及家庭和社会环境、文化教育背景、安全性等，从而为患者选择最佳作业治疗方案。

作业活动分析的具体内容应考虑如下几点。

1. 分析作业活动类型　分析该作业活动是属于体力活动还是脑力活动，是日常生活还是职业工作，是社会心理还是躯体功能，是提高认知功能还是休闲娱乐等。

2. 分析作业活动的技能　在作业活动时，要分析患者能否完成每个作业活动所需的技能。如运动技能（包括肌力、关节活动度、平衡功能、运动的协调性等）、感知觉技能、行为智力技能、社会心理技能等。

3. 分析作业活动的需求　作业治疗的活动要符合患者的愿望和需求。一项作业活动是否与患者兴趣、爱好及需求相一致，患者能否主动参与并完成该项作业活动是至关重要的。只有符合患者的实际生活或工作需求的作业活动，才具有现实意义，才能真正提高患者的日常生活功能和生存质量。

4. 分析患者的个体状况 要根据患者年龄、性别、受教育程度、家庭生活背景以及身体功能状况等，选择适宜患者、并与之能力相适应的作业治疗方案。

5. 分析患者完成作业活动的过程情况 在作业活动过程中，作业治疗师应具体分析患者能做什么，不能做什么；患者在进行某项作业活动时，是否需要帮助，需要哪种帮助，需要帮助的程度如何；清楚了解进行该项作业治疗活动时的注意事项、安全预防措施以及禁忌证；患者是否需要辅助器具或适应性设备等。对患者完成作业活动的能力进行全过程跟踪分析。

6. 分析患者所处的环境条件，因地制宜选择作业活动 主要考虑患者回归家庭或社区后，是否能适应家庭或工作环境。分析有哪些阻碍患者独立完成活动的不利因素，如果患者不能克服这些因素，作业治疗师应对患者所处的不利环境因素提出调整或改造意见，因地制宜制定作业治疗活动方案，以提高患者作业治疗的针对性和实用效果。

三、作业活动分析方法

作业活动分析方法主要是针对上述作业活动分析的内容及特性，具体、逐一地对患者的作业活动，即该作业活动的行为构成及场景因素等进行分析和评定。根据评定得分结果，确定该患者是否适合该项活动任务。另外，通过分析、比较作业活动治疗前后的得分差异，可判断疗效，为选择最佳的作业治疗方案提供依据。具体实施方法可参考活动行为构成评定（表 2-1）和活动行为场景评定（表 2-2）。

表 2-1 活动行为构成评定

行为构成 活动范畴	活动所需功能			目前患者功能			说明（如不需要可以标识"无"）
	大	中	小	大	中	小	
A. 感觉运动构成	—	—	—	—	—	—	
1. 感觉	—	—					
a. 感觉意识							
b. 感觉过程	—	—	—				
（1）触觉							
（2）本体感觉							
（3）前庭							
（4）视觉							
（5）听觉							
（6）味觉							
（7）嗅觉							
c. 知觉过程	—	—	—	—	—	—	
（1）实体觉							
（2）运动觉							
（3）疼痛反应							
（4）躯体辨别							
（5）左右辨别能力							
（6）物体辨别							
（7）空间定位							

续表

行为构成活动范畴	活动所需功能			目前患者功能			说明（如不需要可以标识"无"）
	大	中	小	大	中	小	
（8）视遮盖分辨							
（9）物体前后辨别							
（10）深度感知能力							
（11）空间关系辨别							
（12）局部定位							
2. 神经肌肉骨骼	—	—	—	—	—	—	
a. 反射							
b. 关节活动度							
c. 肌张力							
d. 肌力							
e. 耐力							
f. 姿势控制							
g. 姿势定位							
h. 软组织完整性							
3. 运动能力	—	—	—	—	—	—	
a. 粗大运动协调							
b. 越中线运动							
c. 单侧性运动							
d. 双侧整合运动							
e. 运动控制能力							
f. 改变惯性运动							
g. 精细协调与灵活性							
h. 手 – 眼协调能力							
i. 听 – 运动控制能力							
B. 认知整合与构成	—	—	—	—	—	—	
1. 警觉水平							
2. 定向定位							
3. 辨认							
4. 注意力维持							
5. 活动开始							
6. 活动终止							
7. 记忆能力							
8. 排序能力							
9. 分类能力							
10. 概念格式化							
11. 位置归纳能力							

续表

续表

行为构成 活动范畴	活动所需功能			目前患者功能			说明 （如不需要可以标识"无"）
	大	中	小	大	中	小	
12. 解决问题能力							
13. 学习能力							
14. 归纳能力							
C. 社会心理技能构成	—	—	—	—	—	—	
1. 心理能力							
a. 价值观							
b. 兴趣							
c. 自我认识能力							
2. 社会能力	—	—	—	—	—	—	
a. 角色活动能力							
b. 社会品行							
c. 社交能力							
d. 自我表达能力							
3. 自我保护能力	—	—	—	—	—	—	
a. 应对技巧							
b. 时间控制能力							
c. 自控能力							

表 2-2 活动行为场景评定

活动行为场景 活动范畴	活动所需功能			目前患者功能			说明 （如不需要可以标识为"无"）
	大	中	小	大	中	小	
A. 时空方面							
1. 年龄							
2. 发育							
3. 生命周期							
4. 残疾状况							
B. 环境							
1. 物质环境							
2. 社会环境							
3. 文化环境							

注：引用国际通用的活动分析量表。

大：完成活动时的功能需要（或已有）较高的水平，计3分。

中：完成活动时的功能需要（或已有）普通的水平，计2分。

小：完成活动时的功能只需要（或已有）较低的水平，计1分。

无：完成活动时不需要（或不具有）此项功能，计0分。

第二节　作业评估

　　作业评估是康复评定的重要组成部分，主要针对患者在作业活动方面存在的问题、功能障碍的程度，尤其是对患者在日常生活、工作和休闲娱乐等活动中的独立性情况进行评估，强调患者整体功能状况和环境因素对作业活动的影响。作业评估是作业治疗的前提和基础，是制定作业治疗计划、选择作业治疗方法的重要依据。作业评估贯穿作业治疗的全过程。定期进行作业评估，有利于分析治疗效果、判断预后，并可根据定期评定结果决定是否继续或需要修正作业治疗方案，调整治疗方法，或确定患者出院时的功能状况，分析患者是否具有适应家庭生活和环境的能力，最终为患者回归家庭和重返社会提出建议及指导。

一、作业评估内容

　　1. 感觉及运动功能　是维持躯体运动或活动的基本要素，包括感觉知觉、肌力、耐力、关节活动度、关节稳定性、原始反射、肌腱反射、精细运动、协调运动、平衡功能、单侧、双侧肢体活动及对外界刺激的接受和处理活动情况等。

　　2. 认知功能　认知是指人在对客观事物的认识过程中，对感觉输入信息的获取、编码、操作、提取和使用的过程，包括注意、记忆、定向、知觉及思维等。认知功能是综合运用脑的高级功能的能力，包括意识觉醒水平、定向力、注意力、记忆力等。

　　3. 日常生活活动能力（ADL）　是指人们为了满足日常生活的需要而每天必须反复进行的、具有共性的基本活动。日常生活活动能力评定完全从患者实用的角度进行，是对患者综合活动能力的测试。日常生活活动一般包括衣、食、住、行和个人卫生五个方面的内容。

　　日常生活活动又可分为基础（躯体）性日常生活活动（basic activity of daily living，BADL）和工具（复合）性日常生活活动（instrumental activity of daily living，IADL）两类。BADL 是指人们维持最基本的生存需要并与身体活动有关的基本活动，如进食、穿衣、洗漱、如厕、坐起、移动、行走等。IADL 是指人们在家庭或社区内独立生活所需的一些技能活动，如家务事处理、煮饭、使用电话和交通工具、购物等，大多需要借助于工具的活动。对患者来说，获得日常生活的独立能力是其能够恢复以往生活方式、提高生存质量、回归家庭和社会的首要步骤，故在作业活动的功能评定中，对日常生活活动能力的评定尤其重要。最常用的评定方法有 Barthel 指数和功能独立性评定（functional independence measure，FIM）等。

　　4. 社会心理功能　是指个人进入社会和处理情感方面的能力，包括自我认识、自我表达、自我价值、自我控制、社会及人际关系等。

　　5. 环境评估　环境是指人类生活的周围空间与有关事物。人与环境之间的关系极为密切，环境因素是日常作业活动中不可分割的一部分。患者在日常活动中所遇到的障碍，除与身心功能障碍有关外，还常与其所处的环境条件有关。生活环境的状况直接或间接地影响患者的生存质量。因此，为了让患者更好地适应环境，提高患者的生存质量，应对其居住、生活及工作环境进行实地考察、分析和评估，寻找出不利于患者活动的环境因素及安全因素，并提出改造意见，最大限度地提高患者的独立性，促进其融入社会。

　　6. 职业能力评估　职业是人在社会生活中的重要内容，反映人类的社会属性、生命的意义。康复医学的目标不仅是恢复患者的躯体功能，还应使患者重新获得工作能力和就业的机会，获得在家庭和社会中的尊严、地位及心理上的满足感，并使患者在工作中体现其人生的价值。职业康复是康复医学的重要组成部分，而职业能力的评估是作业评估的一项重要内容，目的是判断患者或残疾者的作业水平和适应职业的可能性，了解患者或残疾者的工作能力或就业潜能。职业能力评估是一项综合性能力评估，涉及患者或残疾者的躯体、心理、认知等方面功能以及作业技能和社会因素等。

职业能力评估的内容一般包括患者的残存功能、智力检查、职业倾向测验和职业操作能力检查等。职业能力的评估方法有职业能力倾向自我评定量表、林氏就业评估量表（Lam assessment of employment readiness）、GULHEMP 工作分析系统、Valpar 工作模拟样本评估以及微塔法（micro tower）定向和工作评定测试等。通过职业能力的评估可判断患者是否具有职业发展的可能性，是否具有真正回归社会能力。

作业评估是康复评估的重要组成部分。其内容除了康复功能评估的基本内容如感觉、运动、认知、言语、心理等功能评定外，还包括作业评估尤其强调患者在作业技能和作业能力方面的评估，以及日常生活活动能力和功能独立性评估，强调患者的整体身体状况及环境因素的影响。

二、作业评估注意事项

作业活动一般涉及患者整体身体状况，包括躯体功能和心理功能等各个方面。同时，还应考虑患者的生活、工作环境情况等，进行综合分析和评估。在作业评估的过程中，治疗师应与患者一起找出患者在日常生活、工作、休闲等活动中亟待解决的问题，共同制定作业治疗方案，使作业治疗更具有目标性。具体评估时应注意如下几点。

1. 选择适宜的评估方法　评估要重点突出，有目的性，同时应注重患者整体的功能情况。如在评估患者的肌力、关节活动度的同时，更应考虑这些功能障碍对患者日常生活、工作、休闲等活动的综合影响，重点评估日常生活活动能力、步态分析、手功能以及与休闲或工作相关的能力评估等内容。

2. 选择标准化的评估方法　作业活动能力是患者各项功能的综合体现，评估方法应能反映患者的这种综合能力。因此，尽量采用公认的、标准化的量表进行评估，如 Barthel 指数、功能独立性评定、WHO 生活质量测定简表（WHOQOL-BREF）等，这些测定量表均有较高的信度、效度和灵敏度，评估的结果较为客观。

3. 重视发挥患者的主动参与性　在作业评估过程中，一定要让患者了解评估的内容和方法。作业治疗师要充分认识到患者在整个作业评估或治疗过程中"自我"的重要性，充分发挥患者主动参与的积极性，这对患者完成作业治疗活动、提高康复治疗效果具有非常重要的作用。

4. 作业治疗师要重视和加强与患者的沟通能力　与患者建立友好关系，良好的沟通能力不仅能获得更多、更准确的信息资料，也能让患者或家属充分理解和积极配合，更好地完成作业活动功能评估及其治疗工作。

5. 评估时应注意适当的时间、地点及患者的生理状况　如评定患者日常生活活动中的穿衣、洗漱、梳头、剃须等活动，最好是在患者起床或上午进行，以符合人们的生活习惯，得出更真实的评估结果。定期再次评估时，也应在同一时间和地点进行。同时还应注意患者的生理状态，避免患者在身体不适或疲劳的状态下进行评估，以减少偏差。

6. 评估中注意环境因素的影响　在进行作业评估时，应保持环境整洁、安静、宽敞、空气清新和温度宜人，应尽量在模拟实际家庭生活或工作的环境下进行评估，以减少不良环境或不实际的环境因素对评估结果的影响。

第三节　作业治疗目标

作业治疗的目标，主要聚焦于通过有针对性的作业活动，帮助存在身体、精神或发育功能障碍的患者恢复，或提高其生活自理能力和职业能力，从而促进其全面康复，重新融入社会。作业治疗师与障碍者及其家属分析初期评定结果，提出功能障碍的问题，与障碍者讨论短期治疗目标，经过阶段治疗后，再制定长期治疗目标。

一、核 心 目 标

1. 维持并发挥患者残存功能　作业治疗旨在维持患者现有的功能水平，并最大限度地发挥其残存功能，通过适当的作业活动防止功能进一步退化。

2. 提高日常生活活动自理能力　这是作业治疗的重要目标之一，通过训练患者完成穿衣、吃饭、洗漱等日常活动，提高其生活自理能力，减轻对他人的依赖。

3. 职业前技能训练　对于需要重返工作岗位的患者，作业治疗师会提供职业前的技能训练，帮助他们掌握必要的职业技能，为重新就业做好准备。

4. 设计与制作自助器具　根据患者的具体需求，作业治疗师设计和制作个体化的自助器具，以辅助患者完成日常生活和工作中的任务。

5. 增强自信心和社会参与度　通过适宜的作业活动训练，可以逐渐增强患者的自信心，提高其社会参与度，从而更好地融入社会。

二、具 体 目 标

根据患者的具体情况和需求，作业治疗目标还可以进一步细化为以下几方面。

1. 运动方面　使姿势肌张力正常化，增加对称性肌肉活动，提高肢体尤其是上肢肌肉的控制能力。

2. 感觉方面　促进翻正反射、平衡反射与保护性反射的整合，使对感觉刺激的反应正常化，并发展认知技能。

3. 生产性活动方面　培养患者的生产技能和劳动习惯，为其参与社会生产活动打下基础。

4. 娱乐方面　探索患者的娱乐兴趣，促进其娱乐技能的发展，丰富患者的精神生活。

三、短 期 目 标

短期目标应具体、明确并具有可测量性。通过有针对性的作业活动训练，可以达到治疗效果。如患者不能独立进食，通过一段时间的手功能训练，两周后，该患者可以借助带有可调节硅胶手带、角度可调的勺子自己吃饭；当目标达到后，及时确定下一个训练目标，如在一周后障碍者用筷子进餐。短期目标是通过作业治疗后能在短时间内达到的治疗效果，其目标是明确的。

四、长 期 目 标

作业治疗结束时，障碍者能最大限度地恢复功能活动，并能体现机体的综合活动能力。如截瘫患者出院时，能借助截瘫助行器完成行走、日常生活自理、计算机操作。从轮椅到辅助行走，这个目标可能短时间内不能完成，但治疗师要鼓励障碍者树立信心，向预期目标努力，最终达到长期目标，以最好的功能状态重返家庭、融入社会。

五、目标制定原则

制定作业治疗目标的原则（SMART 原则）包括以下几点。

1. 具体的（specific）　目标应明确、具体，能够清晰描述患者需要达到的功能水平。

2. 可衡量的（measurable）　目标应具有可衡量性，以便评估患者是否达到或接近预期目标。

3. 基于活动的（activity–based）　目标应基于患者的日常生活活动或工作任务，以确保治疗的相关性和实用性。

4. 不断回顾的（review）　目标应定期回顾和调整，以反映患者的进展和变化。

5. 有时间表的（timeframe）　目标应设定明确的时间框架，以便患者和治疗师了解预期的进展速度。

六、实 现 途 径

作业治疗目标的实现通常依赖于以下途径。

1. 个体化评估 对患者进行全面的功能评估，了解其功能障碍的类型和程度，以及个人的兴趣和需求。

2. 制定治疗计划 根据评估结果，为患者制定个性化的治疗计划，明确治疗目标、方法和时间表。

3. 实施治疗活动 通过有针对性的作业活动，如手工艺、园艺、烹饪等，帮助患者实现治疗目标。

4. 定期评估与调整 在治疗过程中，定期对患者进行评估，了解治疗效果，并根据实际情况对治疗计划进行调整。

七、注 意 事 项

在实施作业治疗时，需要注意以下几点。

1. 个体化治疗 根据患者的年龄、性别、诊断、评定结果、兴趣及生活条件，制定个性化的治疗方案。

2. 安全性 进行作业治疗时必须有专业治疗人员或家人监护和指导，以保护患者安全，防止发生意外。

3. 循序渐进 治疗时间和频度应根据患者的具体情况和循序渐进的原则进行安排，避免过度疲劳或发生不良反应。

4. 综合评估 在治疗过程中，应定期评估患者的进展和变化，及时调整治疗方案。

5. 多学科合作 作业治疗需与物理治疗、心理治疗、言语治疗、康复工程、药物治疗、中医治疗等治疗方法密切结合，以提高疗效。

作业治疗在康复医学中发挥着重要作用，作业治疗目标是一个综合性的概念，旨在通过有针对性的作业活动帮助患者恢复或提高其功能水平，提高生活自理能力和职业能力，从而促进其全面康复和重新融入社会。作业治疗目标的制定和实施需要遵循一定的原则，并注意个体化、安全性、循序渐进、综合评估和多学科合作等方面的问题。

第四节 作业治疗的处方与计划制定

一、处 方

临床作业治疗是在康复医师指导下，由康复医师开出作业治疗处方，由作业治疗师执行，作业治疗处方是实施作业治疗的指导性医疗文书，是康复治疗处方之一。由于康复医学在我国处于初级发展阶段，目前尚无统一的作业治疗处方，全国各地康复机构都有根据自己经验和实际情况设计的康复治疗处方，包括作业治疗处方等。一般情况下，作业治疗处方应包括患者一般情况、功能评定、目前存在的障碍问题、康复治疗目标、作业治疗内容及方法、注意事项等内容（图 2-1）。

二、作业治疗计划的制定

制定作业治疗计划，要根据患者功能评定结果，结合患者个体情况，设定康复治疗目标，综合考虑后选择作业治疗方法，以达到最佳康复效果。在实施治疗计划的过程中，要定期评估康复治疗的进展及效果，以便不断修正作业治疗计划，调整治疗方案，最终达到恢复患者功能、自理生活、提高生存质量、早日回归家庭、重返社会的目的。因此，作业治疗计划的制定应遵循如下步骤。

作业疗法（OT）处方

患者姓名：　　　　　性别：　　　　年龄：　　　　住院号：　　　　　床号：

临床诊断：

病历摘要：（包括现病史、既往史、个人生活史等）

功能评定：

康复目标：

作业治疗内容及方法：

注意事项：

康复医师：
日期：　　年　　月　　日

图 2-1　某医院康复医学科作业治疗处方

1. 根据患者功能评估结果，明确需要解决的问题　作业治疗师不仅要考虑患者的功能障碍状况以及这些障碍对日常生活和工作的影响，还要对残存的功能进行分析，了解是否需要给予代偿帮助，明确患者需要解决的问题，进行综合考虑，选择适宜的作业治疗方法给予干预，并进行针对性训练，充分挖掘患者的潜能，以期最终达到功能独立、生活自理的目的。

2. 根据患者个体情况，选择作业治疗方案　作业治疗以患者为核心，要根据患者的个体情况，如患者的性别、年龄、文化程度、社会经历、生活和工作环境等情况，并结合患者意愿、爱好和兴趣等因素综合考虑，选择适合患者个体的作业治疗方案。

3. 根据设定的目标，提出具体适宜的作业治疗方法　这里的目标是指患者经功能训练后所能达到的功能改善结果。目标一般分为短期目标、长期目标和最终目标。最终目标是通过多个短期或长期目标来实现的。因此，短期目标应较具体。一般初期或短期目标不宜设定过高，要使患者感到经过康复治疗后，很快能达到效果，以增强患者的自信心。实现患者日常生活独立自理、回归家庭和社会的最终目标，必须针对患者的每个日常生活活动（如穿衣、洗脸、进食、行走、如厕等）分别进行训练，逐一达到独立完成，即若干个短期目标的实现，循序渐进地达到日常生活的自理或独立，最终实现回归家庭和重返社会的目标。

4. 作业治疗计划实施过程中的定期评估及计划修正　在实施作业治疗计划的过程中，要定期对患者的功能恢复情况进行评估，以判断康复治疗效果。对未能达到目标、效果不佳者，要分析治疗方法是否与目标相一致，治疗方法是否与患者的需要及能力相符合，选择的作业治疗方法是否适宜等。根据上述情况不断修正其治疗计划，改进作业治疗方案，以达到最佳康复效果。

5. 出院计划和建议　患者经过住院康复治疗后，最终的目标是要回归家庭、重返社会。因此，在制定整体作业治疗计划的时候，要综合考虑患者的功能恢复状况，及其家庭、生活或工作环境等因素。患者出院后，一般要继续进行功能训练，以巩固疗效。这就需要制定一个详细的出院计划，内容应包括患者作业治疗活动的具体方法、时间、强度、注意事项，患者的心理适应和准备，家人及朋友的理解、支持和帮助，陪护者的教育和训练指导，家庭生活环境或工作环境的评估和改造，辅助器具或转移装置的使用维护及定期随诊等，使患者获得全方位的、持续的康复服务及功能恢复，真正提高其生存质量，实现康复医学的最终目标，即回归家庭和重返社会。

作业治疗计划示例如下。

脑卒中患者作业治疗计划

患者，男性，50岁。职业：农民。文化程度：小学。个人爱好：务农种植。住址：某县乡村。家庭背景、经济条件一般。患者目前右侧肢体活动不利，乏力，伴说话吐字不清，情绪不稳，生命体征平稳。诊断：脑梗死。功能评定：肌张力稍高，Ashworth 分级评定 2 级，Barthel 指数 50 分，Berg 评分 25 分，Brunnstrom 偏瘫运动功能评定 Ⅲ 级。现根据患者目前存在的问题以及患者个体情况，设定以改善患者功能状况为近期目标，制定作业治疗计划如下。

1. 床上翻身、坐起和站立训练，站立位重心转移、坐位和站立平衡训练。

2. 开展穿脱衣裤、鞋袜训练，洗漱、进食等日常生活活动训练。

3. 手功能训练，如手捡豆粒、花生，手指插件等手眼协调等训练。

4. 认知功能训练，如利用蔬菜、水果、日常生活等卡片知识，训练患者记忆、思维能力，并进行心理辅导、改善心理功能。

5. 言语训练，发声训练，平时可让患者多听收音机，看电视等。

6. 园艺活动，患者功能逐渐恢复并出院后，可利用当地农村资源，开展种植蔬菜、花草等园艺治疗。

以上每项训练治疗，每天进行 2～3 次，每次 30～50 分钟。一段时间后再进行功能评估，根据功能改善情况，再修正治疗计划，设定新目标，不断提高患者功能水平，恢复患者生活自理能力。

❓ 思考题

1. 简述作业活动和作业活动分析的概念。

2. 简述作业活动应具备哪些特性。

3. 简述常用作业评估的内容。

4. 简述制定作业治疗目标的原则（SMART 原则）。

本章数字资源

第三章　日常生活活动能力训练

📋 案例

患者，男，45岁，工人。工作时不慎被机器压伤右手，右手掌指关节活动受限，手指屈伸功能受限，握力减弱，日常生活自理能力下降。

问题：1.请问该病例如何进行手部功能评定？

　　　2.针对患者日常生活自理能力下降问题，简述其治疗方法。

第一节　日常生活活动内容与评估

日常生活活动（activities of daily living，ADL）是每个人从事学习、生产劳动或娱乐活动的基础。在正常人，这种能力极为普通，不需任何特殊努力即可具备，但功能障碍患者往往需要经过反复甚至艰苦的训练才有可能获得。日常生活活动能力是决定患者康复进度以及能否回归家庭的重要因素。康复训练的基本目的就是改善患者的日常生活活动能力，使患者在家庭、工作和社会生活中能最大限度地自理。

一、日常生活活动内容

ADL是指人们维持独立生活而每天所必须反复进行的、最基本的一系列身体动作，即衣、食、住、行、个人卫生等日常生活的基本活动。日常生活活动是每个人从事学习、生产劳动或娱乐活动的基础，是一种综合能力。

广义的ADL可分为自身照顾活动和生活关联活动两部分。自身照顾活动是指床上活动、进食、清洁修饰、穿脱衣物、如厕、入浴、室内移动等最基本的自理活动；生活关联活动是指与日常生活相关联的应用活动，如家务劳动、外出活动等。家务劳动包括炊事、洗涤、清扫、缝纫、育儿等，以炊事为例又可分为采购、清洗、烹调、饭后清理等系列活动；外出活动包括交通工具使用、公共建筑出入等。生活关联活动也可分为室内活动或室外活动。

1.起居　起居活动包括翻身、坐起、卧坐转换、卧位移动、坐位移动以及站立、坐站转换、室内行走或使用轮椅移动，轮椅至床、椅子、便器之间的转移等。起居活动是为了某种目的而进行的一系列动作，构成了全部ADL动作的基础。例如，轮椅使用者，为了完成如厕动作，需要从床上坐起，先转移到轮椅上，去厕所后再转移到便器上进行排泄。

2.进食　进食活动仅限定于从容器中舀起食物送入口中动作。进食动作包括将餐具摆在餐桌上、将食物盛在容器里、把食物分开等，不包括周围的其他动作（如吃完饭收拾剩饭及餐具等）。进食时，首先要将食物分成一口大小（如将整条鱼分开），用小刀将肉切成块，将油炸食品分开等，由于食物的种类、形状不同，一口大小的食物可以用筷子夹起，或用勺子舀起和用叉子叉住等，最后放入口中。

吃饭姿势、头的位置和活动范围、视觉范围、上肢活动范围、餐具的握持和操作、吃饭时手的活动范围和协调性、口的张开程度等，都与患者的功能障碍有一定关系。例如，偏瘫患者不能保持稳定的坐位平衡，需要健侧肢体支撑，有时不能用上肢完成进食动作；脑瘫患儿在将食物放入口中、咀嚼、吞咽方面有困难，所以应使用进食自助具。

3. 排泄　排泄活动是指有便意、尿意时，移动到厕所去完成排泄动作。去厕所困难的患者可使用集尿器或使用尿布；颈髓损伤患者由于手指功能差，在使用集尿器时，需用自助具，或采用自我导尿技术；偏瘫患者移动能力受限，可使用移动式厕所。床与移动式厕所的位置关系、扶手有无等必须根据个人能力进行选择。应注意女性经期时，卫生巾的更换、卫生内裤的穿脱、被血液污染的内裤和便器的清洁保持等。

4. 修饰　修饰活动包含刷牙、洗脸、洗头的动作，以及化妆、剪指甲、剃须、用纸擦鼻涕等。偏瘫患者用两手舀起水洗脸较困难，身体前屈，脸靠近水龙头，洗脸时不让水顺着手掌流向肘部，动作难度较大；失认-失忆患者，有可能会出现剃须时将一侧脸部刮伤，刷牙动作笨拙，梳不好头发等异常表现；偏瘫上肢功能障碍较差的患者，可使用指甲剪自助具解决剪指甲的问题；颈髓损伤患者可使用剃须自助具，将剃须物品固定在手掌中进行剃须。

5. 入浴　入浴活动是指用热水洗澡，包括进入浴盆、浴池或淋浴等，如简单的全身擦洗、手足部分泡洗等。颈髓损伤或其他移动困难的患者，洗澡时可使用自动移动装置，如浴缸内的升降机装置，使入浴者向侧方或前后方向移动。

6. 更衣　更衣即更换衣物。更衣动作要求患者有如何使衣服的部位与身体部位相适应的认知判断能力。着装与时间、场所、目的相适应是其应掌握的基本常识。

7. 交流　交流是由发出信息者和接收信息者相互交流而组成的一系列活动。交流可以是人与人之间的信息交流，也可以是人与周围环境之间的信息交流。信息有语言方面和非语言方面。使用语言是人们进行信息交流的常用方式，具有简单和方便的特点。非语言交流方式包括身体动作（如手势、表情、眼神等）和声音特点（音质、音调、语速、语调等），以及时间、空间和环境的利用。如手语、在手掌中用手指书写词句、笑代表高兴、哭代表痛苦或难受、外眼角向上扬起表示愤怒、故意咳嗽使对方停止谈话、说话时用手轻拍对肩膀表示亲切等。交流障碍还可采用代偿方法，如发音困难伴四肢活动能力差的患者，可用嘴或手指操纵电脑发出声音传达信息，以完成简单的交流活动。

8. 家务　家务活动是指家庭中的日常事务。家务活动范围广泛，从简单的扫地到复杂的烹饪。家务内容分为三个层次：一是为了满足生理需求的家务，如与进食、睡眠、排泄相关的准备工作；二是为了生活舒适而进行环境调整，如扫地、布置家具、给阳台上的花浇水等；三是家族内部及与邻居或社区各种关系的处理等。

家务活动须具备的能力：移动、上肢能在一定范围内活动、手的精细动作、体力、智力、交流能力等。以烹饪活动为例，准备工作过程中，需要在厨房内或厨房和贮藏室之间来回走动，反复拿起、放下各种物品，完成上述动作需要一定的移动能力以及上肢和双手的配合；做菜过程中要放适量的调味品，需要有手的精确配合及基本的智力；要能适应较热的环境；要做出符合要求的饭菜，烹饪者与服务对象之间要进行反复交流，烹饪者需要具备一定的交流能力。

9. 健康管理　健康管理是指对影响健康的一些日常行为，如进食、睡、活动、休息进行合理的安排，养成规律的作息习惯，以利于保持健康状态。以服药管理为例，医生应向患者说明每种药物的作用，并强调服务的重要性；护士应定时将药品送到患者手中，并监督患者按时服药，服药期间有无禁忌、饭前服还是饭后服、常见的副作用等，应反复向患者提醒，引起患者注意。

10. 外出　外出活动指离开家到外面去活动或办事，包括社会性外出（如上班、上学等），娱乐性外出（如旅游、体育活动），为满足基本生活需要的外出（如购物）。以脑血管病老年患者外出活动过程为例，从室内移动到户外，患者遇到的困难是要经过台阶和狭窄的通道；从居所到公路患者可能会遇到高低不平或光滑的路面，容易摔倒；到达公路以后，由于拥挤或交通堵塞可能使患者移动困难；患者有可能担心外出时给别人带来麻烦或受到歧视,不愿外出。由于外出活动存在一定的困难,许多截瘫患者出院回家后一直没能外出。

11. 作息时间安排 每天24小时可以大概划分为活动时间和休息时间。活动时间包括工作时间、做家务和维持生活时间以及闲暇或娱乐时间;休息时间是指恢复精神和体力所花费的时间。应重视患者的作息时间安排,根据患者自身特点合理规划。

12. 公共设施的利用 公共设施分为公共场所和公共交通两部分。公共场所包括医院、邮局、银行、商场、公园等,公共交通包括公共汽车、火车、地铁、轮船、飞机等。出入公共场所需要解决的问题包括如何从居所移动到道路再移动到场所,如何从一层移动到其他楼层或车内,如何搬运行李,如何购票等。另外,还包括需要他人帮助时如何求助的问题等。

二、日常生活活动障碍

ADL障碍分为基础性日常生活活动(basic ADL,BADL)障碍和工具性日常生活活动(instrumental ADL,IADL)障碍。BADL障碍是指维持基本生存所需的自我照护能力受限。如进食:无法使用餐具、吞咽困难;穿衣:扣纽扣、系鞋带困难;个人卫生:洗漱、剃须、梳头障碍;如厕:无法自主使用马桶或清洁;移动:坐起、行走、上下床需辅助;排泄控制:尿/便失禁或尿潴留。IADL障碍是指独立生活所需的复杂活动能力下降。如家务管理:做饭、清洁、洗衣困难;财务管理:无法处理账单或购物;出行能力:驾驶、使用公共交通障碍;药物管理:漏服或错误服药;通信能力:使用电话、电子设备困难。

ADL障碍表现形式多种多样,包括个人卫生管理困难,进食功能受损,穿脱衣障碍,如厕功能障碍,移动能力受限,体位维持障碍,睡眠管理异常等。ADL障碍的常见表现及原因见表3-1。

表3-1 ADL障碍的常见表现及原因

ADL内容	障碍表现	常见原因
起居	不能翻身、起坐,移动困难	脑血管意外、脊髓损伤、脑瘫等
进食	不能握餐具,吞咽困难	颈椎损伤脑血管意外等
排泄	大小便失禁	脊髓损伤等
洗漱	不能拿毛巾、牙刷、梳子	颈椎损伤等
入浴	不能拿毛巾搓澡	脑瘫、脊髓损伤等
更衣	不能完成穿、脱衣服动作	脑血管意外脊髓损伤、脑瘫等
交流	不能听、说、写	脑外伤、脊髓损伤脑瘫等
家务	不能拖地、烹饪	脑血管意外脊髓损伤脑瘫等
健康管理	不能按时服药	阿尔茨海默病精神疾病等
外出	不能上台阶、上下公共汽车	脊髓损伤、脑瘫等
作息时间安排	作息时间反常	精神疾病等
公共设施利用	不能去邮局、银行	脊髓损伤,盲、聋、哑等

三、日常生活活动训练原则

ADL训练包括自我照料的ADL训练(穿衣训练、进食训练),转移能力训练,家务活动训练,社会活动训练内容。

ADL训练的主要目的在于建立患者的自我康复意识,充分发挥患者的主观能动性,提高重建独立生活的自信心;通过训练或维持基本的日常生活活动,调动并挖掘患者潜力,将其对他人的依赖程度降至最低，进一步改善患者的躯体功能，以适应日后回归家庭、社会的需要；通过在日常生活环境中进行训练，并对特定动作进行分析，找出患者存在的主要问题，提出解决问题的方法，根据患者功能情况，给予使用辅助具或自助具的建议，使患者在辅助性装置帮助下达到最大限度生活自理。

ADL 训练原则如下。

1. 充分了解患者的基本情况　首先要了解患者及其家属对日常生活的需求、最迫切解决的问题，以便充分调动患者及家属参与训练的积极性；然后了解患者之前的生活情况、文化背景、职业特点等，以及目前的功能水平、病程阶段，为提出相应的训练目标和内容提供可靠的依据。

2. 由易到难，从简单到复杂　训练以目标为中心，将每一步动作分解成若干个部分进行练习，熟练后再结合起来整体练习，满足患者对社会角色的需求。

3. 训练环境尽量接近真实情况　训练时应尽量让患者在真实或接近真实的（如有居室、卫生间、厨房等家具设备）环境中进行；训练时间也应与患者平时的作息时间相吻合。如进食活动可在就餐中进行训练，更衣活动可在早晨或晚间进行训练。

四、日常生活活动功能评定

（一）评定内容

ADL 可分为 BADL 和 IADL。BADL 是在每天生活中与穿衣、进食、保持个人卫生等自理活动，以及与坐、站、行走等身体活动有关的基本活动；IADL 是指人们在社区中独立生活所需的较高级的关键性技能，如家务杂事、炊事、采购、骑车或驾车、处理个人事务等，需部分或完全借助工具。

ADL 评定内容主要包括 BADL 和 IADL 两大类（表 3-2）。BADL 分为个人自理和躯体活动，IADL 分为户外和室内。

表 3-2　BADL 及 IADL 评定的主要内容

BADL	IADL	
	户外	室内
Ⅰ个人自理类	1. 乘公共汽车	1. 家庭卫生
1. 穿衣	2. 骑车或驾车	2. 烧水沏茶
2. 进食	3. 使用钱币	3. 切菜做饭
3. 整容	4. 采购	4. 服药
4. 如厕	5. 旅游	5. 用电灯、电话
5. 入浴	6. 社区活动和交际	6. 听广播、看电视
6. 自理生活中的一些徒手操作		7. 写信
Ⅱ躯体活动类		8. 看报纸、杂志
1. 床上活动		9. 打牌、照相
2. 坐		10. 制定收支计划
3. 站		11. 算账、记账
4. 转移		12. 记住约会、生日和节假日
床—椅（轮椅）		
轮椅—卫生间等		
5. 步行		
6. 上下楼		
7. 驱动轮椅		

（二）ADL 评定量表

BADL 反映较粗大的运动功能，适用于较重的残疾；IADL 反映较精细的功能，适用于较轻的残疾。IADL 比较敏感，常用于调查，多在社区老年人和残疾人中应用；BADL 常在医疗机构内应用。

1. BADL 评定　临床常用 PULSES 量表、Barthel 指数、Katz 指数分级等。

（1）PULSES 量表：是一种总体功能评定方法（表3-3），评定内容分6项。

P（physical condition）身体状况。

U（upper limb function）上肢自理功能。

L（lower limb function）下肢行动功能。

S（sensory intactness and communication）感觉器官的完整和交流。

E（excretory function）大小便控制能力。

S（situational factors）社会地位因素。

按功能障碍程度分4级评定。1级：无功能障碍，能独立完成；2级：功能轻度障碍；3级：功能有严重障碍；4级：完全依赖。

表3-3　PULSES 评定量表

P　身体状况（physical condition）：内脏疾病（心血管、胃肠道、泌尿和内分泌疾病）和神经系统疾病
1. 病情很稳定，3个月复查一次即可
2. 病情尚稳定，需3个月内复查一次，但非每周
3. 病情不稳定，至少每周复查一次，需人照顾
4. 病情很不稳定，需每日监护

U　上肢功能（upper limb function）：上肢自理功能，如餐饮、穿衣、假肢支具使用、整容、洗澡等
1. 生活自理，上肢无残损
2. 生活自理，上肢有一定残损
3. 生活自理有困难，需要帮助或指导，上肢有残损或无残损
4. 生活完全依赖他人，上肢有明显残损

L　下肢功能（lower limb function）：下肢的行动，如由轮椅移至浴盆、淋浴处或便器，步行，上楼，操纵轮椅等
1. 独立行动，下肢无残损
2. 行动稍受限，下肢有一定残损，如可以行走，但需步行辅助器、假肢和支具，可操纵轮椅
3. 帮助和指导下才能行动，下肢有残损或无残损，轮椅行动在有障碍处需帮助
4. 完全依赖他人行动，下肢有明显残损

S　感觉器官（sensory components）：与语言交流（听、说）和视力有关
1. 独立做语言交流，无视力残损
2. 独立做语言交流，视力有一定残损，有轻度构音障碍，轻度失语，配戴眼镜或助听器或需用药
3. 帮助下方能完成语言交流，视物障碍严重，语言交流需翻译或指导
4. 完全不能进行语言交流，不能视物

E　排泄功能（excretory function）：大、小便控制能力
1. 可完全自主控制
2. 正常情况下可控制，但便意急，使用导管、栓剂或其他用具时，无需帮助可以自理
3. 需他人帮助以控制大、小便，但常有失禁
4. 大、小便失禁，经常尿床、溢粪

S　社会地位因素（situational factors）：智力和感情适应能力，家庭支持，经济能力和社会关系
1. 能胜任本职工作，完成日常工作任务
2. 需对本职工作及日常工作任务进行调整
3. 需要帮助、指导和鼓励才能完成本职工作，或需从公共或私人服务组织得到协助
4. 需长期住院（医院或护理院）

评分：总分6分为最佳，24分最差。

（2）Barthel 指数：是国际康复医疗机构常用的评定方法，评定简单，可信度高，灵敏度高，还可用于预后的评估，使用比较广泛（表3-4）。

表 3-4 Barthel 指数评定量表

项目	评分标准
大便	0：失禁或昏迷 5：偶尔失禁（每周＜1次） 10：能控制
小便	0：失禁、昏迷或需他人导尿 5：偶尔失禁（每24小时＜1次，每周＞1次） 10：能控制
修饰	0：需帮助 5：独立洗脸、梳头、刷牙、剃须
用厕	0：依赖别人 5：需部分帮助 10：自理
进食	0：依赖 5：需部分帮助（切面包、抹黄油、夹菜、盛饭） 10：全面自理
转移	0：完全依赖别人（需两人以上帮助或用升降机，不能坐起） 5：需两人或1个强壮、动作娴熟的人帮助 10：需要少量帮助（1人）或语言指导 15：自理
活动（步行）	0：不能动 5：在轮上独立行动 10：需1人帮助步行（体力或语言指导） 15：独自步行（可用辅助器）
穿衣	0：依赖 5：需一半帮助 10：自理（系解纽扣、开关拉链、穿脱鞋及乳罩）
上下楼梯	0：不能 5：需帮助（体力或语言指导） 10：自理
洗澡	0：依赖 5：自理

备注：Barthel 指数总分100分。大于60分，提示生活基本可以自理；40～60分属于轻度残疾，生活需要帮助才能自理；20～40分，属于重度残疾，生活需要依赖；小于20分属于完全残疾，生活需要完全依赖。

2. IADL 评定 常用功能活动问卷（the functional activities questionnaire，FAQ）和我国的 IADL 量表。
（1）功能活动问卷：原用于研究社区老人的独立性和轻症阿尔茨海默病评定，见表3-5。

表 3-5 功能活动问卷

项目	正常或从未做过，但能做（0分）	困难但可单独完成或未做（1分）	需帮助（2分）	完全依赖（3分）
1.每月平衡收支能力，算账能力				
2.工作能力				
3.能否到商店买衣服、杂货和家庭用品				
4.有无爱好，会不会下棋、打牌				

续表

项目	正常或从未做过，但能做（0分）	困难但可单独完成或未做（1分）	需帮助（2分）	完全依赖（3分）
5. 会不会做简单的事，如点炉子、泡茶等				
6. 会不会准备饭菜				
7. 能否了解最近发生的事件（时事）				
8. 能否参加讨论和了解电视、书或杂志内容				
9. 能否记住约会事件、家庭节目和吃药				
10. 能否拜访邻居，自己乘公共汽车				

（2）IADL 量表：是 1992 年由陶寿熙等拟定的可供评定脑卒中患者 ADL 能力的量表，评定内容见表 3-6。

表 3-6　我国 IADL 评定量表

项目	具体内容
1. 床上活动	指翻身活动，从卧位到坐起，床边坐
2. 床椅转移	从床上到坐在椅子上，从椅子到上床
3. 吃喝	包括进食、端茶杯喝水
4. 整洁修饰	洗脸、刷牙、漱口、梳理后部头发、剃须
5. 穿脱衣服	穿脱上下身衣服，脱穿袜子，系鞋带
6. 大小便控制	
7. 上厕所	去厕所大小便后擦净，穿好衣裤返回
8. 洗澡	出浴盆或淋浴器，自己洗全身各部位
9. 会阴护理	较年轻女患者
10. 上、下一段楼梯	7～8 个台阶
11. 行走 10m	20 秒内完成
12. 吃药	开小瓶药盖，取药后旋紧
13. 一般家务	室内清洁，铺床叠被，做简单饭菜或热饭，烧开水，洗碗筷
14. 开、关照明灯	室内照明灯或床头灯
15. 锁门、开门	进出家门时锁门、开门
16. 打电话	使用电话与家人、朋友或单位领导商谈简单紧急事件
17. 开电视	接通电源，调电视频道
18. 交谈、阅读与书写	交谈病情，阅读报刊标题或短文，书写姓名或简单家信
19. 点算钞票	限数量 100 张内
20. 户外活动	指自己一人能到住家附近公园或不太远的地方活动

3. 功能独立性评定（functional independence measurement，FIM）　包括认知功能和社会功能，应用范围广泛，可用于各种疾病或创伤者日常生活能力的评定。

评定内容包括 6 个方面，共 18 项，运动性 ADL13 项和认知性 ADL5 项。评分采用 7 分制，每一项最高分 7 分，最低分 1 分。总积分最高 126 分，最低 18 分。根据患者独立的程度、对辅助具或辅助设备的需求以及他人给予的帮助量计算分值（表 3-7、表 3-8）。

表 3-7 功能独立性（FIM）评定内容

项目	具体内容
Ⅰ自理能力	1.进食；2.梳洗修饰；3.洗澡；4.穿上身衣；5.穿下身衣；6.如厕
Ⅱ括约肌控制	7.排尿管理；8.排便管理
Ⅲ转移	9.床椅间转移；10.转移至厕所；11.转移至浴盆（或淋浴室）
Ⅳ行进	12.步行/轮椅；13.上下楼梯
Ⅴ交流	14.理解；15.表达
Ⅵ社会认知	16.社会交往；17.解决问题；18.记忆

表 3-8 功能独立性（FIM）评分标准

无需帮助	
7分：完全独立	1.不需考虑安全问题 2.在合理时间内完成 3.不需修改、使用辅助用具
6分：有条件的独立	1.需考虑安全保证问题 2.需比正常长的时间 3.需辅助用具

需他人帮助（依赖）

有条件依赖：付出 ≥ 50% 努力，根据所需辅助水平分别评 5 分、4 分、3 分

5分：监护或准备	1.需帮助，但不必给予身体接触帮助 2.需帮助者做准备工作 3.需帮助者督促、提示
4分：最小量接触性辅助	1.所需帮助不多于轻触 2.付出 ≥ 75% 努力
3分：中量辅助	1.所需辅助＞轻触 2.付出 50%～75% 努力

完全依赖

付出＜50%努力，需要最大量和完全辅助，或活动不能进行，根据所需辅助水平，评出 2 分和 1 分

2分：最大量辅助。或付出＜50%努力，但至少有 25%

1分：完全辅助。或者付出＜25%努力，或活动根本不能进行

五、训练内容及注意事项

　　ADL 训练是作业治疗的基本方法之一，通过训练可提高患者生活自理能力，为患者回归社会创造必要的条件。在训练前，应进行 ADL 能力评定，根据评定结果制定可行的训练方案，有计划、有步骤地进行。

（一）训练内容

　　1.床上移动 卧床患者，应先从床上移动训练开始。如翻身、左右移动、床上坐、坐位平衡等。

　　2.穿脱衣服 包括穿脱衣服、鞋、袜等。穿脱衣服时，患肢先穿后脱，也可将衣服改制成用拉锁代替纽扣，用尼龙搭扣代替鞋带等，便于穿脱。

　　3.进食 训练使用各种餐具，如持匙、用勺、用筷、端碗、送食物进口等。可为患者设计自助具进行训练，使患者能借助其残存的功能完成 ADL 动作。

　　4.个人卫生 先训练梳洗、剃须、整容，再训练如厕、洗澡等，包括床与地面转移、站立、行走或

乘坐轮椅等活动训练。只有具备下床活动的能力，才能完成个人卫生活动的全部动作，还可根据情况对便器、浴池进行改装，或在便器和浴池围增设扶手等。

5. 家务劳动 应先了解患者的伤残程度、家庭生活条件、住房情况和劳动习惯等。根据具体情况进行技能训练，如洗菜、切菜、烹调、洗涮餐具和炊具、铺床、洗衣、熨烫衣物、打扫卫生、选购食品、管理家庭经济及养育儿女等。

链接

虚拟现实技术

日常生活活动训练要求康复训练的环境和内容与真实生活密切相关，这样患者才能将训练习得的技能迁移运用到实际生活中。虚拟现实技术在模拟真实生活场景、提供日常生活技能训练方面具有不可比拟的优越性，可以提供丰富的作业场景，从而突破医院或康复机构实际环境的限制。在虚拟环境中跟随计算机程序学习诸如倒茶、烹饪、打扫、购物等日常作业活动，保证训练的一致性和可重复性，提供大量的实践机会，并降低错误操作导致危险的可能性。

（二）注意事项

ADL 活动训练是一项非常艰苦的工作，不仅要求作业治疗师进行细致指导和监督，更需要患者的主动参与，以及家属或陪护人员的积极配合。日常生活活动能力训练应注意以下几方面的问题。

1. 作业治疗师设计训练活动时难度要适当，应比患者现有能力稍高但不应相差太远，患者经努力能完成。

2. 患者完成某一作业活动时，应积极引导其把注意力集中在某一功能动作的完成上，不应要求动作过分集中在某一块肌肉、某一关节的活动。

3. 如果某一动作完成不正确，需要将动作分解成若干步骤和几个阶段完成。如训练卧床患者自己吃饭，应将整个动作分解为仰卧位到坐起，保持坐位平衡，持握和使用餐具，送食物进口，咀嚼和吞咽若干动作。患者完成动作时，务必要求每个动作的正确操作。

4. 每一项训练活动中应维持良好的姿势和位置。

5. 训练过程中，要注意患者有无疲劳，使用工具训练时的安全性。当患者出现疲劳时应进行休息或减量，对不会安全使用工具的患者应进行具体指导。

6. 训练的内容应与实际生活密切结合，训练中掌握的动作必须应用到日常生活实际中。因此，作业治疗师应与患者、家属密切沟通和协作，及时了解患者的真实需求是训练成功的重要保证。作业治疗师对每个患者的家庭生活和工作环境必须做实际调查，根据患者的具体情况进行训练，如果训练与实际生活脱节，则失去了 ADL 训练的意义。注意分析患者在日常生活中存在的困难动作，带着问题进行训练可以提高康复训练效果。

考点与重点 ADL 的概念；ADL 的内容；ADL 障碍的常见表现；ADL 评定内容；ADL 训练的内容

第二节　日常生活活动能力训练方法

自我照顾能力的训练是患者或残疾人康复的重要内容，也是一个人回归家庭、重返社会的必经之路。下面以偏瘫患者和脊髓损伤患者为例介绍自我照顾训练方法。

一、更 衣 训 练

（一）偏瘫患者更衣训练

偏瘫患者双上肢不能配合穿衣动作，常为单手操作，必要时可对衣服、裤子、鞋等进行改造。

1. 穿开襟衣　患者取坐位，先穿患侧，后穿健侧（图3-1）。

（1）患者健手将衣服置于膝关节上，分清衣服前后、衣领、袖笼等。

（2）将患手插入同侧衣袖内，用健手将衣领向上拉至患侧肩。

（3）健手由颈后部抓住衣领拉至健侧肩部，再将健手插入另一衣袖中。

（4）健手系好纽扣并整理好衣服。

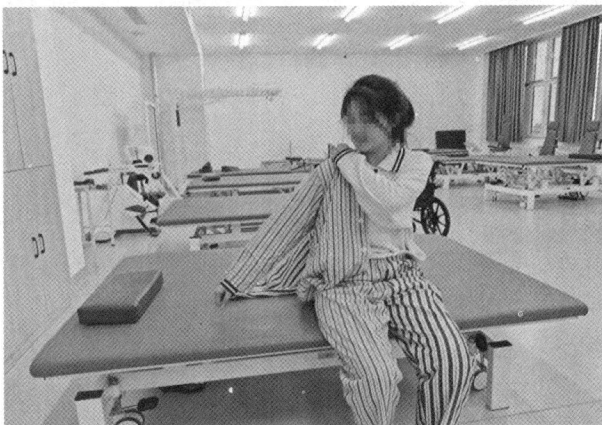

图3-1　穿开襟衣服

2. 脱开襟衣　与穿衣相反，先脱健侧，再脱患侧。

（1）患者健手抓住衣领向上，由头脱下患侧衣袖的一半，使患侧肩部脱出。

（2）健手脱掉整个衣袖。

（3）健手再将患侧衣袖脱出，完成脱衣动作。

3. 穿套头上衣　患者取坐位，先穿患侧，后穿健侧。

（1）患者健手将衣服背向上置于膝关节上，分清衣服前后、衣领、袖笼等。

（2）将患手插入同侧衣袖内，并将手腕伸出衣袖。

（3）将健手插入另一衣袖中，并将整个前臂伸出袖口。

（4）健手将衣服尽可能拉向患侧肩部。

（5）将头套入领口并伸出，并整理好衣服。

4. 脱套头上衣　与穿衣相反，先脱健侧，再脱患侧。

（1）患者健手抓住衣衫后领向上拉。

（2）在背部从头脱出，随之脱出健侧衣袖。

（3）最后脱出患侧衣袖，完成脱衣动作。

5. 卧位穿脱裤子

（1）患者坐起，将患腿屈膝屈髋，放在健腿上。

（2）患腿穿上裤腿后拉至膝盖上方，以同样的方法穿健腿裤子。

（3）躺下，蹬起健腿，抬起臀部，将裤子提至腰部。

（4）扣好扣子，系好腰带并整理。

脱的顺序与穿的顺序相反，只需躺着就可用健脚将患侧裤腿脱下。

6. 坐位穿脱裤子

（1）取坐位，将患腿屈膝屈髋，放在健腿上。

（2）健手穿上患侧裤腿，向上提拉，放下患腿，然后穿上健侧裤腿。

（3）站起，将裤子提至腰部，并整理好裤子。

（4）坐下并系好腰带。

脱裤子的顺序与上述穿裤子的顺序相反，先脱健侧，再脱患侧。

7. 穿脱袜子

（1）先将患侧腿交叉放在健侧腿上，如果不能主动完成，可用叉握的双手抬起患腿置于健侧腿上。

（2）找好袜子上下面，用拇指和示指将袜口张开，身体前倾将袜子套入脚上。

（3）再抽出手指整理袜底、袜面，将袜腰拉到踝关节处，最后从脚跟处向上拉平整理。

（4）用同样的方法穿上另一只袜子。

脱袜子比穿袜子简单，动作模式类似。

8. 穿鞋和脱鞋　患者可以像穿袜子那样穿上鞋，但脚要平放在地板上才能系上鞋带。如果穿系带的鞋，鞋带的穿法应使患者能用单手系鞋带。

9. 注意事项

（1）患者学习自己穿脱衣服时，健侧肢体应具备基本活动功能，有一定的协调性、准确性和肌力。

（2）如健侧肢体有关节活动受限疾病时，应将所穿衣服改制成宽松式，以方便患者穿脱，避免强行穿脱引起关节疼痛，或因穿脱困难而使患者失去信心。

（3）内衣以质软、平滑、穿着舒适、穿脱方便、前开襟为宜。

（4）外衣以宽松式为好，纽扣按扣或尼龙搭扣为宜。

（5）西服应选择光滑衬里，领带为方便易结的"一拉得"或其他饰物。

（6）穿脱裤子时，患者应具备坐位和控制平衡的能力，掌握桥式运动方法，以便能将裤子拉到腰上。裤子腰带可以改造，或用弹力带，或尼龙搭扣等，也可选用背带挂钩式裤子。

（7）穿脱鞋袜时应注意选择软底、穿脱方便的鞋子，也可在鞋上安上尼龙搭扣等。

（8）对弯腰有困难的患者，可用简易穿袜器及穿鞋器协助穿脱。

（9）在穿鞋及穿袜子时患者不可用力过大，防止患侧上下肢出现联合反应，影响动作完成。

（二）其他疾病更衣训练

1. 四肢瘫患者穿上衣训练　要求衬衫的袖口大，衣袖宽松，布料结实。同时，根据患者的平衡能力和扣紧衬衫所需的时间选择穿衣方法。

方法一：

（1）用一只手的拇指勾住衣服，将衣袖完全穿好至上臂和肩膀。

（2）身体前倾，使衬衫落到肩后，尽量绕过背部，颈部后伸，用拇指或其余四指勾住衣领，将衬衫更进一步拉过背部。

（3）身体前倾，将一肘放在膝上，另一只手沿背后下降，伸进另一袖口，将臂伸直。

（4）通过抖动穿上衣袖。

（5）坐起，整理衣服。

方法二：

（1）将衬衫前身打开，后身放在膝上，领子朝下放置。

（2）双臂伸入衣袖，腕关节伸出袖孔，双手游离，将手放在胸前衬衫下面，将衬衫推至胸部低头，再将衬衫向上甩过头，当衬衫达到颈背部时，臂伸直，使衬衫落到肩部。

（3）身体前倾，使衬衫后身沿躯干滑下，整理衣服。

注意事项：上肢具备一定功能的患者可按正常方式穿衣。四肢瘫患者双上肢和双手只有部分功能，平衡困难，穿衣时应注意：①采用一定的姿势和方法；②增大衣服尺寸；③选择有伸展性的布料；④改进纽扣，在拉链拉锁上装一个小环；⑤使用加长鞋拔；⑥使用各种类型的长把钳；⑦使用弹性鞋带等。

2. 四肢瘫患者系扣训练 四肢瘫患者双手功能较差，需借助技巧和自助具完成系扣动作。

（1）徒手系扣：利用手指的残余功能抓住纽扣和纽扣孔，将纽扣慢慢通过纽孔，系扣时，可用牙齿拉紧衣服贴边。

（2）用尼龙搭扣：用手掌的根部或手指将尼龙搭扣压在一起。

3. 截瘫患者穿裤训练 操作时应维持身体的稳定性；把裤腰拉过臀部时固定一侧，活动另一侧。穿裤子方法根据脊髓损伤平面不同，个人习惯不同，方法各异。

（1）坐轮椅穿裤训练：①患者坐在轮椅上，双手将一条腿置于另一条腿的膝部上方；②将抬起的一条腿伸入裤腿里，用手钩起裤腰拉过膝部，把脚放在脚踏板上；③重复以上动作穿进另一只裤腿；④把一只手伸进一侧裤腰的后侧，另一只手放在扶手板上，重心偏向这一侧，抬起另一侧臀部，同侧手伸进裤腰后侧，把裤腰拉过胯部。注意扶手成为维持平衡的支撑点，帮助患者抬起臀部。

（2）坐位穿裤训练：①患者坐在床上，把裤子散开放在面前；②把手伸进小腿下面，屈膝，抬起下肢并使其外旋，使脚指向裤口，另一只手张开裤子，用双手把腿穿进裤腿内，再将腿放下；③以同样的方法穿另一条裤腿；④当裤子穿到臀部时，用一只肘支撑着，身体向后倾抬起一侧臀部，把裤子拉过臀部。

（3）侧卧位穿裤训练：①患者侧卧位，用同侧肘部支撑床面，另一只手伸到小腿下，屈膝，把上面的腿拉近身体；②先穿上面腿的裤腿；③以同样的方法穿上另一条裤腿；④将躯干左右交替倾斜，分别将两侧裤子拉过臀部。

4. 四肢瘫患者系裤训练 四肢瘫患者由于手功能较差，难以把裤腰系紧，为方便系裤需要改进裤腰。

（1）改用松紧带：松紧带除了具有能把裤子系紧的功能，还能使裤子更易于穿着。

（2）装上拉链：拉锁扣处可加一个指环带帮助拉上拉链，指环带大小应能使拇指通过。患者需要一只手抓住拉锁的基部，另一只手大拇指伸进指环带内，钩起环带向上关闭拉锁。

5. 脊髓损伤患者穿鞋、袜训练

（1）基本姿势：不同脊髓损伤患者可以采取不同的姿势。

姿势一：如果患者髋关节活动能力很好，平衡功能较好，可坐在轮椅上向前移动身体，保持稳定性，再利用一只手抬起一侧脚穿鞋、袜。

姿势二：患者坐在轮椅上，把一侧踝部置于另一侧的膝部，保持身体的稳定性，使用双手穿鞋、袜。为防止踝部倾斜滑下，可以用前臂顶住。

姿势三：患者坐在轮椅上，可先将一条腿放在床上，另一条腿屈膝使其踝部置于其腿的膝部，使脚尽可能靠近身体。这种姿势相当稳定，也可以方便患者使用双手穿鞋、袜。

（2）穿袜方法：要求袜口不能太紧，袜口里面也可缝上一个指环带，方便患者利用指环带撑开袜子。

方法一：用大拇指把袜口打开，将袜子向两侧拉，使其容易套在脚上，当脚掌穿进袜内时，双手大拇指移到袜后部呈钩状，向上拉袜，使袜子通过足跟，再用手拭擦袜子使之易于穿好。

方法二：利用穿袜器穿袜训练。患者可以将袜子撑开套在穿袜器上，再将其套在脚上，然后，抽出穿袜器，把袜子向上拉。使用穿袜器时，要求患者具有一定的姿势稳定性，并且双手的功能较好。

（3）穿鞋方法：要求鞋子大小合适，易于穿脱，或对鞋子进行改进，如在鞋扣上增加一个尼龙搭扣，也可在上面缝上一个指环带，便于扣紧鞋子，或在鞋后面装一个指环带以助于将鞋穿上，还可借助鞋拔，使患者坐着不用弯腰便可较容易穿鞋。

二、修 饰 训 练

截瘫患者上肢功能较好，可独立完成梳洗活动；四肢瘫患者需他人协助完成梳洗。

洗脸、洗手   在水盆内清洁毛巾，如拧毛巾时可将毛巾绕在水龙头上用单手拧干。如有条件可在水龙头上装把手，以便于用单手操作；也可以改造水龙头，如使用按压式水龙头、加长把柄的水龙头等。用背面带有吸盘的刷子固定于洗手池旁，将手在刷子上来回刷洗，清洁健手。亦可将毛巾放在洗脸盆边上进行健手清洗。

三、进食水训练

进食和饮水的过程较为复杂，与咀嚼、吞咽、姿势、体位、体能和情绪密切相关。训练患者独立进食具有重要意义，不但可以减少患者的依赖性，还可以增强其自信心。

1. 进食训练

（1）患者靠近桌旁坐下，患侧上肢放在桌子上，以帮助患者进食时保持对称直立的坐姿。

（2）将食物及餐具放在便于使用的位置，必要时碗、盘应使用辅助具固定。

（3）把筷子和调羹放进碗里，夹盛食物后送入口中。

（4）咀嚼和吞咽食物。

（5）放下进食用具。

2. 饮水训练

（1）杯中倒入适量的温水，放于适当的位置。

（2）可用患手持杯，健手帮助以稳定患手，端起后送至嘴边。

（3）缓慢倾斜茶杯，倒少许温水于口中，咽下。

（4）必要时用可吸管饮水。

3. 注意事项

（1）为患者提供良好的进食环境，进食前如有活动的义齿应取下。

（2）进食时要端坐于桌前，头颈部处于最佳的进食位置。患侧手臂置于向前的位置靠近餐具。手臂正确的位置可帮助患者保持对称直立的坐姿。

（3）进食时患者应心情放松，注意观察患者的咀嚼能力和吞咽能力，以避免进食时发生呛咳。

（4）必要时为患者提供防滑垫、万能袖套、合适的刀叉、有把手的杯子、防洒盘子等进食辅助具。如单手用勺进食时，碟子可以使用特制的碟挡，以防止食物推出碟外；为防止进食过程中碟子移动，可在下面加垫一条湿毛巾、一块胶皮，或利用带负压吸盘的碗，均可起到防滑作用。为了便于抓握餐具，还可用毛巾缠绕餐具手柄，起到加粗作用。

（5）如有可能，让患者用健手把食物放在患手中，再由患手将食物放于口中，以训练健手、患手功能的转换，最后过渡到学会使用患手。

四、个人卫生训练

1. 刷牙训练   用患手握住牙刷，健手挤牙膏。注意患手置于抗痉挛体位，也可使用经过改造的牙刷。

2. 洗澡训练

（1）淋浴训练：患者坐在简易洗澡椅上，打开水龙头，水温调至合适后才可以冲洗身体。洗澡过程中可用长毛巾或带长柄的海绵刷涂上肥皂后擦洗后背，肥皂可置于挂在脖子上的布袋里或专用的肥皂手袋里，防止从手中滑落。

（2）浴缸洗澡训练：偏瘫患者下肢能控制较好者，可使用浴缸洗澡。①准备好洗浴用品和用水；②坐在紧靠浴缸的椅子上，脱去衣物；③双手托住患侧下肢放入浴缸内，随之放入健侧下肢；④健侧手抓住浴缸边缘或握持扶手，将身体转移到浴缸内，沿浴缸槽缓慢坐下；⑤洗涤时，可借用手套巾、长柄浴刷、环状毛巾擦洗；⑥洗浴完毕，走出浴缸。

走出浴缸的过程与进入浴缸的过程相反。

3. 修指甲训练　用一种固定于小木条上的指甲刀，通过两个吸盘固定在一个支持面上，使患者能修剪指甲。也可改造、加大指甲刀，方便患者使用。

4. 如厕训练

（1）患者站立位，两脚分开。

（2）一手抓住扶手，一手解开腰带，脱下裤子。

（3）身体前倾，借助扶手缓慢坐下（或蹲下）。

（4）便后处理，进行自我清洁。

（5）一手拉住裤子，一手拉扶手，身体前倾，伸髋伸膝，站立后系上腰带。

如厕时注意事项：①如厕时躯体的功能要达到最基本的要求，如坐位与站立位的平衡，握持扶手，身体转移等；②尽量采取坐式坐便器；③教会患者学会控制大、小便，作业治疗师应教给患者和家属相关知识（如控制大小便的基本方法、导尿管的使用方法等）；④应就患者穿衣、如厕的环境提出建议和改进的方法，使其能方便地使用洗手间的一切清洁用具。

第三节　转移能力训练

转移能力训练是患者独立完成各项日常生活活动的基础，内容包括站起、轮椅、床、坐便之间的转移等。通过转移能力训练，可预防因身体固定于某种姿势导致的并发症，因此，转移能力训练对于康复治疗的实施以及康复效果的实现具有重要意义。下面以偏瘫和脊髓损伤患者为例介绍转移能力训练的方法。

一、床上运动训练

床边活动是 ADL 中重要的活动训练内容之一，是进行衣、食、住、行等活动的前提和基础。及早进行床上活动训练可以更好地预防压疮、坠积性肺炎等并发症的发生，也利于患者获得最大的功能独立性。训练内容包括床上翻身、床上移动、桥式运动。

（一）床上翻身

床上翻身是指改变卧床时身体与床之间接触面的姿势转换，是其他功能训练的基础，可增强躯干与肢体动作的控制技巧。根据患者残存的功能情况不同，所采取的翻身训练方式也不同，通常向患侧翻身比向健侧翻身更容易。

1. 偏瘫患者

（1）向患侧翻身：①患者健手握住患手，健侧下肢屈髋、屈膝，上肢伸肘上举大于90°；②健侧上肢带动患侧上肢摆动，摆向患侧的同时，屈颈向患侧转动头部，利用摆动的惯性转动躯干，完成肩胛带、骨盆的运动；③健侧用力蹬床面，完成向患侧翻身动作（图3-2）。

（2）向健侧翻身：①患者健手握住患手，上肢伸肘上举大于90°，健侧下肢屈曲，从膝关节插入患侧腿下方；②健侧上肢带动患侧上肢来回摆动，上肢摆动的同时，屈颈向健侧转动头部，依靠躯干的旋转，带动骨盆转向，同时利用健侧伸膝的力量带动患侧身体完成健侧的翻身动作（图3-3）。

（3）注意事项：①向患侧翻身时，患侧上肢应置于身体前方，稍外展，防止患侧肢体受压；②当患者向健侧翻身首次不能完成时，治疗师可以协助完成屈髋屈膝及骨盆的转动；③向健侧翻身时，尽量使患侧肩部前伸，患肢置于身体前方，防止患侧忽略导致患肩被牵拉脱位、疼痛；④头部是控制身体的关键，不论向哪侧翻身，都应先转动头部。

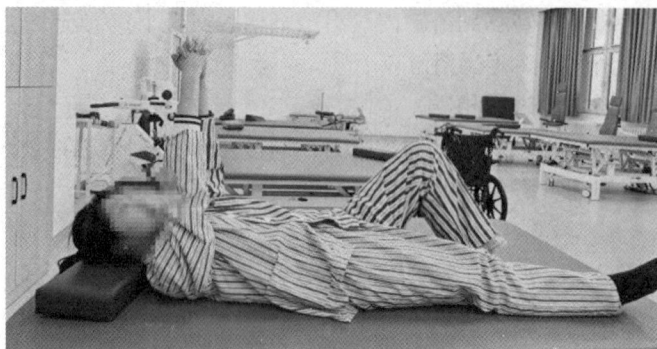

图 3-2 向患侧翻身

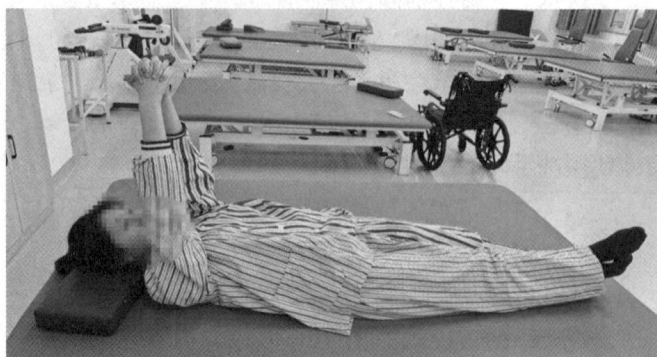

图 3-3 向健侧翻身

链接

上肢机器人技术

外骨骼式上肢康复机器人是近年来应用于偏瘫患者上肢功能康复训练的新器材，由一部甚至多部电机进行驱动，保证机器人可动关节的独立运动，可使卒中偏瘫患者完成部分或全部分离运动训练，使运动更为精确。在作业治疗的应用中主要体现在以下方面。

1. 机器手臂可以为肌力较差的上肢提供重力补偿，为肌力 3 级以上的上肢提供阻力作用，并可有针对性地进行特定关节单独训练或多个关节复合训练。

2. 电脑多媒体系统结合平面及三维人机互动软件可以为患者提供多种环境下有意义的、重复的、强烈的以及功能特定性的运动训练。

3. 多维空间的游戏活动综合了上肢的肌力、关节活动范围、眼手协调功能的共同训练，且活动的难度也可视患者的功能进步及时进行调节，极大提高了患者的依从性。

4. 机器人辅助训练过程中，由于对视觉、听觉实时的、针对性的反馈，患者可以及时看到自己的成绩，激发其积极参与作业训练的兴趣。

---

2. 脊髓损伤患者

（1）C_6 完全性损伤患者翻身（从右侧翻身）：①患者仰卧，双上肢上举并向身体两侧用力摆动；②摆动幅度足够大时，头转向右侧，同时双上肢用力甩向右侧，借助上肢甩动的惯性带动躯干和下肢翻成俯卧位；③用左前臂支撑于床面并承重，右肩进一步后拉，然后将右侧上肢从身体下方抽出，使两侧前臂同等负重；④将双上肢置于身体两侧，完成翻身动作。

（2）胸、腰段脊髓损伤患者翻身：此类患者上肢功能完全正常，躯干肌肉部分麻痹或正常，下肢完全瘫痪或部分瘫痪，能够较容易地独立完成床上翻身，可采用 C_6 损伤患者的翻身方法，或直接利用肘部和手的支撑向一侧翻身。

（3）四肢瘫痪者辅助下翻身：①患者仰卧，治疗师位于患者的右侧，帮助患者将右上肢横过胸前，将右下肢跨过左下肢，右足置于左侧床面；②治疗师一只手置于患者右侧腰下，另一只手置于患者右侧髋部下方，用力推动患者髋部向上，使患者成左侧卧位；③帮助患者调整好卧姿。

（二）床上移动

1. 偏瘫患者

（1）床上横向移动：①健侧下肢屈曲，插入患侧腿下方，健侧带动患侧下肢向健侧移动；②健侧下肢从患侧抽出并屈髋、屈膝，抬起臀部移向健侧；③以头部和臂部为支撑，将躯干移向健侧，完成整个活动过程。

（2）床上纵向移动：①健侧下肢屈髋屈膝，足平放于床面；②以健足和肘部为支撑，抬起臀部向上移动身体，完成整个活动过程。

2. 脊髓损伤患者

（1）C_6完全性损伤患者床上长坐位纵向移动：床上长坐位是指脊髓损伤患者在床上取屈髋、伸膝的坐位方式。C_6完全性脊髓损伤患者肱三头肌瘫痪，缺乏伸肘能力，转移较为困难（截瘫患者双上肢功能正常，较易完成床上长坐位移动）。①患者取长坐位，双下肢外旋，膝关节放松，头、肩、躯干充分前屈，头超过膝关节，使重心线落在髋关节前方，以维持长坐位平衡。双手靠近身体，在髋关节稍前一点的位置支撑。因肱三头肌瘫痪，应肩关节外旋，前臂旋后，以利用重力作用使肘关节伸展。②双手用力支撑抬起臀部，同时头、躯干向前屈曲，使臀部向前移动。③上肢帮助下肢摆正位置，调整坐位姿势。

（2）C_6完全性损伤患者床上横向移动（向左移动）：①患者取长坐位，右手半握拳置于床面，紧靠臀部。左手放在与右手同一水平且离臀部约30cm的地方，肘伸展，前臂旋后或中立位。②双上肢充分伸展并支撑体重，躯干前屈，抬起臀部。③将躯干移向左侧，臀部放到床面上，用上肢将双腿位置摆正。

（三）桥式运动

桥式运动通过屈髋屈膝、抬起臀部帮助患者提高下肢动作控制与协调能力，是训练站立和行走的基础，也利于穿脱裤子等训练。桥式运动是偏瘫患者床上活动训练的难点，对患者骨盆的控制、平衡稳定及以后的步态训练均有重要的意义。临床训练时，可根据患者的能力选择单腿搭桥与双腿搭桥。独立桥式运动适用于骨盆与下肢控制能力较好的患者。如患者还不具备独立完成的条件，可在治疗师协助下进行训练。

1. 双桥运动

（1）患者仰卧于床面，双下肢屈曲，双足平放在床面。

（2）双上肢伸展，双手交叉，健手握住患手，患侧拇指在上，双肩屈曲90°。

（3）依靠背部及双足的支撑，将臀部抬离床面，保持稳定，完成双桥训练（图3-4）。

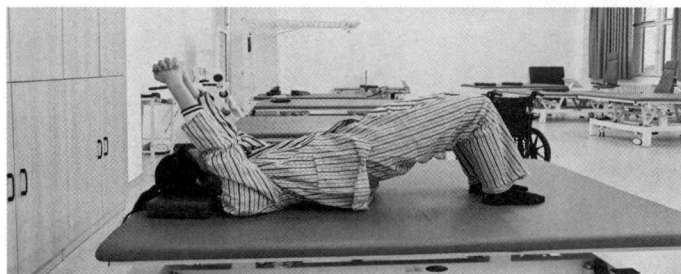

图3-4 双桥运动

2. 单桥运动

（1）患者仰卧于床面，双上肢伸展，双手交叉，健手握住患手，患侧拇指在上，双肩90°。双下肢屈曲，双足平放于床面。

（2）健侧下肢脚离开床面、膝关节伸展，健腿伸直抬高与床面成30°～45°，维持患足单脚支撑，仅以双肩和患脚为身体的支点。

（3）将健侧膝关节屈曲放在患腿上，保持至少10秒后缓慢放下。对于患侧下肢无力支撑的患者，也可交换健脚支撑，完成同样的动作（图3-5）。

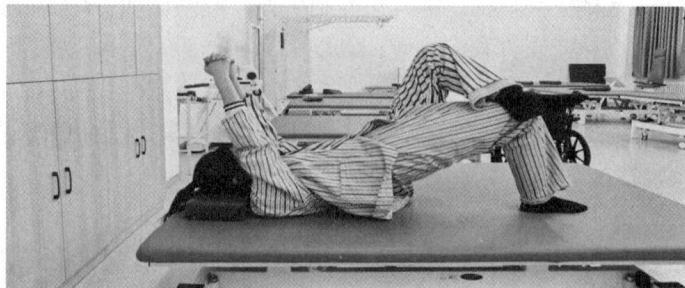

图3-5　单桥运动

3. 辅助桥式运动　如果患者骨盆与下肢控制能力不足，治疗师可协助完成动作，治疗师一手扶患者双腿，使其两膝屈起并拢、两脚心朝床面而立，另一手扶住患者臀部，予以适当帮助，协助患者控制下肢与上抬骨盆（图3-6）。

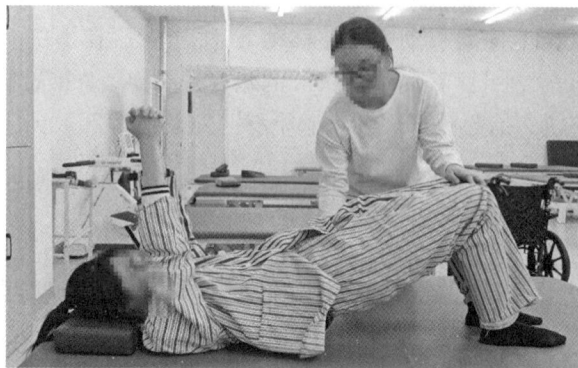

图3-6　辅助桥式运动

4. 注意事项

（1）患者抬起臀部时尽可能伸髋。

（2）双桥运动时，双足平放于床面，足跟不能离床。

（3）患者不能完成时，治疗师可以协助固定患侧的膝部和踝部，当臀部抬起时在膝部向足端加压。

（4）完成动作时双膝关节尽可能并拢，防止联带运动的出现而诱发痉挛。

考点与重点　床上活动训练；桥式运动；床上卧位移动；床上起坐

二、卧坐转移训练

1. 偏瘫患者

（1）独立从健侧坐起：患者较容易完成，并且较为安全，但是可能引起患者出现联带运动模式，也容易使患者忽略其患侧（图3-7）。①按上述健侧翻身步骤先翻成健侧卧位；②健手拉住患手于枕前，双腿交叉，用健侧腿将患侧下肢移至床边；③健侧肘屈曲于体侧，前臂旋前，用肘及手撑起身体坐起；

④调整姿势，保持坐位。

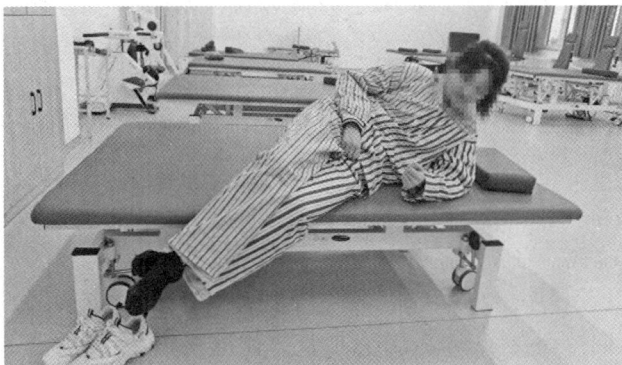

图 3-7 独立从健侧坐起

（2）独立从患侧坐起：①按上述患侧翻身步骤先翻成患侧卧位；②用健侧下肢将患侧下肢移至床外；③健手支撑于患侧床面，伸直健侧上肢，撑起身体从患侧坐起；④调整姿势，保持坐位（图 3-8）。

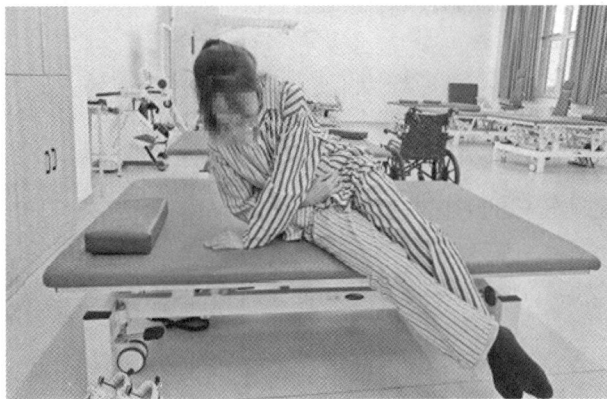

图 3-8 独立从患侧坐起

（3）独立从患侧坐位到卧位：①患者坐于床边，患手放在大腿上，健腿交叉置于患腿后方；②健手从胸前横过身体，支撑在患侧髋部旁边的床面上；③患腿在健腿的帮助下抬到床上；④当双腿放在床上后，患者逐渐将患侧身体放低，直至躺在床上，在身体躺下的过程中双腿保持屈曲。

（4）独立从健侧坐位到卧位：①患者坐于床边，患手放在大腿上，健腿交叉置于患腿后方；②身体向健侧倾斜，以健侧肘部支撑于床上；③患腿在健腿的帮助下抬到床上；④当双腿放在床上后，患者逐渐将身体放低，最后躺在床上。然后依靠健足和健肘支起臀部向后移动到床的中央。

（5）注意事项：患者从健侧坐起较患侧坐起容易，但患侧坐起可以鼓励患者注意到其患侧的存在，促进患者使用患侧上下肢；偏瘫患者坐起训练要求患者具备一定的坐位平衡能力和姿势的控制能力；训练时注意防止过度用力而诱发肢体痉挛。

2. 脊髓损伤患者 坐起时，需要躯干具备一定的肌力和至少一侧上肢的伸展功能，所以 C_7 损伤的患者可以从仰卧位直接坐起，而 C_6 损伤的患者则需翻身至侧卧或俯卧位后再坐起。

（1）C_6 完全性损伤患者独立坐起

方法一：①患者仰卧，双上肢伸展上举并向身体两侧用力摆动，借助上肢甩动的惯性带动上部躯干旋转翻向左侧；②先用左肘支撑床面，然后变成仰卧位双肘支撑，抬起上身；③将体重移到右肘上，然后将左肘移近躯干，保持头、肩前屈，将右上肢撤回身体右侧，并用双肘支撑保持平衡；④再将身体转向左肘支撑，同时外旋右上肢，在身体后伸展，右手支撑床面；⑤调整身体重心向右上肢转移，同样外旋左上肢，在身体后伸展，用左手支撑床面；⑥慢慢交替将双手从身后向前移动，直至体重移到双下肢上，完成坐起动作，保持长坐位。

方法二：①患者仰卧，双上肢伸展上举并向身体两侧用力摆动，借助上肢甩动的惯性带动上部躯干旋转翻向左侧，维持左侧卧位；②双肘屈曲，使用前臂支撑床面，并交替移动前臂，把身体和头部从床头移至床左下角，以右手腕勾住右侧腘窝，左手支撑床面，头及躯干向右侧摆动，顺势坐起。

（2）胸、腰段脊髓损伤患者独立坐起：T_1以下脊髓损伤患者上肢功能完全正常，躯干部分瘫痪，下肢完全瘫痪，坐起动作的完成要比颈髓损伤患者容易。①患者仰卧位，双上肢上举，用力摆动，利用惯性将一侧上肢甩过身体另一侧，完成翻身动作；②患者双肘支撑，再将身体重心左右交替变换，同时变成手支撑；③调整身体位置，完成坐起动作。

（3）C_6完全性损伤患者利用上方吊环由仰卧位坐起：①患者仰卧位，用右手腕钩住上方吊环；②通过屈肘动作向吊环方向拉动身体，并依靠左肘支撑体重；③在吊环内继续屈曲右肘关节，并承重，同时将左肘移近躯干；④用左肘支撑体重，右上肢在外旋上举位屈曲，用右手腕抵住吊环链条；⑤用右上肢承重，左上肢在身体后侧外旋并伸肘支撑床面；⑥体重移至左上肢，右上肢从吊环中取下，在身体后方外旋伸肘支撑于床面；⑦从身后交替向前移动双手，直到躯干直立、上下肢承重，完成长坐位。

（4）C_6完全性损伤患者独立由坐位到卧位：①患者取长坐位，双手在髋后支撑，保持头、肩向前屈曲；②身体向右后侧倾倒，用右肘承重；③屈曲左上肢，将一半体重转移至左肘；④仍然保持头、肩屈曲，交替伸直上肢直到躺平。

（5）胸、腰段脊髓损伤患者独立由坐位到卧位：与由仰卧位坐起的方法顺序相反。

三、坐站转移训练

偏瘫患者坐位与立位之间转移的训练方法如下。

1. 独立由坐位到立位

（1）患者床边坐位，双足着地，两足间距与肩同宽，两足跟落后于两膝，两足摆放时患足稍靠后，以利负重及防止健侧代偿。

（2）双手十指交叉，患侧在上，拇指伸展置于健侧拇指，双上肢向前充分伸展。这个动作能够有效抑制患侧手指的屈曲、内收痉挛。

（3）身体前倾，重心前移，患侧下肢充分负重。

（4）当双肩向前超过双膝位置时，伸展髋、膝关节，抬臀，双腿同时用力慢慢站起，重心位于双腿之间（图3-9）。

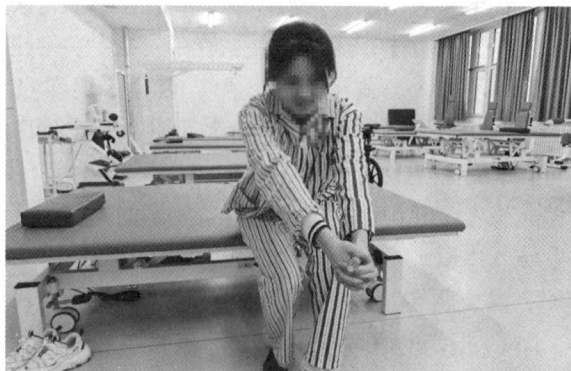

图3-9 独立由坐位到立位转移

2. 独立由立位到坐位

（1）患者背靠床站立，双下肢平均负重，双手交叉握手，双上肢向前伸展。

（2）在保持脊柱伸直状态下躯干前倾，两膝前移，屈膝、屈髋。

（3）缓慢向后、向下移动臀部，平稳坐于床上。

（4）调整好坐位姿势。

3.独立从椅子或轮椅上站起与坐下 方法同上，但应注意以下几点。

（1）椅子应结实、牢固、椅面硬，具有一定的高度。椅子高更容易站起，初始训练时，应选择较高的椅子。

（2）有扶手的椅子较无扶手的椅子更容易起落，站起和坐下时可利用扶手支撑。

（3）转移过程中轮椅应制动，脚踏板向两侧移开。

四、床椅转移训练

偏瘫患者与脊髓损伤患者床与轮椅（轮椅与座厕、浴盆、地板）之间转移的训练方法如下。

1.偏瘫患者

（1）床与轮椅之间的独立转移（图3-10）：①患者坐在床边，双足平放于地面上。将轮椅置于患者健侧，与床成30°～45°，刹住轮椅手闸，向两侧移开脚踏板。②患者用健手抓握轮椅远侧扶手，患手支撑于床上，患足位于健足稍后方，双足全掌着地，与肩同宽。③患者躯干前倾，健手用力支撑，抬起臀部，以双足为支点转动躯干直至背对轮椅，确信双腿后方贴近并正对轮椅后坐下。④调整坐位姿势，放下脚踏板。

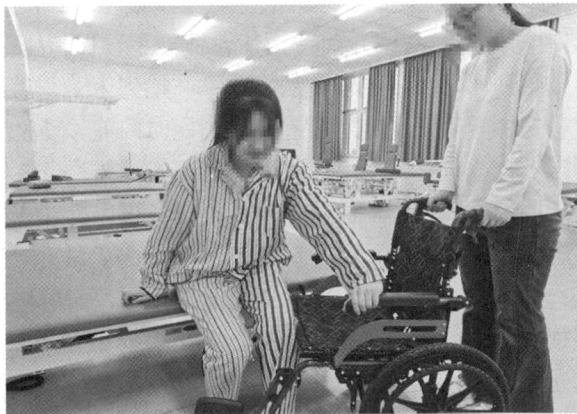

图3-10 床与轮椅之间的独立转移

由轮椅返回病床的转移与上述顺序相反。

（2）轮椅与座厕之间的独立转移：①患者驱动轮椅正面接近座厕，刹住轮椅手闸，移开脚踏板；②双手支撑轮椅扶手站起；③用健手抓住对角线侧座厕旁扶手，然后健足向前迈一步，健侧上下肢同时支撑，向后转动身体，使臀部正对座厕；④将患手先由轮椅一侧扶手移到另一侧扶手上，再移到座厕旁另一侧扶栏上，站稳；⑤脱下裤子，确信双腿后方贴近座厕，慢慢坐下。

由座厕返回轮椅动作与上述顺序相反。

（3）轮椅与浴盆间的转移：①患者驱动轮椅与浴盆成45°，健侧靠近浴盆，轮椅与浴盆之间留有一定间隙，以便放置浴板。刹住轮椅手闸，卸下近浴盆侧轮椅扶手，移开脚踏板，双足平放于地面上。②浴盆中注满水，然后脱下衣裤。③患者用健手支撑在浴板上，患手支撑于轮椅扶手，同时用力撑起上身，以下肢为轴转动身体，直至双腿后侧贴近浴板，先将患手移到浴板一端，然后向下坐到浴板上。④患者将两腿先后跨进浴盆，然后移到浴盆中央上方坐好。⑤患者将身体移入浴盆中。

独立出浴盆动作与上述顺序相反。

2.脊髓损伤患者 四肢瘫痪者只能完成同一高度之间的转移动作，可利用滑板帮助完成转移动作。多数截瘫患者经过训练后能够独立完成不同高度之间的转移动作。四肢瘫患者需要具备一定的伸肘功能方可独立完成转移动作。

（1）独立从轮椅到床的成角转移（从右侧转移）：①患者驱动轮椅从右侧靠近床，与床成 20°～30° 角，刹住轮椅手闸，卸下近床侧扶手，移开右侧脚踏板，双足平放在地面上；②患者在轮椅中先将臀部向前移动，右手支撑床面，左手支撑轮椅扶手，同时撑起臀部并向前、向右侧移动到床上。

（2）独立从床到轮椅的成角转移（从右侧转移）：①患者坐于床边，双足平放在地面上，轮椅置于患者右侧床边，与床成 20°～30° 角，刹住轮椅手闸，卸下近床侧扶手，移开近床侧脚踏板；②患者右手支撑轮椅远侧扶手，左手支撑床面，同时撑起臀部并向前、向右侧方移动到轮椅上。

（3）独立从轮椅到床的侧方转移（左侧身体靠床）：①轮椅与床平行放置，刹住轮椅手闸，卸下近床侧扶手。②患者将双腿抬到床上。四肢瘫患者躯干控制能力差，需用右前臂勾住轮椅把手，以保持坐位平衡；将左腕置于右膝下，通过屈肘动作，将右下肢抬到床上；用同样方法将左下肢抬到床上。③躯干向床侧倾斜，将右腿交叉置于左腿上，应用侧方支撑移动的方法，左手支撑于床上，右手支撑于轮椅扶手上，头和躯干前屈，双手支撑抬起臀部将身体移动到床上。

（4）用滑板进行侧方平行转移：①、②同上；③将滑板架在轮椅和床之间，滑板的一端放于患者臀下；④患者一手支撑于位于轮椅坐垫上的滑板一端，另一手支撑于位于床垫上的滑板一端，抬起上身，将臀部通过滑板移至床上；⑤转移完毕撤去滑板。

独立由床返回轮椅转移与上述顺序相反。

（5）独立从轮椅到床的正面转移：①患者驱动轮椅正面靠近床，距离 30cm，使抬腿有足够空间，刹闸；②四肢瘫痪者躯干控制能力差，需用右前臂钩住轮椅把手以保持坐位平衡；③将左腕置于右膝下，通过屈肘动作，将右下肢抬到床上，用同样方法将左下肢抬到床上；④打开轮椅手闸，向前驱动轮椅紧贴床沿，再刹闸；⑤双手扶住轮椅扶手向上撑起身体，同时向前移动坐于床上，此过程中要保持头和躯干屈曲；⑥将身体移到床上合适位置，用上肢帮助下肢摆正，调整坐位姿势。

（6）利用滑板由轮椅向床的后方转移：此方法只适用于椅背可以拆卸或安装有拉链的轮椅。①患者驱动轮椅从后方靠近床沿，刹闸，拉下椅背上的拉链或卸下椅背；②在轮椅与床之间放置滑板，滑板的一端置于患者臀下并固定好；③患者用双手支撑于床面将身体抬起，向后移动坐于床上；④用双手将下肢抬起移至床上并摆正，调整坐位姿势，最后撤除滑板。

由床返回轮椅过程与上述顺序相反。

（7）利用上方吊环由轮椅向床的转移（左侧身体靠床）：①患者驱动轮椅从左侧平行靠近床，刹闸，卸下近床侧扶手；②患者将双腿抬到床上，再将左手伸入上方吊环，右手支撑于轮椅扶手；③右手用力撑起的同时，左上肢利用屈肘动作向下拉住吊环，臀部提起，将身体转移到床上。

由床返回轮椅过程与上述顺序相反。

（8）轮椅到座厕独立侧方转移（从右侧转移）：C_7 以下脊髓损伤患者可独立完成由轮椅到座厕的转移。方法与从轮椅到床的侧方转移类似，转移前应先脱下裤子。①患者驱动轮椅使右侧靠近座厕，与之成 45° 角；②患者双足平放于地面上，且在膝关节的正下方，以便转移时下肢能承重，卸下轮椅右侧扶手；③将左手置于轮椅左侧扶手，右手置于座厕旁的扶手上，支撑上抬躯干并向右侧转身，注意转移过程中保持头和肩的屈曲；④将左手移到轮椅的右侧大轮上，右手支撑于座厕旁的扶手，进一步上抬躯干并向后移动坐于座厕上。

由座厕返回轮椅过程与上述顺序相反。

（9）轮椅到座厕独立正面转移：①患者驱动轮椅正对座厕，刹住轮椅手闸，移开脚踏板；②患者两腿分开置于座厕两旁，双手抓握座厕两侧扶手；③双上肢用力撑起躯干前移，像骑马一样骑在座厕上。

（10）轮椅到座厕独立后方转移：此法适用于双下肢痉挛较重的患者，且轮椅靠背装有拉链。①患者驱动轮椅从后方靠近座厕，拉下轮椅靠背上的拉链；②一手置于坐厕旁的扶手上，另一手置于座厕的坐垫上，双手向上撑起躯干并向后移动坐于座厕上。

（11）轮椅与浴盆之间独立一端转移：进出浴盆需要上肢有较强的支撑力量，C_7 及以下脊髓损伤患者可独立完成轮椅与浴盆的转移。注意转移前浴盆应注满水，离开前排空水；浴盆底部必须放置防滑垫；浴盆周围的墙上须安装安全扶手。①患者驱动轮椅靠近浴盆一端，与浴盆有一定距离刹住轮椅手闸，此距离需满足双脚能上抬放到浴盆边上；②用上肢帮助上抬双腿置于浴盆的边沿上，移开脚踏板；③打开手闸，驱动轮椅直到轮椅前沿完全贴近浴盆，然后再刹住轮椅手闸；④患者左手置于浴盆边沿，右手置于轮椅右侧扶手上，上抬臀部向前移动，双腿滑入浴盆中；⑤将右手移到浴盆边沿上，双手支撑于浴盆，躯干充分前屈；⑥保持躯干前屈，双手沿着浴盆边沿向前移动，先上抬躯干越过边沿，然后将身体放低进入浴盆中。

由浴盆返回轮椅过程与上述顺序相反。

（12）轮椅与浴盆之间独立侧方转移（从右侧转移）：①驱动轮椅右侧接近浴盆，与浴盆成30°角。卸下轮椅右侧扶手，移开右侧脚踏板，制动；②双上肢协助，将双腿上抬置于浴盆中；③屈曲躯干，右手置于浴盆远侧边沿，左手置于浴盆近侧边沿，双手用力支撑上抬躯干越过浴盆边沿；④进一步支撑并转动身体面向浴盆一端，慢慢放低身体进入浴盆中。

（13）轮椅与地板之间的转移：掌握轮椅与地面之间的转移技术，可以丰富患者的生活内容，如使患者能在海滩上下水，在地板上与孩子玩耍等。这项技术也是重要的自救措施，若患者从轮椅上摔下来，可应用此项技术从地板回到轮椅。以 T_{11} 完全性脊髓损伤患者为例介绍轮椅与地板之间的转移方法：①刹住轮椅手闸，卸下扶手；②将双足放到地板上，移开脚踏板，患者左肘支撑于轮椅靠背，右手支撑于轮椅大轮，抬起上身，左手将轮椅坐垫拉出；③膝关节伸直，将坐垫置于两前轮之间的地板上；④双手支撑于轮椅座位前方以上抬躯干，并将臀部向前越过轮椅的前沿；⑤逐渐放低重心，坐到置于地板上的坐垫上。

（14）地板到轮椅的独立转移：①患者背向轮椅坐在地板上的轮椅坐垫上，刹住轮椅手闸。双手支撑于轮椅座位前缘，或重新安好脚踏板，将双手置于脚踏板顶端以支撑。②用力支撑上抬躯干，注意头、颈要伸展。③收缩腹肌，下降肩部，向后拉骨盆坐到轮椅上。④用手将双腿上抬放于脚踏板上。⑤将坐垫对折，置于大轮和髋部之间的轮椅扶手上，患者双手支撑于大轮上抬身体，坐垫弹向臀下，最后调整好坐姿。

3. 注意事项

（1）独立转移对患者功能水平要求较高，转移过程需注意患者安全。有多种独立转移方法可供选择时，首选最安全、最容易的方法。

（2）患者学习独立转移的时机要适当。

（3）床、轮椅等转移用具的构造、位置要有利于患者完成转移活动，比如相互转移的两个平面高度通常相当、位置应该稳定，两个平面应尽可能靠近。

（4）患者应具备相应的平衡能力。患者没有视野、空间结构等感觉缺损。

（5）患者应熟悉转移活动的周围环境，对自身功能水平有清楚地认识。

第四节　家务活动训练

家务活动包括洗衣、做饭、购物、清洁卫生、财务管理、照料小孩等。训练前，应对患者活动能到达的范围、移动能力、手的活动、能量消耗、安全性以及交往能力等家务活动能力进行评定；了解家庭成员组成和环境状况、患者的家庭角色，确定患者和家庭需首要解决的问题，对家务活动进行简化，或改造家庭设施，以适应患者的需要。

一、偏瘫患者训练

以下为偏瘫患者单手活动技巧。

1. 单手切菜

（1）将砧板置于防滑垫上。

（2）用砧板上的不锈钢钉固定肉、菜或食物。

（3）单手操作进行切菜活动作业练习。

2. 单手打鸡蛋

（1）用手掌轻轻抓住鸡蛋，轻碰其中心部位打破它。

（2）用拇指和示指将蛋清与蛋壳分开，完成打鸡蛋动作。

3. 单手开启罐头　单手抓住罐头瓶，使用固定在墙上的开瓶器，旋转打开罐头瓶。亦可训练患者使用自己习惯的方法打开瓶盖，如将瓶子用腿夹住，单手拧开瓶盖。

4. 单手扫地、拖地　应用长把扫帚和簸箕。

（1）用患手和躯干夹住簸箕把手。

（2）再用健手持扫帚将垃圾扫入簸箕。

（3）拖地时，先将拖把杆固定在患臂下，然后用健手转动拖把拧干，再用健手持拖把慢慢拖地。

二、脊髓损伤患者训练

四肢瘫患者通常需各种支具或特殊的装置才能完成家务活动训练，如选用气控、颏控、手控的环境控制系统完成开关电灯、窗帘、看电视、打电话等。

1. 简化家务活动

（1）尽可能用双手做对称性工作。

（2）合理设置操作区，如控制器或开关放在患者容易触及的地方；尽可能坐着操作，如坐着熨衣服、洗物品及准备食品等。

（3）选择多用途的设备和炊具，减少不必要的活动。

（4）选择简单、方便的营养食品。

2. 固定工作位置

（1）每一项工作固定在一定位置，供应品和设备也固定在一个地方。

（2）用手操作的工具需放在正确的位置，便于抓取，如炊具悬挂在可见范围。

（3）避免握持，如使用平底炊具、吸杯等稳定性好的用具，以便腾出双手。

（4）使用带有轮子的小桌移动物品。

3. 注意事项

（1）让患者用替代的方法代偿特殊缺陷。

（2）与患者一起讨论家务活动中的计划安排及家务活动中的安全问题。

（3）指导患者从事家务活动时应正确分配和保存体能。如：把扫帚或刷子的柄加长，清扫时更方便，患者不用弯腰就能干活，不会感觉太累。

（4）改造家居环境，为患者的行动提供最大的方便，尽量少消耗体能，如室内设计便于轮椅通行，或患者可在轮椅上工作；锅把手可改装成木制或竹片加粗的把手，以便抓握，防止烫伤等。

考点与重点　家务活动内容；偏瘫患者、脊髓损伤患者家务活动训练。

第五节　社会活动训练

社会活动训练是作业治疗的一部分，涉及帮助患者恢复或提高参与社会活动的能力。包括社交技能训练、社区参与活动、职业培训等，目的是帮助患者更好地适应家庭生活、职业生活和社会生活条件，满足其为自己、家庭、社会做一些事情的愿望。

作业治疗的社会活动训练强调个性化和实用性，治疗师会根据患者的功能障碍情况和生活环境，制订个性化的训练计划，以帮助患者最大限度地恢复或提高其社会参与能力。

一、训　练　目　的

1. 创造条件使患者能够与健全人一同学习、工作和参与文体活动，更好地融入社会。

2. 通过参加适宜的职业培训，让患者掌握某一工作技能，如电器修理、电脑操作、手工艺制作等。

3. 文体活动可以使患者身心愉悦，增强康复的信心。

二、训　练　内　容

1. 作业治疗师应帮助患者积极参与家庭生活，尽可能体现其在家庭担当角色的相应行为和能力。

2. 根据患者的功能状态、个人兴趣和职业需要，与患者及其家属一起讨论，学习新的知识和技能，进行专业培训。

3. 指导患者充分利用闲暇时间，积极参加有益的集体活动，丰富自己的日常生活。

4. 应用所学的交流技巧和手段与他人交往，接触更多层次的人群。

5. 指导训练患者掌握社交活动中必需的功能，如上街购物、交通工具的使用、进餐馆就餐、到公共场所娱乐等。

此外，对有言语障碍的偏瘫患者还应训练其交流能力，使他们掌握用言语、手势、文字、图示等任意一种方式表达自己的意思，提高与他人沟通和交流的能力。

三、社交障碍的具体训练策略

社交活动分析涉及识别社交活动中可能出现的障碍，并制订相应的训练策略帮助个体克服这些障碍。以下是一些具体训练策略。

1. 情感表达训练　情感表达是社交活动中至关重要的一环。对于社交活动障碍的个体，特别是特殊儿童，家长或教育者可以通过表情、肢体语言和口头语言表达引导他们表达自己的情感。例如，家长可以作出开心的表情并说"我很开心"，让孩子模仿这种表达情绪的方式。这种训练有助于他们更好地识别和表达内心感受，从而在社交中更好地与他人互动。

2. 互动技能训练　旨在帮助个体通过简单的问候、分享、轮流等方式来与他人互动。家长或教育者可以先进行示范，比如主动和孩子问候"你好"，然后让孩子回应。在分享方面，可以拿一个孩子喜欢的玩具，家长先示范分享给孩子，再引导孩子分享给其他人。游戏和活动也是很好的训练途径，例如玩传球游戏，强调轮流的概念。

3. 社会规则训练　旨在帮助个体理解并遵守社交活动中的规则，包括教导个体在不同社交场合中的适当行为，如在餐厅用餐、购物等场景中的行为规范。通过模拟真实社交场景，个体可以在安全的环境中练习和学习这些规则。

4. 角色扮演与互动　角色扮演是一种有效的训练策略，通过模拟真实生活中的社交场景，如购物、餐厅用餐等，帮助个体熟悉社交规则和应对策略。在这个过程中，个体可以扮演不同的社会角色，练习社交技能。此外，结合虚拟现实（VR）技术，可以提供更加沉浸式的社交训练体验，提高个体参与训练的兴趣和效果。

5. 行为矫正与调整　是针对特定社交障碍的行为进行干预，包括识别不良的社交行为，如过度自我中心、攻击性行为等，并通过正向增强和逐步减少干预的方法来改变这些行为。例如，通过奖励和表扬增强个体积极社交行为的频率，同时逐步减少外部干预，以促进个体自主社交能力的提升。

6. 家庭环境干预策略　家庭环境是社交技能训练的重要场所。家长应接受相关培训，提高对社交障碍个体的理解和接纳能力，形成家庭支持网络。日常生活技能训练应结合日常生活场景，如购物、用餐等，设计针对性的社交技能训练活动，提高个体的实际应用能力。此外，家长应关注个体的日常生活细节，适时提供指导和反馈，强化正确的社交行为。

以上策略需要根据个体的具体情况进行个性化调整，并且需要持续的实践和反馈不断改进和优化。

社交技能的训练是一个长期的过程，需要耐心、爱心和专业的支持。

考点与重点　社会活动训练内容

❓ 思　考　题

1. 简述基本日常生活活动包括哪些内容。
2. 简述脑卒中偏瘫患者从健侧卧位坐起的方法。

本章数字资源

第四章 认知与知觉障碍的作业治疗

📋 案例

患者，男，18岁，学生。因"车祸致头部受到撞击3个月"入院。3个月前因车祸引起昏迷，被送往当地医院，行颅脑CT显示：蛛网膜下腔出血。入院后，经积极治疗病情稳定，转入康复科。查体：患者生命体征正常，简易精神状态量表（MMSE）评分为15分，注意力、记忆力下降，可执行简单指令，认知功能较差。诊断：颅脑损伤。

问题：1. 请问该病例有哪些认知和知觉障碍？
2. 针对患者的功能障碍，如何给予合适的作业治疗？

第一节 认知与知觉障碍及其评估

一、概　　念

认知（cognition）是通过感觉、知觉、记忆、思维、想象等心理活动，获取知识、理解事物，并对自身和周围世界形成认识与判断的过程。

知觉（perception）是客观事物直接作用于感官而在头脑中产生的对事物整体属性的认识，它整合了感觉信息，是大脑皮质的高级活动，使人们对周围环境形成更有意义、更完整的认知。

认知障碍（cognitive impairment）指因大脑疾病、损伤、衰老或其他因素，导致个体在注意力、记忆力、思维、语言等认知功能方面出现异常，影响其正常学习、工作、生活与社会交往的状态。

知觉障碍（perception deficits）指在感觉系统正常的情况下，个体对客观事物的感知出现歪曲、错误或异常的现象，包括对物体的形状、大小、颜色、空间位置、运动状态等属性的错误感知，临床上以失认症、失用症等多见。

认知障碍及知觉障碍是脑卒中、颅脑损伤及阿尔茨海默病患者的常见症状，是影响患者日常生活活动的重要原因之一。

二、常见的认知障碍

认知障碍通常有多方面表现，如注意力、记忆、推理、判断、抽象思维、排列顺序的障碍等，临床上以注意障碍、记忆障碍多见。

1.注意障碍　是指个体在注意的指向性、集中性、稳定性、分配和转移等方面出现异常，导致无法正常地选择、维持和调整对特定刺激的注意，进而影响认知、学习、工作和日常生活表现的一类障碍。

2.记忆障碍　是因脑损伤、神经系统疾病、精神因素或衰老等原因导致的记忆功能异常，表现为记忆减退、遗忘、错构、虚构等记忆的获取、存储、巩固或提取过程出现异常的一类障碍。

三、常见的知觉障碍

临床上常见的知觉障碍有失认症、失用症以及空间关系辨认障碍等。

1. 失认症 是因大脑损伤或神经功能障碍，导致患者在感觉器官功能正常的情况下，无法识别或理解通过视觉、听觉、触觉等感知到的事物或刺激的一种知觉障碍。

2. 失用症 是一种因大脑神经损伤导致的运动协调障碍，患者虽无肢体瘫痪、感觉丧失或肌张力异常，却无法完成原本熟悉的有目的动作（如用钥匙开锁、挥手道别等）。

3. 空间辨认关系障碍 是一种因大脑损伤或神经病变导致的知觉障碍，表现为无法正确感知和判断物体间的空间位置、距离、方位及相互关系（如不能准确摆放物品、识别图形空间结构等）。

四、认知与知觉功能评估

（一）目的

治疗师评估患者的认知功能，从筛选评估到特定评估，找出患者认知功能存在的问题，分析导致认知问题的原因，判断患者尚存的代偿能力、障碍的严重程度以及康复的潜能。

（二）方法

1. 标准化评估 是一种可以提供客观、可靠数据的评估方法，包括筛查评估和特定评估。临床上常用的评估方法有简明精神状态检查量表（mini- mental state examination，MMSE）、蒙特利尔认知评估（Montreal cognitive assessment，MoCA）以及神经行为认知状况测试（neurobehavioral cognitive status examination，NCSE）等。

2. 日常生活行为观察 通过观察日常生活活动时的定向力、注意力、记忆力、学习动机、判断力以及应变能力等，评估患者认知和知觉功能，也可采用日常问卷询问患者及其家属。

治疗师通常结合标准评估与日常生活行为观察的结果进行综合分析，以更准确地把握患者的真实情况。

五、认知与知觉训练的原则及策略

（一）训练原则

1. 个体化原则 根据患者的评估结果，确认认知与知觉障碍的类型、严重程度等，再选择合适的、具体的治疗计划。

2. 由易到难，循序渐进 根据患者的具体情况调整治疗的时间和难度，从简单开始，再增加难度。

3. 治疗环境要适宜 在进行治疗时要选择安静、防干扰的环境，之后再转移到接近正常的生活环境中训练。

4. 对患者及家属进行宣教 认知功能的康复是长期性的，必须教会家属和患者在家中可开展的一些实用性的训练方法，并鼓励患者和家属积极参与训练。

（二）训练策略

认知功能障碍的康复训练可分为功能恢复性和功能代偿性两大策略。

1. 恢复性策略 通过系统全面的认知与知觉功能训练，旨在改善患者特定的功能，恢复已丧失的基本认知与知觉技能。

2. 代偿性策略 通过利用其他相对完好的认知能力或借助外部工具、环境等方式，弥补认知缺陷，使患者更好地完成各种认知任务和日常生活活动。

考点与重点 失认症、失用症的概念

医者 仁心

医心向暖——照亮认知与知觉康复之路

在医疗领域，认知与知觉障碍训练不仅是技术上的挑战，更是医者仁心与社会责任的深刻体现。认知和知觉障碍患者在工作、学习和生活中存在许多困境，医护工作者不仅致力于患者身体功能的恢复，更应以爱心、耐心和专业精神，传递人文关怀，照亮患者的康复之路。

第二节　注意障碍的作业治疗

一、注意力及其分类

注意力一般是指人们集中于某种特殊内、外环境刺激而不被其他刺激分散的能力。

按注意水平可分为 5 种类型。

1. 重点注意　对特殊感觉（视觉、听觉、触觉）关键信息的反应能力。如观察某人时，注意其特殊的面部特征、言谈举止的细节等。

2. 连续注意　连续一段时间注意某项作业活动或刺激的能力，又称之为集中，与警觉有关，它取决于紧张性觉醒的维持水平，也是信息处理的底线。如在公路上开车、看电视、在功能训练中观察患者等，都需要此类注意。

3. 选择性注意　是一种选择有关活动、任务，而忽略无关刺激（如外界的噪声、内在的担心等）的能力。如在客厅里别人看电视，你却在看报纸或做作业。选择性注意与有意向选择某项活动有关。

4. 交替注意　指两项作用活动之间灵活转移注意重点的能力。如正在做某项工作时，电话铃响了，你会暂停工作去接电话，然后再恢复工作。

5. 分别注意　又称同时注意，对多项作业活动同时反应的能力。如驾车时，边开车边与旁边的乘客说话。

注意障碍是指个体在集中、维持或转移注意力方面存在困难，可能影响日常生活、学习和工作。注意障碍多见于各种心理和神经疾病，如注意缺陷多动障碍（ADHD）、焦虑症、抑郁症、颅脑损伤等。

二、作　业　评　定

（一）视跟踪和辨别

1. 视跟踪　让被测者注视一处光源，测试者将光源进行左、右、上、下移动，观察被测者视觉随之移动的能力。每个方向评 1 分，正常为 4 分。

2. 形状辨别　让被测者分别复制一条垂线、一个圆、一个正方形和一个大写字母 A。每项评 1 分，正常为 4 分（图 4-1）。

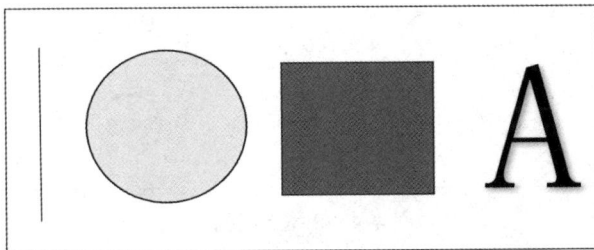

图 4-1　形状辨别

3. 字母删除测验　常用于持久性的注意检测。每行有 52 个英文字母，共 6 行，让患者以最快的速度准确地删除每一行字母中的 C 和 E。每行有 18 个要删除的字母，随机分散在每行字母中，100 秒内删错多于一个为存在注意缺陷（图 4-2）。

```
EUHNKCVAUYFEJCECEHXSFENUCENBEKVCIUXVXKEHAEQTFEPOZXEC
JCYEUFESALCEKNELKACYEUYENCYCVBEAOIEVMEVKCUHECHUIEHAN
SEJCOKEHXSEUHNKCVACYFENUCENEHCEQTFEPOZXECBEKVCIUEVXK
KCVAEYBEJCBCEUHNEHXSFENUCENXKEHGEQTFEPOZXECBEKVCIUGE
UYGEJCECEHXSFENEUHNKCVACIUCVXKEHGEQTFECPOZXECENBEKVC
JEUHCNKCVAUEYCMEHXESENUCENBEKVCIFUCXEHCVXKEHEQTFEPOZ
```

图 4-2　字母删除测验

4. 连线测试　检查注意和运动速度，共有两种类型。A 型：一张纸上印有 25 个小圆圈，并标有数字 1 ~ 25，要求被测者尽快地将数字按顺序用直线连接 25 个圆圈，1-2-3-4-……-24-25（图 4-3）；B型：一张纸上印有 1 ~ 13 共 13 个数字，另外还有 12 个标有 A ~ L 的字母，要求被测者尽快地将数字到字母逐渐升高的顺序连接起来，即 1-A-2-B-3-……12-L-13（图 4-4）。

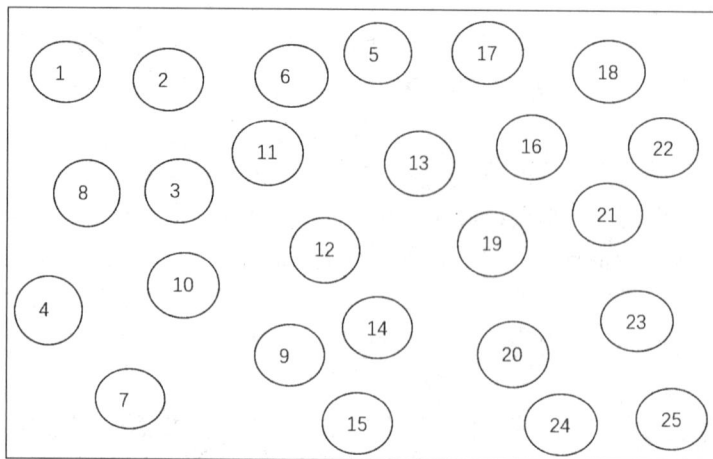

图 4-3　A 型连线测试

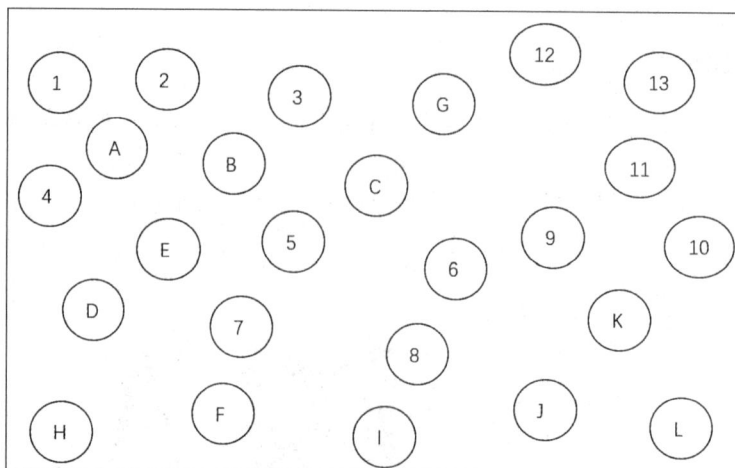

图 4-4　B 型连线测试

一般认为，A 型主要反映大脑右半球的功能，反映较为原始的知觉运动速率；B 型反映大脑左半脑的功能，除包括知觉运动速率之外，还包括概念和注意转换等能力。

（二）数或词的辨别

1.听认字母 测试者以每秒1个的速度读无规则排列的字母，其中有10个为指定的同一字母，在60秒内让被测者每听到此字母时就敲击一下桌子。敲击10次为正常。

2.数字顺背和倒背 测试者以每秒一个数字的速度读给被测者随机排列的一组数字，每读完一组，让患者复述一次，一直重复到患者不能复述为止。采用韦氏智力测验中的数字顺背和数字倒背测验，复述不到5个数字为异常。

3.词辨认 播放一段短文录音，其中有一定数量的指定词，如"红"字，让被测者每听到一次"红"字就敲击一下桌子。如短文："傍晚，我穿着红外套骑着红色的自行车放学时，看到晚霞将天空染得红彤彤的，我向红色的天空望了一眼，看到了几只飞翔的鸽子。回到家里，我的姐姐小红穿着一条红裙子，头上束着一条红发带，在客厅的红地板上跳舞。她告诉我说要去红树林剧场表演，就骑上我的红自行车走了。"敲击次数少于8次为有注意缺陷。

（三）听跟踪

被测者闭上眼听铃声，在患者左、右、前、后、上方摇动铃声，让被测者指出每次铃声所在的位置。每个位置1分，少于5分为异常。

（四）声辨认

播放一段录音给被测者听，录音包括重复出现的电话铃声、门铃声、钟表滴答声和号角声等，其中号角声出现5次。被测者每听到一次号角声就敲击一下桌子，少于5次为异常。

（五）斯特鲁普测验

有英文单词和文字两种形式，是一种颜色与文字的冲突测验。具体方法详见康复评定相关书籍。

（六）日常专注力测验

是一种用于评估个体在日常生活中注意力功能的神经心理学测试，旨在测量不同类型的注意力，包括选择性注意力、持续注意力和分散注意力等。TEA的设计特别注重于模拟日常生活中的任务，因此具有较高的生态效度。具体方法详见康复评定相关书籍。

三、作 业 治 疗

（一）信息处理训练

1.兴趣法 治疗师用患者感兴趣的物品和熟悉的活动来吸引患者的注意力，并保持注意，如下象棋、打麻将、电脑游戏、虚拟的应用程序等。

2.示范法 治疗师以多种感觉、示范动作的方式将要做的活动呈现在患者眼前，有助于患者提高集中注意力的能力。如在日常生活活动训练时，一边让患者看到治疗师的示范动作，一边讲解多种要领，引起患者视觉和听觉共同协调，加强注意。

3.奖赏法 在训练的过程中，治疗师用语言称赞或其他强化刺激，一旦期望的注意反应出现，就立即给予患者奖励，增加期望的注意行为出现的频率和持续的时间。临床治疗中常采取"代币法"，是一种正强化的形式，如兑换券等。患者每次操作正确，给予一代币奖励，达到一定数量后，可以去兑换所需物品或自己喜欢的物品。也可以选择语言夸赞或其他形式。

4.电话交谈 因在电话中交谈比面对面谈话更易使患者集中注意力，治疗师可采用电话分机与患者分别在两室进行交谈，也可鼓励患者与自己的家属、朋友打电话聊天。

（二）以认知技术为基础的训练

1. 猜测游戏　治疗师取 2 个透明杯和 1 个乒乓球，在患者的注视下将 1 个杯子倒扣在乒乓球上，让患者指出哪个杯子里有乒乓球，反复数次；无误后可增加难度，把透明杯换成不透明杯，方法同前；成功后可改成 3 个或多个不透明杯和 1 个乒乓球或其他小物品，移动杯子后再问，方法同前。

2. 删除作业　治疗师在 16 开白纸中写几个大写的汉语拼音字母，让患者用笔删除指定的字母；改变字母顺序和规定删除的字母后，反复进行数次。成功后改用两行更小的字母，以同样的方式反复进行数次。后续根据患者的病情，难度升级，改为纸上印有大写字母和小写字母、3 行或更多行字母，再让患者删除指定的字母，反复数次。

3. 时间感训练　治疗师给患者一只秒表，让他按指令启动并 10 秒内自己按停，将时间逐渐延长至 1 分钟。当误差小于 1 ～ 2 秒时，改为不让患者看表启动，患者自己心算到 10 秒时停止，随后延长至 1 分钟停止。当每 10 秒中误差不超过 1.5 秒时，改为一边与患者讲话，一边让患者进行上述训练，要求患者尽量不受治疗师的影响。

4. 数目顺序训练　让患者按顺序写出或说出 0 ～ 10 之间的数字，或给患者 11 张印有 0 ～ 10 数字的卡片，让患者按顺序排好；若成功后，可增加难度，增加数字的跨度或改用奇数、偶数的规律排顺序，可由治疗师指定数字的起点，反复数次，还可以训练加减、乘除法来增加难度。

（三）分类训练

为了提高患者不同程度的注意力，分类训练多以纸笔形式进行训练，可分为连续性、选择性、交替性及分别性的注意障碍训练。

1. 连续性注意障碍训练

（1）删除作业、连线作业。

（2）数秒数：一边数数，一边看着秒表的走动，1 秒数 1 下。

（3）数字顺背或倒背训练：治疗师以 1 秒 1 个数的速度读出数字，患者进行复述，反复练习，逐渐增加难度（图 4-5）。

```
6-1
4-8-1
5-3-2
8-4-3-9
6-7-2-8
8-1-5-9-4
9-6-1-4-7
7-1-9-2-5-4
2-4-5-8-3-9
3-9-2-5-1-6-7
7-2-8-3-5-1-6
```

图 4-5　数字顺背或倒背

（4）听觉引起的连续性注意：如听音乐进行击鼓传花等活动。

（5）连续减 7 训练：治疗师提问患者"100-7 ＝ ？""再减 7 ＝ ？""再减 7 ＝ ？"，根据患者回答情况判断何时停止。

2. 选择性注意障碍训练

（1）听认字母：听到指定字母就敲一下桌子。

（2）声辨认：治疗师播放一段有背景噪声的音乐，如喇叭声、鸟叫声、汽车鸣笛声，描述指定声音的特点或出现的次数。

（3）"找不同"游戏：治疗师拿出两张相似的照片或图片，让患者找出两张照片或图片中的不同之处。

（4）"连连看"游戏：要求患者在规定时间内将相同的图案连接起来。

3. 交替性注意障碍训练

（1）删除作业：治疗师随机给出一组数字，让患者删除偶数，数秒后再删除奇数，数秒后再次改变命令删除偶数，反复改变指令，直至完成作业（图4-6）。

```
56363981293481258949127438656721987842589491 2
74386524362589498125894912767181258949127438 6
5681293427438512585481258949127438612589491 27
438656894912743865672198784272198712589491 274 ↵
```

图4-6　删除作业

（2）卡片分类训练：准备颜色、形状、数字不同的卡片，先让患者按颜色分类，一段时间后改为按形状分类，再改为按数字大小分类，治疗过程中要求患者快速、准确切换。

（3）红绿灯游戏：患者扮演行人，治疗师说"绿灯"时患者向前走，说"红灯"时要快速停下并做深蹲动作，说"黄灯"时则单脚站立，不同指令反复切换。

4. 分别性注意障碍训练

（1）听写：听写字母、汉字或短文。

（2）分散注意力：一边聊天，一边进行拼图或下棋等作业活动。

（3）双手协调训练：让患者双手同时进行不同动作，如左手画圆，右手画方形，或进行双手交替拍球等活动。

（4）多人桌游训练：如三国杀、狼人杀等多人桌游中，患者需要同时关注自己的角色任务、其他玩家的发言和行为、游戏的进程和规则等多个方面。

四、注意事项

1. 注意障碍训练前要全面评估患者的注意障碍类型、程度，以及相关因素如年龄、基础疾病、认知水平等，制定个性化的训练方案。

2. 训练环境应安静、整洁、光线适宜，减少无关干扰。也可适当调整环境，如进行干扰训练时可适当增加背景噪声等干扰因素。

3. 训练难度要循序渐进，从简单任务开始，让患者建立自信和成就感，再逐渐增加难度和复杂度，避免难度过高使患者产生挫败感而失去信心。

4. 注意训练时长和休息时间，避免患者疲劳。一般训练20～30分钟后应安排休息5～10分钟，过度训练反而影响训练效果。

5. 训练中要及时给予患者正面反馈和鼓励，肯定其进步和努力，增强其训练的积极性和主动性。发现问题要及时调整训练方法和策略。

考点与重点　注意障碍的评定与治疗方法

第三节　记忆障碍的作业治疗

一、记 忆 分 类

记忆是一种动态过程，是大脑对经验信息进行编码、存储并按需提取的能力，包括编码、储存和提取的过程。

（一）按记忆编码方式和贮存时间分类

1. 瞬时记忆（感觉记忆）　是个体通过感官接收外界信息后，在极短时间内（通常以毫秒至数秒为单位）形成的初始记忆阶段，具有容量大、保留时间短暂、未经注意或处理便迅速消失的特点，是后续短时记忆的基础，只有注意到的内容才会转到短时记忆。

2. 短时记忆　是个体对当前接收的信息进行暂时存储和处理的记忆阶段，持续时间约数秒至1分钟，不进行加工就会衰退遗忘。

3. 长时记忆　是大脑对信息经深度加工后长期存储（数分钟至终身）、容量几乎无限的记忆系统，以语义编码为主，分为外显记忆和内隐记忆，通过巩固形成并支持知识经验的积累与提取。一般指信息储存在1分钟以上，最长可以保持终生的记忆。

（二）按记忆内容分类

1. 形象记忆　对感知过的事物的具体形象（如感官信息）进行存储和再现的外显记忆，依赖感官体验编码，具有直观性和形象性，是对客观事物感性特征的直接反映及高级记忆形式的基础。它可以帮助人们记住事物的具体形象，包括事物的大小、形状颜色、声音以及物体的活动变化等。

2. 情景记忆　对亲身经历的特定事件（如时间、地点、人物及相关情境细节）的记忆，具有自传体性质，存储内容包含事件发生的具体场景、情感体验和时间顺序等信息。

3. 情绪记忆　对与特定情感体验相关的事件、情境或经历的记忆，其核心是对当时情绪（如快乐、悲伤、恐惧等）的性质、强度及相关生理反应的存储与再现，情绪记忆往往比较持久，很难忘却。

4. 语义记忆　又称语词逻辑记忆，存储内容具有抽象性和概括性，如对语言、数学公式、历史事件、自然规律等的理解和记忆。

5. 运动记忆　又称操作记忆，是个体对身体运动、动作技能及其协调方式的记忆，属于内隐记忆的一种类型。它通过反复练习形成，存储内容包括躯体运动的程序、节奏、力度等细节，以及完成特定动作所需的肌肉协调和神经控制模式。

记忆障碍是因大脑对信息的编码、存储、保留或提取功能出现异常，导致记忆能力减退、紊乱或丧失的状况，表现为遗忘、记忆错误或难以回忆。可能由多种原因引起，包括病理生理性的、情境性的，且可能是永久性或暂时性的。

二、作 业 评 定

（一）韦氏记忆量表

具有良好的信度和效度，测试时间较长，对测试者要求较高，需要专业人员进行操作。包括10个分测验，应用广泛，主要用于评估各种神经系统疾病、精神疾病等患者的记忆功能。

（二）记忆单项能力测定

比较实用，患者可以自评，也可由治疗师人员进行评测。缺点是不够简易，且低于60分的记忆障碍很难评定准确。

（三）里弗米德行为记忆测验（Rivermead behavioral memory test）

是一种常用的神经心理学评估工具，由专业人员按照标准程序进行评测，整个测评时长约 60 分钟。

1. 记姓名　让患者记住评估者或其他人的姓名。

2. 记所藏物品　将一个小物品藏在房间某个地方，一段时间后让患者回忆物品位置。

3. 记预约　告知患者一个预约相关信息，如时间、事件等，过段时间询问患者预约内容。

4. 图片再认　给患者呈现一组图片，之后混入其他图片，让患者识别之前看过的图片。

5. 故事回忆　给患者讲述一个故事，立即或延迟一段时间后让患者复述故事内容。

6. 定向和日期　询问患者当前的时间、地点等定向信息以及具体日期。

7. 路线回忆　带患者走一段简单路线，即时或延迟后让患者回忆并描述路线或按路线返回。

8. 信件回忆　给患者一封信或相关信息，让患者记住并在合适时间做出相应行为，如把信放到指定地点。

以上评估满分 12 分，正常人 9～12 分，脑损失患者至少有 3 项不能完成，总分为 0～9 分。

（四）临床记忆量表

包括指向记忆、联想学习、图像自由回忆、无意义图形再认、人像特点回忆等 5 个分测验，适用于成年人和老年人，可对记忆进行全面评估，鉴别不同类型的记忆障碍。

三、作 业 治 疗

（一）外部记忆策略

1. 记忆辅助用具　是借助一些外部工具来辅助记忆的方式，常用的有日记本、备忘录、时间表、日程表、地图、照片、手表及各种电子辅助用具等。

（1）日记本：适用于有一定阅读能力的患者，要求随身携带，放置地点要固定。可记录自己要做的事情，也可帮助患者记住过往的事情。

（2）备忘录：最好是一周制作一本，训练并要求患者养成每日必翻备忘录的习惯，方便查找要做的事。

（3）时间表或日程表：治疗师和患者可以一起拟出每日要做的规律性活动，制成一张大而醒目的时间表，贴到患者可见的地方；或在日程表上，标出已经完成的活动，让患者佩戴一只能定时发出信号的电子表，教会患者什么时间该做什么事情。

（4）地图：用大的地图、大的数字、大的箭头和鲜明的标志标出经常去的地方和路线图。

（5）照片：在照片的背面写上相关人员的名字和事件以及日期，便于患者进行回忆。

（6）手表等电子辅助工具：定好时间进行报时，以便于提醒患者什么时间该做什么事情。定位功能可以帮助患者在外出时确定位置和方向，防止走失。

2. 环境适应法

（1）调整患者的生活环境：如将常用物品放在固定位置，房间内设有明显的标识，帮助患者更好地识别和记忆。

（2）减少环境中的干扰：如避免过多杂物堆积，简化环境，保持恒定颜色区分，突出要记住的事物。

（3）避免常用物品遗失：如把眼镜用绳子挂在脖子上，手机、电子助记产品挂在腰上。

（二）内部记忆策略

通过挖掘大脑功能和利用大脑机制来提高记忆效果的方法。

1. 无错性学习　是一种在学习过程中尽量减少或避免错误发生的学习方法。让学习者一开始就建立正确的认知和行为模式，避免因接触错误信息或进行错误尝试而形成错误的习惯或观念。治疗时出现错误，要及时反馈，一定要纠正患者的错误，正向强化。

2. 助记术

（1）首词记忆法：通过提取每个句子或段落的第一词，形成容易记忆的顺口溜等帮助记忆的方法。如把"天天练习，不要偷懒，做作业勤快，美好的结果将会到来"四句话的第一个词提取出来，就编成"天不作美"一句容易记住的话语。

（2）编故事记忆法：将需要记忆的信息，按照自己的习惯和喜好编成一个连贯且简单的故事，在故事中加入一些细节，使其更加生动和易于记忆。

（3）联想法：属于视形象记忆。当试图回忆一件事或一事物时，即想到有关的信息，或将新学的信息联系到已存在和熟悉的记忆中，在大脑里生成一个印象有助于记住，通过联想可加强记忆。

（4）图像法：将要学习和记忆的信息转换成生动、具体的图像或画面来增强记忆。如将人名与外貌特征结合起来，"张山峰"联想为对方头顶有三座小山。

（5）背诵：是一种通过反复朗读、记忆和复述掌握知识的方法。这种方法要结合个人特定情况灵活运用，关键在于理解内容、分段记忆、多感官联动、定期复习。

（6）PQRST法：是一种有效的阅读学习方法，包括预习（previewing）、提问（questioning）、阅读（reading）、陈述（stating）、测试（testing）5个步骤。

四、注 意 事 项

1. 治疗师在治疗前需要进行专业评估，明确患者记忆障碍的病因，不同病因导致的记忆障碍特点和恢复潜力不同，训练时要区别对待。

2. 训练内容从简单到复杂逐步增加难度，让患者有适应的过程，避免因难度过高产生挫败感，而影响训练积极性和信心。

3. 充分利用视觉、听觉、触觉等多种感官渠道进行信息输入，如让患者看图片、听故事、触摸物品等，增强记忆效果。

4. 合理安排训练时间和休息时间，一般每次训练30～45分钟为宜，避免患者疲劳，影响训练效果和记忆功能恢复。

5. 训练环境应保持安静，噪声不超过40分贝，温度控制在22～25℃，湿度40%～60%，让患者能够集中注意力，减少干扰因素对记忆的影响。

6. 与患者建立良好信任关系，多鼓励支持，帮助其树立战胜疾病的信心，积极主动参与训练；向家属讲解记忆训练的方法和注意事项，让家属参与训练过程，在日常生活中协助患者巩固训练成果。

考点与重点　记忆障碍的评定与记忆障碍训练

第四节　失认症的作业治疗

失认症是一种由脑损伤引起的神经心理障碍，患者无法通过正常运作的感官识别或理解熟悉物体、人物或环境的信息。

常见的失认症有视觉失认、听觉失认、触觉失认等。①视觉失认：在没有语言障碍、智力障碍等情况下，不能通过视觉认识原来所熟悉物品的形状和名称，包括视物品失认、面容失认及颜色失认。②听觉失认：没有听力下降或丧失，能判断声音的存在，但不能识别和理解原本熟悉的声音的意义。③触觉失认：触觉、温度觉、本体感觉及注意力均正常，却不能通过触摸识别原已熟悉的物品，不能说出物品的名称，也不能说明和演示物品的功能、用途等。④单侧忽略：又叫单侧空间忽略、单侧空间失认，是指对来自损伤半球对侧的刺激无反应，主要以视觉形式表现，也可以表现在近体空间的触觉及空间表象上。单侧忽略与同向性偏盲有本质上的区别，前者属于知觉障碍，后者属于感觉障碍；可通过能不能主动转头区分二者，同向性偏盲会主动转头。

一、视　觉　失　认

视觉失认是指患者在视觉通路正常的情况下，无法识别或理解视觉信息。这种障碍通常与大脑特定区域的损伤有关，尤其是枕叶和颞叶。

（一）物品失认

指患者在视觉感知正常的情况下，不能通过视觉识别物品的名称、用途等，而其他感觉通道（如触觉、听觉）可识别该物品。

1. 物品失认的评定

（1）物品命名测试：呈现一系列常见物品图片或实物，让患者说出名称，记录正确回答数量。

（2）物品配对测试：给患者别针、钥匙、钢笔等各2个，混在一起后，让患者把相同物品进行配对。

（3）物品用途测试：给患者展示常见物品，询问其用途，观察患者能否正确回答或做出使用动作。

（4）物品分类测试：给患者提供多种物品，要求患者按一定标准分类，观察分类是否正确。

2. 物品失认的作业治疗

（1）重复识别训练：反复向患者呈现同一物品，同时告知名称、用途等信息，强化记忆。

（2）特征训练：引导患者观察物品关键特征，如手机的按键、屏幕形状等，加强对物品的识别。

（3）功能关联训练：将物品与相关动作或场景联系，如看到牙刷就联想刷牙动作和场景。

（4）环境改造：在家中物品上贴标签、使用颜色鲜艳的物品，提供视觉提示。

（二）颜色失认

指患者虽然视网膜和视觉通路功能正常，但不能正确感知和识别颜色，无法对不同颜色进行命名、匹配或区分。

1. 颜色失认的评定

（1）颜色命名测试：依次展示标准色卡，让患者说出颜色名称，记录回答的准确率。

（2）颜色匹配测试：给患者一些不同颜色的卡片和物品，要求将颜色相同的卡片和物品进行匹配，记录正确匹配的数量。

（3）颜色分类测试：提供多种颜色的物体或色卡，让患者按照红、黄、蓝等基本颜色或暖色调、冷色调等进行分类，观察分类情况。

2. 颜色失认的作业治疗

（1）颜色认知训练：通过反复展示颜色并告知名称、进行颜色知识讲解等方式，强化患者对颜色的认知。

（2）颜色匹配训练：让患者进行颜色卡片与实物、颜色卡片之间的匹配练习，从简单到复杂逐步提高难度。

（3）视觉刺激训练：利用彩色图片、视频等进行视觉刺激，提高患者对颜色的感知能力，如观看色彩丰富的自然纪录片。

（4）生活场景训练：在日常生活场景中，如吃饭、穿衣时，强化对颜色的识别，如让患者挑选红色的餐具等。

（三）面容失认

指在没有视觉障碍或智力缺陷的情况下，无法识别熟悉的面孔，包括家人、朋友或自己的面孔，但能通过声音、发型、衣着等其他特征认出对方。

1. 面容失认的评定

展示患者所熟悉的人的照片，让患者指出相应的称谓和名字。

2. 面容失认的作业治疗

（1）记忆训练：帮助患者建立面孔与身份信息的联系，通过反复呈现面孔并同时告知相关身份信息，强化记忆。

（2）面孔感知训练：使用图片、视频等进行面孔感知训练，如让患者观察不同角度、表情的面孔图片，描述面部特征，提高对面孔的感知能力。

（3）代偿策略训练：教会患者利用面部以外的特征来识别他人，如重点关注发型、服饰、体型等特征，也可通过声音、步态等线索辅助识别。

（4）虚拟现实训练：利用虚拟现实技术创建各种社交场景，让患者在虚拟环境中进行面孔识别训练，提高在实际生活中的应用能力。

二、听 觉 失 认

听觉失认是个体听觉器官功能正常，但无法通过听觉识别或理解声音意义的现象。其核心特征是听觉感知输入完整，却丧失对声音（如语言、环境音、音乐等）的认知能力，表现为无法辨别或解释声音的含义，而非听力本身的损伤。

（一）听觉失认的评定

1. 声音配对。

2. 在声源物的图片中找答案。

3. 听音乐跟唱。

（二）听觉失认的作业治疗

1. 声音特征辨别　选择不同频率、强度、音色的声音，如高音和低音、大声和小声、男声和女声等，让患者进行辨别。可通过播放音频，每次播放两种声音，让患者指出声音的不同之处。

2. 环境音辨别　播放各种环境声音，如风声、雨声、汽车声等，让患者说出听到的声音是什么，也可将多种环境音混合播放，让患者分辨其中包含哪些声音。

3. 听觉记忆训练　播放一组简单的声音序列，如"嘀嗒、叮当、嗡嗡"，让患者在声音播放结束后，按顺序重复，或用相应的物品模仿所听到声音的序列。随着训练进展，增加声音序列的长度和复杂性，如加入更多不同的声音元素或延长声音的持续时间，提高患者的听觉记忆能力。

4. 听觉理解训练　治疗师发出简单的指令，如"把红色的球拿起来""打开窗户"等，让患者根据听到的指令进行动作。逐渐增加指令的复杂性，如包含多个步骤或条件的指令。

5. 电话使用训练　模拟打电话场景，让患者练习接听电话、拨打电话号码，通过听对方的声音进行交流，提高在实际生活中对听觉信息的应用能力。

三、触 觉 失 认

触觉失认是指患者在触觉功能正常的情况下，不能通过触摸来识别物体的形状、大小、质地等触觉特征，因而无法正确认知物体，分为质地觉失认、形态觉失认、实体觉失认。

（一）触觉失认的评定

1. 质地觉评定　给出不同原材料制成形状、大小、薄厚相同的布料，让患者闭目触摸。

2. 形态觉评定　给出不同形状的木块，让患者闭目触摸。如三角形、圆形、方形等。

3. 实体觉评定　给出形状、大小、质地各不相同的几种物品，让患者闭目触摸后说出名称，如钢笔、曲别针、硬币等。

（二）触觉失认的作业治疗

1. 辨识训练　反复用手触摸辨识不同质地的材料，如砂纸、棉布、丝绸、毛巾等，先睁眼后闭眼。

2. 感觉刺激　先用粗糙物品沿患者手指向指尖移动，待患者有感觉后用同样的方法反复进行刺激，令其建立起稳定的感觉输入。

3. 功能性活动训练　穿衣训练时，选择不同材质、款式的衣服，让患者在闭眼或不看的情况下进行穿衣练习，感受衣服的质地、纽扣或拉链的位置等，提高对衣物的触觉认知和穿衣能力。

4. 代偿策略　鼓励患者通过视觉信息弥补触觉识别的不足；在物体上添加标签或标记，帮助患者识别。

四、单侧忽略

单侧忽略是指患者对来自大脑损伤对侧的刺激无反应或不能报告，而并非由于感觉或运动障碍所致。表现为对一侧的事物或身体部位的感知、注意、认知等方面出现障碍，患者似乎"忽略"了身体的一侧或该侧的空间环境。

（一）单侧忽略的评定

1. 二等分线段测试　在一张纸的中央画一条长 20cm 的水平直线，令患者目测找出线段的中点，测量左右两侧线段的长度，计算偏离百分数。

2. Albert 线段划消测试　一张纸上有随机排列的 40 条长度一样的线段（图 4-7），要求患者全部划掉。单侧忽略的患者通常会遗漏一侧的线段。

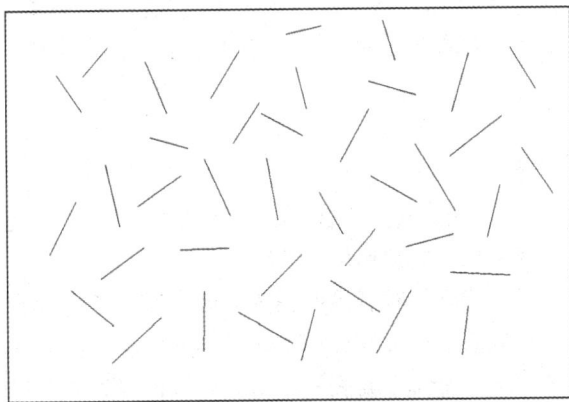

图 4-7　Albert 划消测试

3. 二等分测试　在一张纸的中央画出 20 条长度不一样的直线（图 4-8），让患者目测找中点。

4. 自由画测试　选择大致对称的图形让患者画出，如钟表、房子（图 4-9）等。

5. 临摹测试　让患者临摹出大致对称的图形，如花、人体、房子（图 4-10）。若临摹时出现笔画遗漏为阳性。

图 4-8　二等分测试

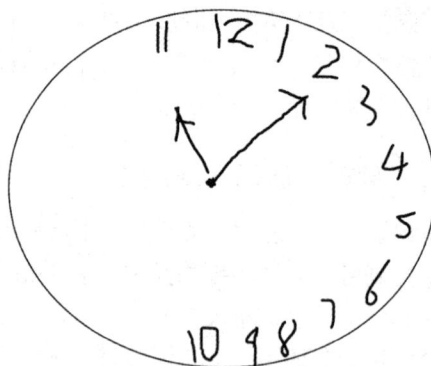

图 4-9　自由画测试

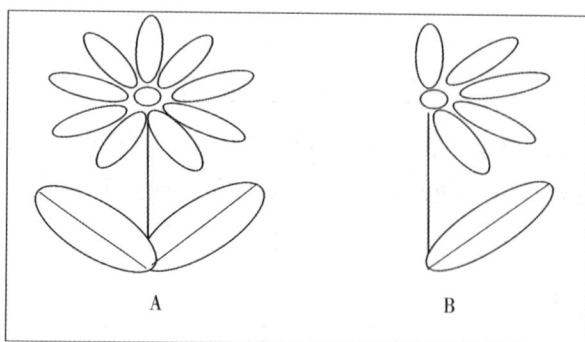

图 4-10　临摹测试

A. 原图；B. 左侧忽略者

6. 阅读测试　给患者一段简短的文字，让其读出来。读漏字者判断为阳性。

7. 字体测试　给患者左右对称的 10 个汉字，令患者读出或抄写，若有遗漏笔画或偏旁者为阳性。

8. 日常行为观察　观察患者在穿衣、进食、梳洗等日常活动中是否忽略一侧，如进食只吃盘中半边的菜、梳头仅梳半边等。

（二）单侧忽略的作业治疗

1. 感觉刺激　通过触摸、拍打、振动等方式刺激忽略侧的身体部位，增加忽略侧的感觉输入；主动或被动活动忽略侧肢体，或用健手摩擦其忽略侧手。

2. 视觉扫描　训练患者对忽略侧进行有意识的扫描，如面对镜子自画像、梳洗等。

3. 跨中线活动　用患侧上肢或双手交叉进行跨中线的作业活动，如插件等。

4. 患侧单眼遮盖　用纱布或眼罩遮盖忽略侧的眼睛，可以提高患者对忽略侧的注意。

5. ADL 训练　利用姿势镜进行坐位、站位、转移、驱动轮椅及步行等训练；针对患者在进食、穿衣、梳洗等日常活动中出现的忽略问题进行训练与指导；保持正确坐姿，纠正躯干向患侧或后方倾斜。

6. 环境改造　将患者经常使用的物品（水杯、手机等）放置在忽略侧，增加患者对忽略侧的关注和使用；在忽略侧设置明显的视觉提示物（颜色标记、箭头等），提醒患者注意；站在患者忽略侧与其讲话。

五、注 意 事 项

1. 治疗前应进行全面评估，确认失认症的类型、严重程度、基础疾病、认知水平等，以制定个性化方案。

2. 训练环境应安静、整洁、光线适宜，减少干扰。可根据失认类型布置，如视觉失认训练时多放置色彩鲜明物体，听觉失认训练时注重声音设备和隔音效果。

3. 训练强度要适中，初始不宜过大，以免患者疲劳或产生抗拒心理，可逐渐增加。如每天进行3～4次，每次训练30～40分钟。频率应保持规律，每周3～5天，利于形成学习记忆。

4. 训练方法要多样化且有趣味性，如利用游戏、拼图等进行认知训练，避免枯燥。还可结合代偿策略，如视觉失认患者可通过触觉辅助识别物体。

5. 家属要参与治疗过程，学习护理和训练方法，在家中持续给予患者支持和监督，营造关爱氛围，增强患者康复信心。

考点与重点 单侧忽略的评定方法与作业治疗

链接

虚拟现实技术

虚拟现实技术（virtual reality，VR）是一种通过计算机模拟生成的三维虚拟环境，用户可以通过特定设备（如头戴显示器、手柄等）与之交互，产生身临其境的沉浸感。VR技术结合了计算机图形学、传感器技术、人机交互等多个领域，广泛应用于娱乐、教育、医疗、军事等领域。它的核心特点包括沉浸感、交互性、想象力。

关键技术包括如下几种。①动态环境建模技术：对虚拟世界中的物体、场景等进行建模，使其具有真实的外观和物理特性；②人机交互技术：实现用户与虚拟世界之间的自然交互，如手势识别、语音交互、体感交互等；③实时三维图形生成技术：快速生成高质量的三维图形，以保证虚拟世界的真实感和流畅度；④立体显示和传感器技术：通过特殊的显示设备和传感器，为用户提供沉浸式的视觉、听觉、触觉等体验。

第五节　失用症的作业治疗

患者在无运动障碍、感觉障碍及智力障碍等情况下，无法完成有目的、已习得的熟练动作（如挥手、刷牙、使用工具等），但能理解动作的意义并具备执行动作的基本运动能力。

临床上将失用症分为意念性失用、意念运动性失用、运动性失用、结构性失用、穿衣失用、步行失用、发音失用、口颜面失用等。

一、运动性失用

是指患者在无肢体瘫痪，无共济障碍等情况下，失去执行精巧、熟练动作的能力，不能完成精细动作，如写字、穿针、扣衣扣、弹琴等。

（一）临床表现

1. 常表现在一侧肢体的失用，以上肢为主。
2. 动作困难与动作的简单或复杂程度无关。
3. 动作笨拙，精细动作如系纽扣、系鞋带、写字时更容易出现问题。

（二）运动性失用的评定

1. 动作执行能力观察

（1）自发性动作：观察患者在自然状态下完成日常动作的能力（如穿衣、刷牙、梳头），注意动作是否笨拙、分解、错误或无法启动。

（2）指令性动作：要求患者执行特定动作（如"请用右手摸左耳""假装用钥匙开门"），观察能否按指令完成，是否存在动作顺序错误、姿势异常或动作幅度不当。

（3）工具使用测试：提供常见工具（如梳子、牙刷、铅笔），观察患者能否正确握持和使用，是否混淆工具用途（如用牙刷当梳子）。

2. 动作模仿能力评估

（1）简单动作模仿：检查者示范简单动作，如挥手、握拳、敬礼，要求患者模仿，观察是否能准确复制动作的空间和时间顺序。

（2）复杂动作模仿：如用手比划出"三角形""8"字，评估精细运动协调和肢体运动规划能力。

3. 标准化量表评估 Goodglass 失用测验，先让患者按指令完成以下动作，如不能完成，再模仿治疗师做动作；若仍不能完成，再提供实物。

（1）颜面部动作：咳嗽；鼻子用力吸气；吹火柴；鼓腮；用吸管吸饮料。

（2）肢体动作：再见；过来；手指放嘴唇上做嘘声；敬礼；停止；刷牙；剃胡须；钉钉子；锯木板；用螺丝刀。

（3）全身动作：拳击；打高尔夫球；正步走；铲雪；立正，向后转，再向后转，坐下。

（三）作业治疗

1. 动作分解与步骤简化 将复杂动作分解为简单步骤（如使用勺子：握住勺子→舀食物→送到嘴边），逐步指导患者完成；选择简单、熟悉的动作进行练习，逐步增加复杂性。

2. 精细运动训练 可进行如捏豆子、穿珠子等训练，先从较大的豆子、珠子开始，随着能力提升，逐渐减小物品尺寸。也可进行书写训练，从简单的线条、字母开始，逐渐过渡到书写单词、句子。

3. ADL 训练 如进食训练，先让患者练习使用勺子，再过渡到使用筷子；洗漱训练，包括刷牙、洗脸、洗手等动作，从简单的动作分解开始，逐步提高难度；根据患者的能力，安排一些简单的家务活动，如擦桌子、扫地等，先从局部小范围的动作开始，逐渐扩大到整个房间的清洁。

4. 环境改造 对患者的生活和工作环境进行改造，如在卫生间安装扶手，降低家具高度等，方便患者进行各种活动。

5. 反馈与强化 在训练过程中，及时给予患者反馈，让其了解自己的动作是否正确，如"你的手臂抬起的角度不够，需要再抬高一些"；对于患者能够完成的动作，给予适当的奖励，如口头表扬、小礼品等，激发患者的积极性和主动性。

二、意念运动性失用

患者能做日常简单的动作，但不能按指令完成复杂的随意动作和模仿动作，患者知道如何做，也可以讲出如何做，但自己不能完成。如令其指鼻，却摸耳朵；嘱其伸舌，却张口等。

（一）临床表现

1. 能正确口述动作，但执行困难，常感到手不听使唤。

2. 能在自然情况下完成动作，但不能完成指令性动作。

3. 自己知道执行动作中的错误，但无所适从。

4. 启动困难，不知所措。

5. 重复动作，无论给任何指令，患者均以相同动作执行，难以从一个动作转换到另外一个动作。

6. 难以准确模仿他人动作。

7. 将身体的一部分当物品使用。如刷牙动作，患者表现为用手指代替牙刷刷牙。

8. 动作的空间位置和时间顺序出现异常。

9. 执行动作中的错误，动作变形、动作简化等。

（二）意念运动性失用的评定

1. 无实物动作执行（象征性动作） 口头指令动作，让患者执行无需实物的动作，如"请用右手假装挥手道别""假装用钥匙开门（模拟转动钥匙的动作）"。

2. 模仿动作测试 检查者先示范动作（如拍手、比"OK"手势、挥手），让患者模仿。

3. 实物使用测试 提供真实物品（如牙刷、梳子、杯子、钥匙），让患者执行对应动作，如"请用牙刷刷牙"。

4. 序列动作与工具使用 要求患者完成多步骤动作（如"拿起杯子→喝水→放回桌面"），或使用工具（如用剪刀剪纸、用锤子钉钉子）。

5. 标准化量表评估 Goodglass 失用测验。

（三）作业治疗

1. 模仿训练 治疗师示范简单动作如握拳、伸指等，让患者模仿，从慢到快、从简单到稍复杂逐步进行。

2. 视觉提示训练 展示动作图片或视频，让患者按图或视频中的动作进行练习，如展示擦桌子动作图片，患者依图操作。

3. 分解练习 将复杂动作如穿衣分解为拿衣服、套头、伸袖子等步骤，逐个训练后再连贯练习。

4. 情境模拟训练 设置如做饭、打电话等生活场景，让患者在场景中完成相关动作，治疗师现场指导纠正。

5. 强化训练 鼓励患者在日常生活中主动多做失用相关动作，如自己开关门、上下楼梯等，增加动作练习频率；患者完成动作后，及时给予正确与否的反馈，可通过镜子让患者自己观察动作，配合治疗师讲解分析，促进动作改进。

三、意念性失用

患者失去执行复杂精巧动作和完成整个动作的观念，表现为动作混乱、前后顺序颠倒等。如擦火柴点烟动作，患者可出现用烟去擦火柴盒等错误动作；开门时不知怎么用钥匙。

（一）临床表现

1. 症状不局限在某侧肢体或个别上肢或下肢，多为两侧性的。动作错乱可表现在身体的各个部位。

2. 不能口述动作过程，但能模仿检查者动作，即动作计划是从外部呈现的。

3. 能正确完成简单动作，但不能制订动作计划，程序错乱。程序越复杂，进行越困难。

4. 组合动作部分省略。如刷牙时不挤牙膏，直接拿起牙刷刷牙。

5. 组合动作部分合并。如冲糖水时，患者表现为边取糖边做搅拌动作。

6. 执行动作不完整。如火腿肠未切断就往嘴里放。

7. 执行动作过于夸张。如令患者脱掉外衣，患者表现为将其他衣服也同时脱掉。

8. 动作有空间和反向错误。如搅拌糖时手上下动，拔插座时手向下按。

9. 做事时常表现为心不在焉。

10. 纠正错误动作时表现为无耐心。

（二）意念性失用的评定

1. 多步骤动作序列测试　模拟日常任务，要求患者执行需要明确逻辑顺序的动作，例如：
"请用桌子上的物品泡一杯茶：先拿杯子→取茶叶→倒入杯子→倒热水→搅拌→端起饮用。"或
"请演示穿衣服的过程：先穿衬衫→扣纽扣→穿裤子→系腰带→穿鞋"。

2. 工具使用与功能匹配　实物操作，提供真实工具（如螺丝刀、剪刀、锤子），要求患者完成对应
任务，如"请用螺丝刀拧紧螺丝（提供螺丝和螺丝刀）"。

3. 动作目的与逻辑解释　口头描述动作步骤，让患者说出完成某任务的步骤（如"如何准备早
餐"），观察是否能清晰列举顺序（如"先烧水煮面→再煎鸡蛋→最后装盘"）。

4. 单步骤动作对比　对比患者执行单步骤动作（如挥手、握手）与多步骤动作的表现：意念性失用
患者单步骤动作通常正常（与意念运动性失用不同），但多步骤任务显著受损。

5. 标准化量表评估　Goodglass 失用测验。

（三）作业治疗

1. 感觉刺激　患者在完成动作前或过程中，都给予触觉、本体觉和运动觉的刺激。

2. 单一动作训练　从简单的、单一步骤的动作开始训练，如让患者拿起杯子、打开瓶盖等，每次只
专注于一个动作，反复练习，强化动作的执行能力。

3. 动作排序训练　使用卡片或实物，将一系列简单动作按顺序排列，让患者按照正确顺序模仿操
作，如先将牙刷挤上牙膏，再进行刷牙动作，逐步提高对动作序列的理解能力和执行能力。

4. 模拟场景训练　设置与日常生活或工作相关的模拟场景，如模拟烹饪场景，让患者完成从准备食
材、使用厨具到烹饪食物的全过程，在实践中提高患者对复杂任务的计划和执行能力。

5. 角色扮演训练　通过角色扮演游戏，让患者扮演不同的角色，完成相应的任务，如扮演超市收银
员，完成扫码、收款、找零等工作，增强患者在不同情境下运用知识和技能完成任务的能力。

6. 口头提示　在患者进行任务时，给予适当的口头提示，提醒患者下一步该做什么，逐渐减少提示
的频率和强度，促进患者自主完成任务。

7. 环境调整　确保训练环境安静、整洁，减少无关的视觉、听觉干扰因素，让患者能够专注于任务
本身，降低因干扰导致的错误和混乱。

四、结构性失用

是涉及空间关系的结构性运用障碍，表现为缺乏对空间结构的认识，缺失排列和组合能力。如不能
搭建积木、不能正确绘制简单图形或不能组装简单物品等。

（一）临床表现

1. 临摹、绘制、构造二维和三维的图或模型有困难。
2. 不能将某些结构的物体各个成分连贯成一个整体。

（二）结构性失用的评定

1. 复制任务　让患者复制几何图形、拼图、搭积木、绘画等任务。

2. 实物搭建　让患者用火柴棒摆出指定图形（如正方形、三角形、五角星）。

3. 日常生活场景模拟　餐具摆放，给患者餐盘、刀叉、杯子，要求按用餐标准摆放（如叉子在左、
刀子在右、杯子在右上方）。

（三）作业治疗

1. 简单图形模仿 从简单图形开始，如让患者模仿画直线、正方形、圆形等，逐渐增加图形的复杂性，如三角形、菱形组合等，训练其空间感知和图形构建能力。

2. 积木搭建 先从 2～3 块积木的简单搭建开始，如搭建塔形，然后逐渐增加积木数量和搭建难度，如搭建房屋、桥梁等复杂结构。

3. 拼图训练 选择从 4～6 块的简单拼图开始，如动物拼图，随着能力提升，增加到 10 块以上甚至更复杂的场景拼图。

4. 日常生活活动训练 指导患者折叠不同类型的衣物，如 T 恤、裤子、外套等，先从简单的步骤开始，逐渐增加难度和复杂性；让患者在房间内进行简单的家具布置，如移动桌椅、摆放沙发等，根据房间空间和患者能力，提出不同的布置要求；安排患者参与烹饪中的结构性任务，如切菜、摆盘等，先从简单的形状切法开始，如将黄瓜切成片，然后尝试更复杂的形状，如将胡萝卜切成花形。

5. 环境调整 调整患者生活和工作环境，使其更具结构性和条理性，如在衣柜内设置不同的分区，贴上标签，帮助患者更方便地整理衣物。

6. 虚拟现实训练 利用虚拟现实技术，创建各种结构性活动场景，如装修房间、搭建模型等，让患者在虚拟环境中进行练习，提高其在真实环境中的能力；通过虚拟现实游戏，如虚拟积木搭建游戏、虚拟拼图游戏等，增加训练的趣味性和患者的参与度。

五、穿 衣 失 用

患者不能正确穿衣，穿衣时上下颠倒，正反及前后颠倒，纽扣扣错，将双下肢穿入同一条裤腿等。

（一）临床表现

穿衣时上下颠倒，正反及前后颠倒，纽扣扣错，将双下肢穿入同一条裤腿中等。

（二）穿衣失用的评定

1. 实际穿衣任务测试 让患者在自然状态下穿上或脱下不同类型的衣物，难度逐渐递增（由宽松套头衫到复杂衣物），观察患者穿戴顺序是否正确，细节处理是否正确。

2. 衣物—身体对应判断 展示衣物图片（如带袖子的上衣），问："哪部分应该套在胳膊上""领口应该放在哪里"观察患者能否正确指认。

3. 穿衣步骤排序 提供穿衣步骤的图片或文字描述（如"①套头、②穿袖子、③扣纽扣、④穿裤子"），让患者按正确顺序排列，评估是否理解多步骤逻辑。

（三）作业治疗

1. 衣物认知训练 将不同衣物放在患者面前，让其说出衣物名称、用途、穿着顺序等，加强对衣物的认知；进行简单的空间感知训练，如让患者指出身体的上下、前后部位，再对应到衣物上，理解衣服与身体的空间关系。

2. 分解动作训练 先让患者练习抓握衣物的动作，从容易抓握的毛巾开始；选择领口较大、柔软的衣物，让患者练习将头套入的动作，可先帮助患者将衣物撑开，降低难度；将手臂伸直，先从一侧袖子开始练习，让患者尝试将手臂穿入，再练习另一侧，可在袖子内放一个小玩具，增加趣味性；从大扣子、宽松的扣眼开始练习，先用手指引导患者将扣子对准扣眼，逐渐让患者自己完成，还可使用纽扣板进行强化训练。

3. 适应性训练 选择有明显前后标记或图案的衣物，或在衣物上缝制特殊标记，帮助患者区分前后。选择宽松、容易穿脱的衣物，降低穿衣难度。

4. 强化训练 模拟不同的穿衣场景，如外出、睡觉前等，让患者在情境中练习穿衣，提高实际应用能力；与家人或其他患者进行穿衣比赛，激发患者的积极性和主动性，提高穿衣速度和准确性。

六、注 意 事 项

1. 治疗师应根据患者失用症的类型、严重程度及个体差异，选择针对性的作业疗法，并适时调整治疗方案。

2. 训练强度要适中，避免过度疲劳影响康复效果甚至导致患者受伤；根据患者的恢复情况，合理安排训练频率，保证足够的训练时间。

3. 对家居环境进行适当改造，移除障碍物，确保通道宽敞；在卫生间、走廊等地方安装扶手，为患者提供安全的生活空间。

4. 家属要给予支持和协助，在家中帮助患者进行康复训练，提醒训练时间和内容，监督训练完成情况，及时给予肯定和奖励。

5. 患者要保持积极的心态，主动参与各种康复训练，按治疗师要求完成任务，定期复诊，反馈治疗效果和问题。

考点与重点 失用症的训练方法

第六节　空间关系辨认障碍的作业治疗

辨认障碍是指改变物品的颜色、大小、顺序和方位后，患者不能辨认出来。

一、辨认障碍的评定

1. 治疗师将外形相似的物品放在桌子上，让患者进行辨认，如钢笔、钥匙、硬币等。异常为辨认错误或拖时。

2. 治疗师将物品上下颠倒放置，让患者进行辨认。异常为辨认错误或拖时。

辨认障碍的作业治疗通常包括以下方式。①配对游戏：将不同形状的积木进行匹配训练；②分类游戏：将物品按功能进行分类；③感觉刺激：让患者触摸所有物品，增加感觉的输入；④利用几何物品，让患者感知物品在空间形状、位置的变化；⑤利用外形相似的物品，示范其物品的用途，强化识别该物品；⑥对于重要且易混淆的物品，应做好标记或粘贴标签以便识别；⑦将物品进行分类后放在相对固定的位置，便于辨认。

二、图形 - 背景分辨障碍

指患者不能从视觉上将图形与背景区分开，表现为不能从复杂的背景中分辨出特定的图形或物体。

（一）障碍评定

1. Ayres 图形 - 背景测试 1 分钟内不能在测试图中正确指出 3 个物品为异常。
2. 功能性测试 从白布上取出毛巾，从盘中拿起勺子，指出衣服上的扣子等。

（二）作业治疗

1. 图形识别训练 给患者呈现简单图形如圆形、方形等，让其从不同颜色或形状背景中指出目标图形；逐渐增加图形复杂度和背景干扰度，如在复杂花纹背景中找特定图形。

2. 物品分类训练 将不同物品混合放置，让患者根据颜色、形状等特征分类，如将红色物品、蓝色物品分开，或把圆形物品、方形物品归类，提高其对物品与周围环境的区分能力。

3. 日常生活场景训练 在模拟厨房场景中，让患者从餐具柜中拿取特定餐具，或在衣柜中找特定衣服；也可让患者在真实生活场景中进行购物、找座位等活动，提高在实际生活中区分图形与背景的能力。

4. 视觉感知训练 利用视觉感知训练软件，进行图形–背景分离的专项训练，如通过调整图片对比度、亮度等参数，让患者在不同视觉条件下识别图形。

5. 环境调整 简化患者生活和工作环境，减少不必要的装饰和杂物，如将房间墙壁颜色统一为素色，家具摆放整齐有序；为患者提供颜色对比鲜明的物品，如黑色杯子配白色托盘，便于患者区分。

三、空间关系辨认障碍

指患者不能辨认感知自己与物体、物体与物体之间的关系。

（一）障碍评定

1. 画钟测验 要求患者在空白表盘上画出指定时间的指针位置，考察其对圆形空间的布局、数字和指针的空间关系把握能力。

2. 完成点阵作业 在设有 36 个孔的木板上，按指定的位置插上小木棍。位置差错为异常。

（二）作业治疗

1. 空间定位训练 让患者将不同形状的积木放在有对应形状凹槽的模板上，或在纸上进行简单的图形填充，从简单到复杂，如先放正方形、再放三角形等，训练其对物体在空间中位置的判断。

2. 方向辨别训练 在房间内设置不同方向的箭头标志，让患者按箭头指示方向行走或移动肢体，还可让患者听指令判断上下、前后、左右等方向，如"把杯子放在书的左边"。

3. ADL 训练 选择有明显前后标记或不同颜色的衣服，让患者辨别前后穿衣服，还可在衣服上缝特殊标记，帮助患者识别领口、袖口等部位的空间位置；将餐具放在不同位置，让患者判断距离和位置并去拿取，如将筷子放在盘子左边或右边不同距离处，训练患者伸手拿取的准确性。

4. 拼图游戏 从简单的几块拼图开始，逐渐增加到十几块甚至更多，让患者通过拼图了解部分与整体的空间关系，如先拼简单的动物拼图，再拼复杂的风景拼图。

5. 环境改造 调整患者生活和工作环境，如在房间墙壁挂上明显的地图或空间布局图，在门口贴上大的房间号码或标志，帮助患者更好地识别空间位置。

6. 虚拟现实游戏 利用虚拟现实技术，让患者在虚拟环境中进行各种活动，如在虚拟房间里找物品，或在虚拟街道上行走辨别方向和位置，增强空间关系辨认能力。

四、地形方位辨认障碍

表现在地理关系上迷失方向，不能理解和记住地点之间的关系。如患者不能从治疗室顺利回到病房，不能从花园走回病房。

（一）障碍评定

1. 让患者画一个自己熟悉的地区图，并描述路径，不能画出者为异常。

2. 把患者领到某治疗室后，让他自己回病房，带领其多次走过后仍迷路者为异常。

（二）作业治疗

1. 方向感训练 在室内设置东南西北四个方向的标志，让患者根据指令面向不同方向，或指出某个物品在哪个方向。还可带患者到室外，利用太阳位置、建筑物朝向等自然线索，帮助其辨别方向。

2. 模拟训练 在治疗室设置模拟的商场、医院等场景，放置不同功能区域的标识，让患者从一个区域导航到另一个区域，如从"超市入口"找到"收银台"。

3. 虚拟现实治疗　利用虚拟现实技术模拟城市街道、公园等场景，让患者在虚拟环境中完成寻找目的地、选择正确路径等任务，可根据患者能力调整场景难度和任务复杂程度。

4. 环境改造　在家中重要位置如门口、走廊等设置方向标识，将常用物品放在固定位置并贴上标签，帮助患者建立空间记忆和方位感。

5. 辅助工具使用训练　教会患者使用手机导航等设备，输入目的地后跟随导航提示行走，了解如何根据导航的语音和图像提示调整方向和路线。

五、距离与深度辨认障碍

指患者判断距离和深度有困难。如倒水时不能准确判断水杯是否已满，坐下时坐不到椅子等。

（一）障碍评定

1. 让患者伸手取物　异常：伸手不够、过度或迟疑。

2. 向杯中倒水　异常：水溢出或倒在杯外。

（二）作业治疗

1. 距离与深度的辨认训练　反复练习上下楼梯、跨越障碍物等。把手放在固定位置，从指定位置抓取或放置物品。

2. 拼图与镶嵌作业　选择有不同层次和深度感的拼图或镶嵌玩具，让患者将碎片拼合或嵌入正确位置，在操作中感受物体之间的空间关系和深度差异。

3. 生活场景模拟训练　在模拟超市场景中，放置不同距离的商品，让患者根据清单挑选物品，过程中判断伸手的距离和货架的深度，如从货架深处拿取物品；让患者在模拟房间内摆放家具模型，考虑家具之间的距离、人与家具的活动空间等，合理规划空间布局。

4. 球类运动　进行抛接球游戏，如抛球给患者，让其根据球的飞行距离和高度判断接球时机和位置。也可打乒乓球、羽毛球等，在运动中锻炼对球与身体之间距离和深度的判断能力。

5. 虚拟现实训练　利用虚拟现实技术创建各种场景，如街道、公园等，让患者在虚拟环境中行走、观察和互动，判断物体的距离和深度，系统可记录患者的操作和判断数据，评估训练效果。

6. 计算机游戏训练　玩一些有空间感知要求的电脑游戏，如飞行模拟游戏、3D 冒险游戏等，在游戏中患者需根据屏幕上的图像判断距离和深度，做出相应操作。

六、注　意　事　项

1. 治疗师应根据患者具体的辨认障碍类型和程度制定个性化方案，定期对患者的康复情况进行评估，根据训练效果及时调整训练内容和难度，确保患者的适应性和训练的有效性。

2. 除视觉训练外，应结合听觉、触觉等其他感官信息进行训练。如在训练物体辨认时，让患者不仅看物体，还可以触摸、听与物体相关的声音，增强对物体的综合感知。

3. 尊重患者因辨认障碍产生的各种情绪和行为反应，理解他们在辨认事物时面临的困难和挫折，避免强行纠正或指责，维护患者的自尊心。

4. 给患者传达信息时，尽量简洁明了，避免同时呈现过多复杂的视觉或听觉信息，防止患者因信息处理困难而加重辨认障碍。

考点与重点　空间关系辨认障碍的评定方法

思 考 题

1. 简述认知障碍的分类。

2. 简述记忆障碍作业治疗中的外部策略。

3. 简述单侧忽略与偏盲的区别，以及单侧忽略的作业治疗。

本章数字资源

第五章　治疗性作业活动

📋 **案例**

患者，男，45 岁，钢琴教师。以"脑外伤术后，右侧手无力 3 个月"为主诉入院。患者于 3 个月前车祸致脑外伤，右侧上肢主要肌群肌力 4 级，右手的抓握功能下降，左手握力 44.0kg，右手握力 15.0kg。右侧拇指对指功能可，右手手指灵活性稍差，患者认知语言正常。现患者为了进一步恢复入院。

问题：1. 给患者进行治疗性作业活动时，应遵循哪些原则？

2. 患者可以选择哪些治疗性作业活动？

第一节　治疗性作业活动的分类与应用

治疗性作业活动是作业治疗的重要部分，是指通过具有针对性、经过治疗师精心选择的作业活动，预防功能障碍或残疾的加重、维持和提高患者的残存功能、提高患者的生活质量。

治疗性作业活动是作业治疗的核心。治疗性作业活动直接来源于生活、工作及休闲娱乐活动等，患者在反复实施和完成作业活动的过程中获得身体、心理、职业、社会方面的功能康复。治疗性作业活动是运用具体的作业形式进行康复训练。

一、分　类

治疗性作业活动主要分类有生产类作业活动、艺术类作业活动、手工艺类作业活动、体育类作业活动、游戏类作业活动、园艺类作业活动及其他治疗性作业活动。

二、应用原则

治疗性作业活动的种类繁多，这些活动是经过精心选择的、具有明确的目的性和针对性。选择作业活动时，既要符合患者的实际功能水平，也要兼顾患者的兴趣爱好，还要考虑周围环境。此外，应用时还应遵循以下原则。

1. 训练前交流　训练前治疗师要与患者交流，了解患者的基本信息，患者的职业特点、兴趣爱好、主要的功能障碍、患者的期许目标等，综合以上的信息，设法模拟或找出相近的工序进行训练。通过交流，使患者明白训练目标、训练前准备工作、训练的时间地点等，与患者一起制定近期康复目标。

2. 适宜的训练环境　作业活动和活动环境的契合十分重要，活动的训练场地要与其他治疗活动的场所分离，结合患者的职业特点配备相应的器具，尽可能模拟实际环境，从而激发患者参加活动的积极性。

3. 适宜的人际环境　在治疗性作业活动中，生产性作业活动对质量和标准的要求比较严格，因此，治疗师要营造相对应的活动氛围、合适的人际环境，以配合生产性活动的特性，力求最理想的疗效。训练过程中，家属在场的话，治疗师要教导家属配合。

4.配合康复阶段 在训练期间，治疗师应按照每位患者的诊断及康复阶段将所需的治疗融入活动中。例如，在脑卒中患者康复中，治疗师要依据神经发育及运动再学习原理，采用合适的分级训练模式，为患者设计活动要求并提供相应协助。

5.训练后交流 训练后与患者的交流也是很重要的环节。通过交流，治疗师了解患者在活动过程中的感受，协助患者体会自己的能力与进步，共同策划下一阶段的训练，及时调整治疗方案以适应患者的需要。

对治疗师而言，同一项作业活动，可以有不同方式的设计，从而达至不同的疗效，因此，对作业治疗师的专业技能有一定的要求。

三、治 疗 作 用

治疗性作业活动和日常生活类作业活动一样，也可以促进功能恢复、提高学习作业技能、增强生活能力、促进生活质量提高。但是相同的作业活动，采用不同的设计、不同的方式进行作业治疗，可以产生不同的疗效。其治疗作用主要体现在躯体功能、心理、职业、社会四个方面。

1.躯体功能方面 根据患者的躯体功能状况，选择适宜的治疗性作业活动，能够增强患者肌力和耐力、改善手指的灵活性、改善关节活动度、减轻疼痛、改善平衡和协调能力、促进感觉恢复、提高日常生活活动能力。

2.心理方面 治疗性作业活动能够调节患者情绪，消除抑郁，陶冶情操，振奋精神，改善患者心理状态，恢复或提高患者康复的信心。

3.职业能力方面 有针对性地选择与患者职业密切相关的治疗性作业活动，可提高患者的职业适应能力，增强患者再就业的信心。

4.提高社会适应能力 通过有目的和有针对性地进行集体作业活动，可改善患者的社会交往能力和人际关系，有利于患者重返社会。

考点与重点 治疗性作业活动的概念

第二节 生产类作业活动

生产性活动是指具有直接或间接价值的活动，包含受薪或义务的活动。其种类繁多，包含各行各业的活动。生产类作业活动是作业治疗的重要干预手段之一，通过模拟或实际参与生产性活动，帮助患者恢复身体功能、心理状态和社会参与能力。主要包括木工作业、金工作业、手工作业、制陶作业等。

一、木 工 作 业

木工作业是指使用木工工具和材料，进行切割、打磨、组装等操作，完成木制品的制作过程。治疗作用有改善上肢力量、手眼协调能力和精细动作技能；增强问题解决能力、计划能力和创造力；缓解压力、焦虑情绪，提升自信心和成就感。

（一）常用工具及材料

1.常用工具 锤子、锯子、锉刀、凿子、螺丝刀、砂纸、电钻、电锯、打磨机等（需根据患者能力选择）、卷尺、直角尺、水平仪等。

2.常用材料

（1）木材：松木、杉木、胶合板等（选择易于加工的材料）。

（2）连接件：钉子、螺丝、胶水等。

（3）装饰材料：油漆、清漆、贴纸等。

（二）代表性活动

1. 简单木制品制作　如制作木制书签、相框、小盒子等。适用于初学者或功能受限者。

2. 家具组装　如组装小板凳、小桌子、书架等。适用于有一定木工基础的患者。

在以上的活动中，最具有代表性的活动成分是锯木、刨削和钉钉子。

（三）活动分析

1. 锯木作业活动

（1）固定原木：使用夹具或支架固定原木，防止移动。

（2）测量标记：按需求测量并标记切割线。

（3）切割：沿标记线进行切割，用单手或双手持锯，利用肩肘关节的屈伸力量完成，注意控制力度和速度。

2. 刨削作业活动

（1）固定木材：使用夹具或工作台固定木材，防止移动。

（2）刨削加工：单手或双手持刨，利用躯干、肩肘关节屈伸的力量，沿木材纹理方向进行刨削，确保表面平整光滑。

3. 钉钉子作业活动分析

（1）定位标记：在需要固定的位置做好标记。

（2）固定材料：将需要固定的材料对齐并固定，防止移动。

（3）钉钉子：使用锤子时将钉子对准标记点，用锤子敲击钉子头部，直至固定。

（四）活动的选择和调整

1. 选择原则　根据患者的能力和兴趣选择合适的活动，例如锯木任务有直线切割、曲线切割等。确保任务难度适中，对于患者来说，既存在挑战，又不会感到挫败。

2. 调整工具　根据患者的能力选择合适的手锯或电锯。

3. 提供辅助工具　根据患者的具体情况，还可以选择辅助工具，如使用夹具固定木材，降低操作难度；加粗的手柄锤子和刨子，以便于抓握。

4. 位置的选择　例如钉钉子，不同方向的钉钉子可以锻炼患者不同的功能，分别训练肩关节的屈伸与内外旋、肘关节的屈伸、腕关节的屈伸、腕关节的尺偏等。

（五）注意事项

1. 安全性　确保活动环境安全，避免患者受伤。提供必要的防护设备（如手套、护目镜）。

2. 个体化　根据患者的具体情况设计活动，避免一刀切。循序渐进，从简单到复杂，逐步增加活动难度。

二、金 工 作 业

金工是金属工艺的简称，是指用金属材料制作物品的过程。金工制作过程中涉及捶打、敲击、拧转等活动，可以锻炼上肢的肌力、上肢的关节活动度、手的精细运动、双侧上肢的协调性等。由于该项职业要求稍高，近几年主要针对捶打和拧螺丝等个别环节进行训练。

（一）常用工具及材料

锤子、钳子、扳手、螺丝刀、剪刀、镊子、尺子、记号笔、金属材料、钉子、螺丝等。

（二）代表性作业活动

金工作业活动的种类很多，包括画线、锯削、刮削、钻孔、攻螺纹、拧螺丝、拧螺帽捶打、整理等。在作业治疗活动中常训练的是捶打、拧螺丝、拧螺帽。

（三）活动分析

1.捶打作业 一手固定台面，另一手准确地定位捶打。捶打的过程需要肩关节内旋、肘关节屈曲，利用腕关节屈曲或腕关节尺偏的力量进行捶打。相对于钉钉子而言，捶打活动强度要大一些，需要全身的力量。

2.拧螺丝、螺帽 对于拇指的对指功能要求较高，用拇指、中指、无名指配合进行旋转，或者通过抓握扳手或螺丝刀进行旋转。利用扳手旋转主要是通过腕关节的屈伸动作，利用螺丝刀时，通过前臂的旋前、旋后动作进行旋转。具体可根据患者的情况选择（图5-1）。

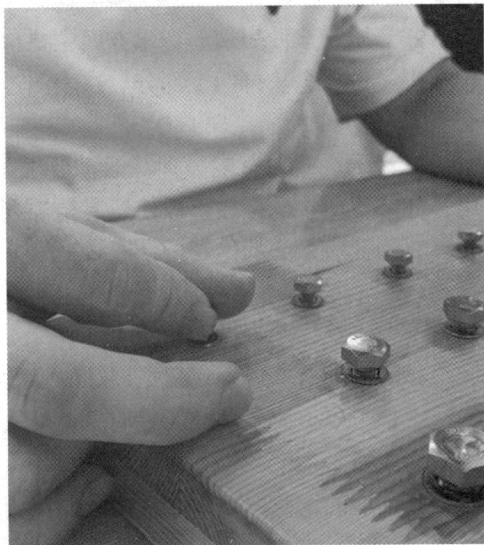

（四）活动的调整

1.辅助工具的选择 根据患者的具体情况，手抓握功能较差者可以选用加粗手柄的工具。

2.位置的调整 根据训练目的可以选择坐位或站位。

图5-1 拧螺丝

（五）注意事项

1.适用人群 该训练旨在模拟训练金工作业的整个流程。一般来说，有一定的职业技术要求，训练任务强度稍大，对上肢、手的精细活动要求比较高。因此该训练任务适用于有金工职业经历的功能障碍、上肢功能障碍较轻的患者。

2.安全防护问题 捶打过程中注意自身安全；接触锋利的金属工具或材料时要注意安全；捶打过程注意环境人员的安全。

考点与重点 生产类作业活动的适用人群及作用

第三节 艺术类作业活动

艺术类治疗性作业活动是指通过绘画、雕塑、音乐、舞蹈、戏剧等艺术形式，帮助个体表达情感、探索自我、缓解心理压力、改善认知功能或促进康复的治疗方法。适用于不同年龄段和不同健康状况的人群，包括心理健康问题、创伤康复、慢性疾病管理以及特殊教育等领域。主要包括音乐类作业、绘画类作业、书法类作业、舞蹈类作业等类型。

一、音　乐　作　业

音乐是一种有节奏的、旋律或和声的人声或乐器等配合所构成的艺术。戏曲是一门融合文学、音乐、舞蹈、美术为一体的综合艺术，舞台表演程式化，表演手段高度综合；经过长期发展，逐步形成了以"京剧、越剧、黄梅戏、评剧、豫剧"五大戏曲为核心的中华戏曲百花苑。

（一）常用工具

1. 管弦乐（文场） 胡琴、坠子琴、板胡等。

2. 打击乐（武场） 铜锣、大鼓等。

（二）代表性活动

1. 音乐、戏曲演奏 训练工具为各种乐器，吹唢呐可以提高呼吸功能、敲打乐器可以改善上肢关节活动度。

2. 音乐、戏曲表演 音乐方面主要包括演奏乐器、歌唱、指挥在内的多种艺术手段。戏曲表演主要包括唱、做、念、打四个部分。在表演过程中可以训练患者的呼吸、平衡协调等功能，还可以增进人际交流。

3. 音乐、戏曲鉴赏 训练活动要求不高，只要有视听器材就可以演奏，不同的戏曲具有不同的作用，如节奏明快的乐曲可以使患者精神兴奋，提高肌肉兴奋状态；节奏缓慢的乐曲可以使患者安静，同时具有降低肌张力的作用。

（三）活动的调整

1. 活动的选择 主要根据训练的目的和方式结合患者的兴趣爱好进行调整，手指功能灵活性差的患者选取打击乐，协调功能较差的患者可从简单、粗大的动作开始，呼吸功能稍差的患者可以先练习时间较短的曲目。

2. 环境的调整 戏曲欣赏要选择在相对独立和安静的环境下进行训练，环境对治疗很重要。

（四）注意事项

1. 注意卫生 吹奏乐器最好单独使用个人固定的乐器，如需公用则应在使用前进行消毒。

2. 个性化选择 根据患者的情况选取适合的乐曲进行功能训练。

二、绘画作业

绘画作业治疗活动是指通过绘画创作（如素描、水彩、油画等），帮助患者改善身体功能、心理状态和社会适应能力的治疗性活动。按绘画形式分类：素描、水彩画、油画、版画、数字绘画。按绘画主题分类：自由创作、主题创作、临摹练习。

（一）常用的工具及材料

1. 常用工具 各类画笔、调色板、画架、橡皮擦、刻刀和剪刀等。

2. 常用材料 各类颜料、画纸、画布、胶水、贴纸、画框等。

（二）代表性活动

绘画的种类多样，本节主要介绍素描、中国画、水粉画、沙画。使用画笔、调色板等工具需要精细动作控制。绘画的治疗作用：锻炼手指的精细动作，提高手眼协调，增强上肢力量，促进患者心理健康，提高患者的认知能力，增强患者的社会参与感。

1. 素描 是一种以单色线条来表现物体形态、结构和质感的绘画形式，是绘画艺术的基础。

2. 中国画 又称国画，是中国传统绘画艺术形式，具有悠久的历史和独特的审美特征。中国画用笔讲求粗细、疾徐、顿挫、方圆等变化，以表现物体的质感。从艺术的分科来看，可分为人物、山水、花鸟三大画科；从艺术手法上分为工笔、写意和兼工带写 3 种形式。

3.沙画　沙画是使用细沙在特定表面上（通常是背光的玻璃或透明塑料板）进行创作的艺术形式（图5-2）。可通过撒、抹、点、刮等手法，用沙子形成各种图案和场景，创造出瞬息万变的视觉效果。沙画按照形式可分为静态、动态和动画沙画3种。患者可运用沙画台进行沙画学习，可先练习手对沙的流量和力度控制，再练习基础的洒、抹、擦、划、漏、点、按、勾等基础手法，并有目的地尝试绘制简单的图形。

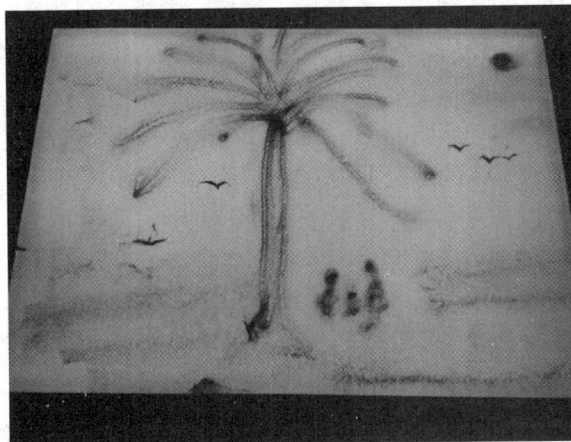

图5-2　沙画

（三）活动的调整

1.工具的调整　根据患者的具体情况进行工具调整，例如：不能抓握者可使用辅助器具将画笔固定在手上；手功能不佳者可加粗画笔的手持部分；不能很好固定画纸的患者，可通过镇尺来固定。

2.姿势和位置的调整　根据患者功能情况可在坐位、站立位下进行训练，也可通过调整画纸的位置来改变上肢的活动范围。

3.活动本身的调整　初学者可选素描；有一定基础者可选水彩画、水粉画；练习颜色识别能力，则可选水彩画、水粉画进行作业训练。

（四）注意事项

作业训练过程中注意所选的姿势和握笔姿势，避免出现长时间不良姿势。使用安全无污染的材料进行作业训练。

三、书 法 作 业

中国书法有着悠久的历史，是中华文化的重要组成部分。书法是以汉字为表现对象，以毛笔及各类硬笔为表现工具的线条造型艺术，现代书法包括硬笔书法、软笔书法、篆刻艺术三类。书法作业适用于肩、肘关节活动度、耐力训练，手的抓握能力训练，调节情绪等。

（一）常用工具及材料

文房四宝：笔、墨、纸、砚为书法的主要工具和材料，绘画主要工具有钢笔、圆珠笔、铅笔、粉笔、水粉画笔、木炭条等。

（二）代表性活动

书法、描红

（1）写字姿势：毛笔字的写字姿势一般有坐姿和站姿两种，写大字时以站姿为主，写小字时以坐姿为主，写钢笔时常用坐姿。

（2）毛笔执笔方法：毛笔执笔方法是指在使用毛笔进行书法或绘画时，正确握持笔的方法。常见的毛笔执笔方法：五指执笔法、三指执笔法（又称单钩法）、双钩法、握管法、悬腕法等，其中以五指执笔法最为常见，具体方法为①按：用大拇指指腹斜向后仰的部位贴住笔杆内侧，由内向外用力；②压：用示指第一节紧贴笔杆的外侧，由外向内用力；③钩：用中指第一节钩住笔杆的外侧，由外向内用力，加强示指的力量；④顶：用无名指指甲根部至第一节偏上部顶住笔杆右内侧，由右内向左外推，与钩的用力方向相对，用以加强大拇指的力量；⑤抵：用小指紧紧地抵住无名指，以增强无名指的力量。

（3）钢笔的执笔方法：一般采用三指执笔法，可用五个字概括：按、压、顶、抵、靠。具体要求是：右手执笔，大拇指、示指、中指分别从三个方向捏住离笔尖 3cm 左右的笔杆下端。示指稍向前，大拇指稍后，中指在内侧抵住笔杆，无名指和小指依次自然放在中指的下方并向手心弯曲。笔杆上端斜靠示指的指节近骨处，笔杆和纸面成 50° 左右。

（4）运腕方法：根据字体的大小，运腕方法主要包括平腕、枕腕、提腕、悬腕。写毛笔字时，腕部随着运笔的上提下按、轻重徐疾而做相应摆动的方法，又叫腕法。执笔在指，运笔则靠腕，运腕中保持中锋、开展笔势，充分调动全身力量。

（5）运笔方法：主要包括起笔、行笔、收笔三步，即笔尖从落纸起书写各种点画起止运行的规律，其基本要求是笔锋"欲左先右、欲右先左、欲上先下、欲下先上"。

（三）活动调整

1. 辅助工具的使用　手抓握能力较差的患者可以利用辅助器具将笔固定在手上；可以用镇尺固定纸张。

2. 位置的选择　根据患者的情况选择坐姿或站立位。

3. 活动本身的选择　患者根据自己兴趣主动参与，选择不同的画笔和画纸等。

（四）注意事项

注意循序渐进，避免患者出现过度疲劳。使用的工具和材料要及时整理和清洁。

四、舞 蹈 作 业

舞蹈是用身体来完成各种优雅或高难度动作的表演艺术，一般伴有音乐，以节奏性的动作为主要表现手段的艺术形式。在作业活动中常采用集体类作业活动，常见的如广场舞、民族舞等。

（一）常用工具

音响设备、灯光设备、服装、舞蹈相关道具等。

（二）代表性活动

1. 广场舞　广场舞是一种在中国非常流行的群体性体育活动，是居民自发地以健身为目的在广场、公园等开阔空间上进行的富有韵律的舞蹈，通常伴有高分贝、节奏感强的音乐节奏。具有集体性、随意性、自娱性、多样性的特点。

2. 民族舞　民族舞是指源自特定民族或地区，具有独特风格和文化内涵的传统舞蹈。受地域、宗教、文化、生理条件等因素影响，表演风格具有明显差异。其艺术特点为自由活泼、情节生动、具有民族特色，常见的有踢踏舞、泼水舞等。

（三）活动的调整

1. 活动的调整　根据训练目的和方式，结合患者的兴趣爱好选择相应的舞蹈，如训练肢体协调能力者可使用节奏感强的舞蹈；以训练患者心肺功能为目的者可选择舞蹈时长较长的音乐。

2. 活动工具的调整　根据患者的兴趣爱好以及特长选择长袖舞、踢踏舞、扇子舞等多种舞蹈形式。

3. 环境的调整　根据舞蹈表演的规模和类型，选取适宜的环境。

（四）注意事项

活动前做好热身，活动中注意休息，避免过度疲劳。舞蹈中避免出现难度过大的动作，注意保护颈部和腰部，根据患者的能力进行作业活动，确保患者的安全。

考点与重点　艺术类作业活动的适用人群及作用

第四节　手工艺类作业活动

　　手工艺类作业活动是通过手工制作和创造性活动促进心理、情感、认知和生理健康的治疗方法。利用编织、陶艺、泥塑、刺绣、纸艺等手工艺形式，帮助个体在动手创作的过程中表达情感、缓解压力、提升自我效能感，并改善身体功能和社交能力。

一、编织作业

　　是指通过使用钩针、织针、编织机等工具，将线材（如毛线、棉线、丝带等）编织成各种物品（如围巾、帽子、杯垫等）的治疗性活动。通过参与编织活动，帮助患者改善手指的精细活动、提高手眼协调能力、提升身体耐力、改善心理状态和社会参与能力。其特点是具有多样性、灵活性、实用性，成本低、易开展。

（一）常用工具及材料

1. 常用工具　不同型号钩针、织针、编织筐、剪刀、卷尺、缝针等。

2. 常用材料　毛线、棉线、丝带、绳子、装饰品、填充物等（图5-3）。

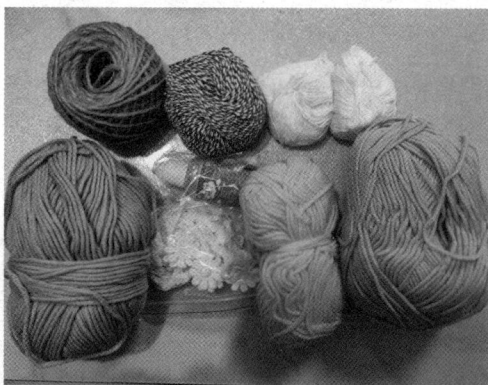

图5-3　部分编织材料

（二）代表性活动

　　按材料分类分为毛线编织、棉线编织、绳子编织、草编、竹编、藤编等，按工艺技法分为钩针编织、织针编织、编绳、蕾丝编织、织布、3D立体编织等。本节介绍绳编编织杯垫的活动。

（三）活动分析

1. 固定绳子 将环固定在桌面或工作台上，可以用螺钉或胶带固定，方便编织。

2. 开始编织 将绳子分成左右两部分，每部分有 2 根绳子（共 4 根绳子），使用平结进行编织。

（1）第一个平结：将左边的绳子从上方交叉到右边，形成一个"4"字形；将右边的绳子从下方穿过左边的环，拉紧。

（2）第二个平结：将右边的绳子从上方交叉到左边，形成一个反方向的"4"字形；将左边的绳子从下方穿过右边的环，拉紧。

3. 扩展编织 重复步骤 2，依次编织平结，逐渐扩大杯垫的直径。每编织一圈后，调整绳子的位置，确保编织均匀。

4. 收尾 编织到所需大小后（通常直径为 10～12 厘米），将绳子末端打结固定。剪去多余的绳子，保留 1～2 厘米的线头。

5. 整理杯垫 轻轻拉紧编织部分，确保杯垫平整。可以用胶水固定线头，防止松散（图 5-4）。

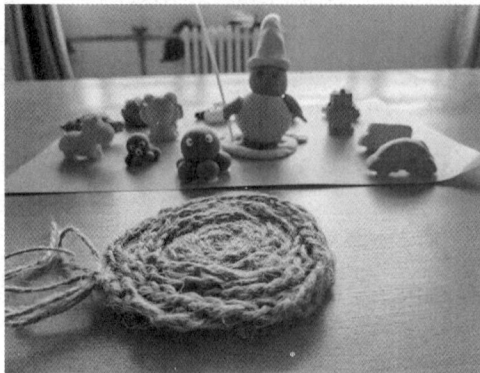

图 5-4 编织杯垫

（四）活动的调整

1. 材料的选择 根据患者手功能情况选择合适的材料，手功能较差者可以选择直径较粗的材料；为了增强手的肌力，可以选择藤编。

2. 体位的选择 根据患者的身体情况选择坐位或站位。

3. 工序的调整 根据患者的情况可以有针对性地选择其中一两个工序进行训练。

（五）注意事项

在制作过程中，使用剪刀、钩针要注意安全防护，草编或藤编要防止割伤。

二、十字绣作业

十字绣治疗性作业活动是指通过使用绣布、绣线和绣针，按照图案进行十字绣创作的治疗性活动。十字绣不仅是一种手工艺，也是一种有效的康复手段，可以提升患者的手指精细动作、手眼协调能力，还能够激发患者的创造力，提升自我价值感。

（一）常用的工具和材料

常用的工具有绣针、绣绷、剪刀、穿线器等；常用材料包括绣布、绣线、线板、水洗笔等。

（二）代表性活动

常见的绣法主要包括回针绣、十字绣、法国结、扣眼绣、飞绣等（图 5-5）。全针绣：完成一个完整的十字。半针绣：完成半个十字。回针绣：用于勾勒轮廓。法国结：用于点缀和装饰。

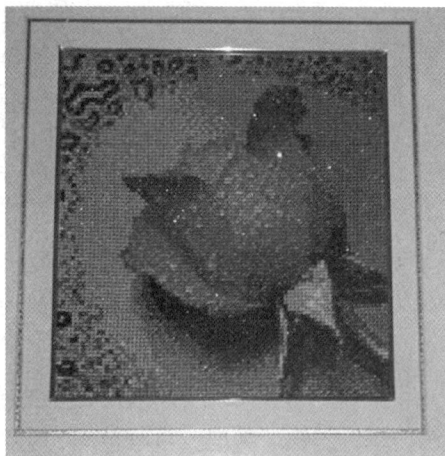

图 5-5 十字绣作品

（三）活动的选择

手指灵活性较差的选择长眼孔针，必要时可以借助穿针器。

（四）注意事项

使用的过程中注意针、剪刀等锐器的使用，做好安全防护。

三、剪纸作业

剪纸是利用剪刀、刻刀将纸镂空一部分后形成图画、图案或文字的过程（图5-6）。剪纸按题材分为人物类、动物类、景物类等；按颜色分为单色、彩色、套色、拼色等；从形式上分为剪纸、折纸、刻纸、撕纸、烫纸及以上几种的组合。

剪纸作业活动工具材料简单、制作程序相对单一、简单易学、趣味性强，且作品丰富多彩、耗时少，患者乐于接受，在作业治疗中被广泛应用，适合用于进行耐力训练、手稳定性训练、灵活性训练等。

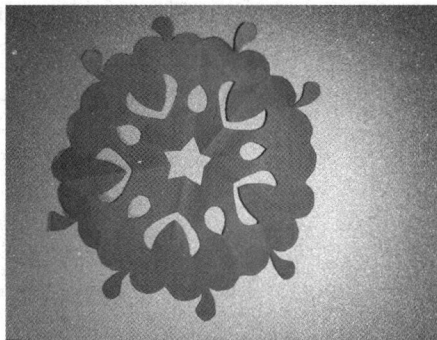

图5-6　剪纸

（一）常用工具及材料

1. 工具　剪刀、刻刀、铅笔、橡皮、尺子、胶水、彩色笔等。

2. 材料　各种颜色、不同厚度、不同形状的纸。

（二）代表性活动

1. 剪纸的基本形状　剪纸的花样繁多，通常都是由基本形状组合而成，例如长短不一的直线，大小不一的孔，开合不一的月牙口，连接曲直不一的锯齿形、花瓣形。

2. 折叠剪纸基本技法　将纸对折或多层折叠，再剪出图案称折叠剪纸。折叠方法为：将正方形彩色纸对折、压平再进行折叠，在折好的纸面上用铅笔画好图稿，并用剪刀剪出画好的图案，打开折叠部分后，一件精美的剪纸作品就完成了。

常见的折叠方法有对折折叠法、四瓣形折叠法（图5-7）、五瓣形折叠法、六瓣形折叠法。剪纸时可能需要进行组合应用。手指功能较好的患者可继续将阴影部分剪空，呈现更复杂的剪纸作品。

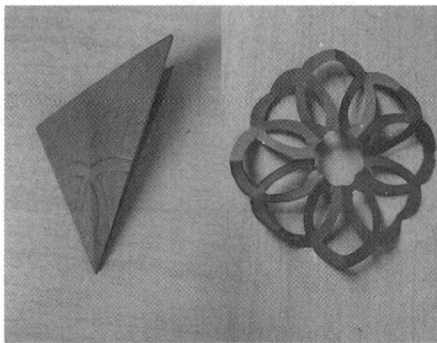

图5-7　四瓣形折叠剪纸

（三）活动的调整

1. 活动工具　根据患者情况，手抓握功能欠佳者或抓握能力较差者，可选择在工具末端增加套环或加粗手柄的工具；手指伸展不良的患者，可以使用带弹簧、可自动弹开的剪刀。

2. 活动材料　为提高患者肌力，可使用较硬、较厚的纸张。

3. 活动姿势　可以根据治疗目的不同，让患者选择坐位、立位、轮椅坐位等体位进行训练。

4. 活动治疗量　根据患者情况可以通过折叠或裁剪的形状来调节难易程度。

（四）注意事项

剪纸作业活动会使用剪刀、刻刀等锋利物品，使用时注意安全，做好安全防护。有攻击行为的患者可以只使用撕纸而不使用剪刀或刻刀，以免刺伤他人或自伤。

四、泥 塑 作 业

泥塑主要包括捏土、陶艺。用于作业治疗多为体验性质和小工艺品制作，简单、易操作。传统的泥塑材料有自然黏土、面泥，现代的泥塑材料有橡皮泥、超轻黏土、软陶土、手功能康复泥、珍珠彩泥等。本节介绍临床常用的手功能康复泥作业治疗活动。

泥塑作业趣味性及操作性强，材料安全，作品丰富多彩，保存时间长，简化版可使用橡皮泥、手功能康复泥、轻黏土等代替（图5-8）。主要适用于捏力训练、握力训练、耐力训练、手部关节活动度训练、手指精细动作训练、协调性训练等。

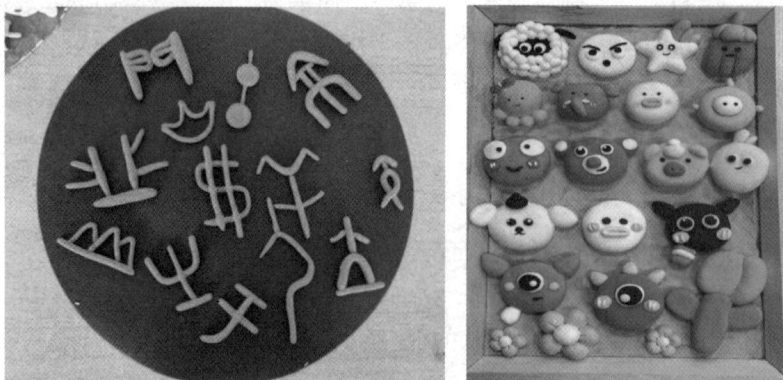

图5-8　橡皮泥作品

（一）常用工具及材料

1. 常用工具　刻刀、不锈钢棒、直尺、美工刀、彩色笔、刮刀、面板、容器、烤箱等。

2. 常用材料　软陶泥、金属环、金属丝、饰件等。

（二）代表性活动

1. 揉土　取适量手功能康复泥，在手掌上或桌上反复揉搓，排出其中的空气，直至康复泥表面光滑。这样做可以减少裂痕与气泡，方便制作。

2. 造型　可以徒手或者借用工具进行捏制，做成自己想要的形状。

3. 配色　需要利用红、黄、蓝三原色之间的关系进行调配，调配出的颜色加入其他颜色还可以混合出更加丰富的色彩。

4. 雕琢成品　根据患者的兴趣爱好，自己利用工具将康复泥雕琢成成品。

（三）活动的调整

1. 活动工具　选择适合患者的活动工具，手功能较差或抓握能力差的患者，可使用在工具末端增加套环或加粗手柄的工具。

2. 活动材料　捏力较差的患者选择材料时可以选择相对容易的轻黏土、太空泥等，捏力较好的选择手功能康复泥。

3. 活动体位　根据患者的具体情况结合治疗目的，采取坐位、立位、轮椅坐位等体位进行训练。

（四）注意事项

1. 安全防护 在制作过程中，感觉减退患者在进行烘烤时注意避免烫伤。手有伤口者或对陶泥材料过敏者需使用胶质手套或一次性手套。

2. 密封贮存 未用完的陶泥应装入塑料袋或保鲜袋，密封保存，防止干燥。

考点与重点 手工艺类作业活动的适用人群及作用

第五节 体育类作业活动

采用体育活动进行治疗的方法称为体育运动疗法，体育活动主要包括健身类、娱乐类体育，常用于康复训练的体育活动有太极拳、八段锦、五禽戏、篮球、排球、足球、乒乓球、体育舞蹈等。

一、传统体育项目

患者通过传统体育活动训练，可以增强肌力和肌肉耐力、改善躯体平衡协调、缓解心情。传统体育项目主要以肢体活动为主，并与意识、呼吸密切结合，以保养身心，防治疾病和改善功能，常用太极拳、八段锦、十二段锦、五禽戏等项目。

（一）常用工具及材料

只需要合适的场地就可以进行训练，例如公园、广场、宽阔的室内等。

（二）代表性活动

太极拳、八段锦、十二段锦、五禽戏等，本节主要介绍太极拳。太极拳的主要动作包括：起势、野马分鬃、白鹤亮翅、搂膝拗步、云手、单鞭、金鸡独立、收势。太极拳通过缓慢流畅的动作和呼吸配合，可以增强肌肉力量、关节活动度和协调能力，改善平衡能力和姿势控制，促进心理健康，提高认知能力，增强社会参与。

（三）活动的调整

1. 体位 可根据患者的情况选择站立位或坐位。

2. 活动选择 根据患者的功能水平选取整个活动还是部分动作进行训练。

3. 形式 根据患者的需求，选择个人形式或小组形式。小组方式趣味性高，有利于提高患者积极性；以个人的方式进行，有则利于提高患者的注意力，同时更方便纠正患者的动作。

（四）注意事项

1. 安全防护 训练过程中保证安全；尽量选择空旷的环境进行训练；可搭配轻柔音乐。

2. 个体化选择 根据患者的功能水平以及训练目标选择合适的动作。

二、球 类 活 动

球类活动是指通过足球、篮球、排球、乒乓球等运动起到一定治疗作用的作业活动。球类运动趣味性强、易学易练、运动量适中，适合伤残人士的运动特点，可增加患者的肌力、改善关节活动度、提高心肺功能、提高手眼协调能力、改善平衡能力，亦可消除不良情绪，放松身心，提高社会参与度。这里主要介绍篮球活动。

（一）常用工具及材料

篮球、篮球筐、篮球场地、舒适的运动服装及鞋子、轮椅等。

（二）代表性活动

篮球作业分轮椅组和站立组。以站立姿势为例，篮球的基本动作分解包括运球、传球、投篮、防守、篮板球和突破等。通过此类活动能够促进患者平衡能力、手眼协调力和关节活动度改善。

（三）活动的调整

1. 体位　根据患者的功能情况选择站位、竞技轮椅上坐位。

2. 工具　根据患者的情况调整篮球筐的高度、宽度等。

3. 活动选择　根据患者功能情况，可调整活动的规则，或者选择其中一两个动作进行训练。

（四）注意事项

1. 安全防护　进行训练时，注意安全，防止受伤。注意休息，适度训练，防止过度疲劳。

2. 个性化选择　根据患者的功能情况以及兴趣爱好选择合适的运动方式，最大限度提升患者的积极性。

> **考点与重点**　体育类作业活动的适用人群及作用

第六节　游戏类作业活动

游戏类作业活动趣味性及可操作性强，种类繁多，包括棋类活动、牌类活动、迷宫、套圈、体感游戏等。

一、棋 类 活 动

棋类游戏历史悠久，是作业治疗中常用的治疗性游戏。棋类游戏包括象棋、围棋、跳棋、五子棋、大富翁棋等。

（一）常用工具及材料

棋类：各类棋及棋盘。

（二）代表性活动

1. 象棋　一种两人对弈的棋类游戏，棋盘上有"楚河汉界"，分为红黑两方，各有 16 个棋子。常用于改善思维能力和视觉扫描能力，也可用来放松心情，缓解紧张情绪。

2. 围棋　一种策略性非常强的棋类游戏，使用黑白两色棋子在 19×19 的棋盘上进行对弈。重点训练逻辑思维能力，需要有一定的基础训练。

（三）活动的调整

1. 体位　可在站立位、坐位，甚至蹲位下进行训练。

2. 工具　可改变棋子的形状与大小，为增强手部肌力，可在棋盘和棋子上加上魔术贴以增加阻力。

3. 活动选择　根据患者的功能水平和训练目的选择不同难度的游戏来进行训练。

（四）注意事项

注意时间的控制，避免时间过久影响休息和正常生活项目或其他治疗项目。注意控制情绪，防止过于激动。杜绝赌博及成瘾。

二、牌类作业活动

牌类游戏包括扑克牌、麻将牌等。可促进患者上肢功能恢复，扩大关节活动范围、改善手的灵活性、提高肌力和耐力、促进感觉恢复、愉悦心情。

（一）常用工具及材料

牌类：扑克牌、麻将、桌子、骰子。

（二）代表性活动

1.扑克 一种富有趣味性和挑战性的活动，适合不同年龄段的人群参与。如进行记忆和思维训练可选择"红桃A""斗地主"等。

2.麻将 是中国传统的民间游戏，可用于改善手的灵活性，促进记忆力训练。

（三）活动的调整

可在站立位、坐位，甚至蹲位下进行训练。手功能较差的患者可选择使用持牌器，失明者可在棋牌上打上盲文。

（四）注意事项

注意时间的控制，避免时间过久影响休息。注意控制情绪，防止过于激动。杜绝赌博及成瘾。

三、迷宫游戏作业

迷宫游戏作业活动是指设计或使用迷宫（如纸质迷宫、实体迷宫、数字迷宫等），让患者在迷宫中寻找出口或完成特定任务的治疗性活动。

按形式可分为3种。①纸质迷宫：在纸上绘制的迷宫，使用笔或手指寻找路径；②实体迷宫：使用积木、纸板等材料搭建的立体迷宫；③数字迷宫：通过电子设备（如平板电脑、手机）进行虚拟迷宫游戏。

（一）常用工具及材料

常用的工具包括铅笔、橡皮、彩色笔、剪刀、胶水、平板电脑等，常用材料包括迷宫图纸、纸板、积木、塑料板等。

（二）代表性活动

包括简单迷宫、复杂迷宫、数字迷宫和团队迷宫。

（三）活动的调整

1.简化任务 从简单的迷宫开始，逐步增加难度。提供辅助工具（如放大镜、粗笔）降低操作难度。

2.调整材料 选择易于操作的材料（如大格子迷宫、立体迷宫）。使用不同颜色的笔或标记物，帮助患者区分路径。

（四）注意事项

治疗师应根据患者的具体情况选择合适的迷宫游戏活动，并注意安全性和个性化设计。通过科学设计和合理实施，迷宫游戏作业活动能显著提升患者的康复效果和生活质量。

四、电脑游戏类作业

电脑游戏类作业是指通过电脑游戏（如益智游戏、动作游戏、模拟游戏等）进行有目的、有计划的治疗性活动，旨在通过游戏的互动性和趣味性，帮助患者达到特定的康复目标。大致分为体育竞技类、休闲娱乐类、益智游戏类等，常用于改善患者的平衡功能、扩大关节活动范围、增强肢体的灵活性和协调性、改善记忆力等。

（一）常用工具及材料

体感游戏机、显示屏、配套游戏工具。

（二）代表性活动

目前广泛应用的有"打乒乓球""切水果""超级赛车"等。

（三）活动的调整

1. 体位　可在站立位、扶助行架站立位、坐位、轮椅上坐位进行游戏。

2. 工具　可根据患者的功能情况选择合适的工具。

3. 游戏的选择　根据患者的兴趣爱好及功能情况有目的性地选择不同的游戏。

（四）注意事项

1. 安全防护　平衡功能不佳的患者需要治疗师或家属在旁边进行保护。注意仪器操作过程中的安全问题。

2. 控制运动时间和强度　避免过度劳累。

考点与重点　游戏类作业活动的适用人群及作用

第七节　园艺类作业活动

园艺活动是指与植物栽培、园林设计和维护相关的一系列活动。它不仅是一种实用技能，也是一种艺术形式，能够给人带来愉悦和满足感，包括种植花草、土壤管理、园艺设计、园林美化、游园活动等。

通过植物的种植、修剪等有目的地设计园艺治疗活动，能够改善患者的生活质量。强调通过植物的颜色、气味、触感等刺激人体头面部感受器，以及针对性的园艺活动，改善患者肢体功能、提高认知能力、缓解压力、消除抑郁、建立自信心，最终达到身心健康的良好效果。

一、种　植　作　业

种植作业是园艺活动中最核心的部分，是指根据患者不同的功能需求，选择适宜的植物栽种。常用的是水培和土培，建议种植喜阴、易生长的植物（图5-9）。

（一）常用的工具及材料

1. 常用工具　花剪、花铲、花盆、铁锹、耙子、水桶、喷雾等。

2. 常用材料　营养土、水、花草种子、园艺植物、肥料、农药等。

（二）代表性活动

1. 播种育苗　是园艺活动中的一个重要环节，涉及种子的准备、播种、育苗和管理等多个步骤。

2. 桌面盆栽　使用简单容器，装好配制的营养土、移苗、定植、保湿等。选择有排水孔的盆栽容器，防止根部腐烂。

3. 植物修剪　使用干净、锋利的修剪工具，如剪刀、修枝剪、锯子等，以减少对植物的伤害。

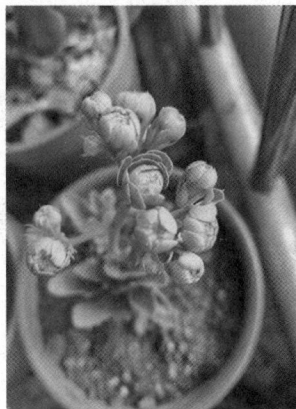

图 5-9　土培植物

（1）疏剪：室内的观叶植物，将植株上面的枯黄叶片、枝条及时摘除、剪掉，以保持室内清洁和减轻植物病虫危害。

（2）修根：根系太长、太密应予以修剪，若树木新根发育不良，根系未密布底部，则需要翻盆换成稍大的盆，疏剪密集的根系，去掉老根，保留少数新根进行翻盆。

（三）活动的调整

1. 材料选择　室内种植花草可选用彩陶粒或鹅卵石替代营养土，以保持室内洁净，还可以锻炼手指精细动作能力。手有伤口未愈合或有感染的患者可选用无土栽培的方法，以减少患手直接接触泥土的概率，防止感染。

2. 工具选择　可根据患者的上肢功能选择加长、加粗柄的铁锹、耙子、花剪、花铲等工具。

3. 姿势调整　根据需要可选择站位、坐位、轮椅坐位。

4. 工序调整　对整体功能较差或体能较差的患者，可选择浇水、松土、种植、修剪中的一个或多个活动进行。

5. 场地或位置的选择　选择室外或室内场地进行训练。身体功能较好者可选择室外训练，体弱或行动不便者宜进行室内训练；可根据患者具体情况改变花架的位置和高度，使训练更具针对性。

（四）注意事项

1. 安全防护　园艺场地要求无障碍设施环境。为满足坐轮椅患者的需求，地面要求平整，将台阶改造成斜坡，方便轮椅通行。斜坡长的应安装扶手，方便上下行走，防止患者跌倒。使用园艺工具时注意安全。

2. 注意观察　时常观察植物的生长情况，定期做好病害虫防治。

3. 用物安全　对于肥料和杀虫剂要严格保管。

二、插　花　作　业

插花治疗性作业活动是指通过使用鲜花、枝叶等材料，按照一定的美学原则进行插花创作的治疗性活动。插花不仅是一种艺术表达形式，也是一种有效的康复手段，能够激发患者的创造力、提升自我价值感。按花材分类包括鲜花插花、干花插花、人造花插花。

（一）常用的工具及材料

1. 常用工具　花艺剪刀、花艺刀、花泥、花器、胶带、喷壶。

2. 常用材料　鲜花、枝叶、干花、人造花、装饰物。

（二）代表性活动

选择合适的容器，然后选择合适的材料进行插花，最后调整位置和修剪。

（三）活动的调整

从简单的插花开始，逐步增加难度。提供辅助工具（如花泥、胶带）降低操作难度。选择易于操作的花材（如大朵花、粗枝）。使用人造花或干花，降低花粉过敏的风险。

（四）注意事项

确保插花工具（如剪刀、花艺刀）边缘光滑，避免患者受伤。提供必要的防护设备（如手套），从简单到复杂，逐步增加活动难度。

考点与重点 园艺类作业活动的适用人群及作用

第八节　其他治疗性作业活动

在治疗性作业活动中，为更好地贴近患者的日常生活活动，除以上治疗性作业活动外，还有很多作业活动，例如砂磨板作业、滚筒作业、虚拟情景交互作业、烹饪类作业活动、家务劳动类作业活动等。

一、砂磨板作业

（一）常用的材料

砂磨板及其附件，沙袋等。

（二）活动分析

单手推砂磨板、双手推砂磨板。

（三）活动调整

1. 工具　根据患者的具体情况选择砂磨板的不同倾斜度。倾斜度越大对肩关节的前屈功能要求越高。为增强患者的上肢肌力可加用沙袋。

2. 姿势　根据患者的具体情况，可采用坐位或站立位进行。

（四）注意事项

训练过程中注意安全防护。避免过度疲劳；根据患者的身体状况，选择适合患者的具体活动。

二、滚　筒　作　业

（一）常用的工具及材料

OT 桌及滚筒。

（二）代表性活动

根据患者情况选择不同活动，例如双手 Bobath 交叉推滚筒、单手推滚筒。可以抑制患侧上肢痉挛，促进患侧上肢正常运动模式出现。

（三）活动的调整

根据患者的平衡能力，可以选择坐位、轮椅坐位等。循序渐进，逐渐增加难度。

（四）注意事项

注意安全防护。循序渐进，避免过度疲劳。

三、虚拟情景交互作业

通常是指通过虚拟现实（VR）、增强现实（AR）或其他数字化技术，模拟一个特定的场景或情境，借助必要的设备以自然的方式与虚拟世界中的物体交互，产生身临其境般的感受和体验。虚拟情景交互作业具有趣味性、沉浸感、反馈性等特点。

（一）常用工具及材料

1. 硬件设备　VR 头显、手柄或控制器、传感器、电脑或主机，触觉反馈设备（可选），如触觉手套或震动背心，增强沉浸感。

2. 软件工具　虚拟现实治疗平台，定制化虚拟场景。

3. 辅助材料　耳机、座椅或站立支架，生理监测设备（可选），如心率监测器、皮肤电反应传感器等，用于评估患者的生理状态；数据分析工具。

（二）代表性活动

1. 滑翔　在虚拟的环境中，要求患者控制虚拟人物在高山上滑翔，并躲避虚拟障碍物，训练患者的躯体控制能力和平衡能力。

2. 节奏射击　在虚拟场景中完成射击任务，需要患者手持手柄，通过肩肘腕关节的相互配合，根据音乐的节拍进行射击。

（三）活动的调整

1. 体位　可在站位、坐位、轮椅坐位进行训练。

2. 工具　可根据患者的功能状态选择合适的配套工具。

3. 游戏选择　根据患者的具体情况结合兴趣爱好选择适宜的游戏。例如训练平衡功能可选择滑翔；训练患者的日常生活活动（ADL）能力，可在模拟的生活环境中进行 ADL 训练。

（四）注意事项

1. 安全防护　应用 VR 设备进行训练时注意保护，防止意外发生。确保患者在体验过程中身体和心理的安全，避免过度刺激或引发强烈情绪反应，注意训练时间。

2. 适度训练　避免患者过度操劳及沉迷游戏。

考点与重点　其他类治疗作业活动有哪些

？　思 考 题

1. 简述治疗性作业活动的定义。
2. 治疗性作业活动的治疗原则是什么？
3. 请列举治疗性作业活动的类型有哪些。

本章数字资源

第六章 辅 助 技 术

📋 **案例**

患者，女，42岁。因"右侧基底节区出血，左侧肢体活动不利3个月"就诊。有高血压病史2年余，血压控制尚可。专科检查：神清，听理解可，语利，轮椅推入病房。Brunnstrom分级Ⅴ－Ⅳ－Ⅴ级。坐位平衡三级，立位平衡二级。可在一人辅助下步行，呈偏瘫步态。

问题： 1. 请问该病例适合哪些康复辅助技术？

2. 针对患者左侧肢体不利，简述其助行器的选择及使用方法。

第一节 辅助技术的分类与应用

辅助技术（assistive technology，AT）是指为改善患者所面临的功能问题而设计和利用的装置、服务、策略和训练。辅助技术能帮助患者建立功能代偿，以促进其独立生活并充分发挥潜力，在使患者达到康复目标的过程中具有不可替代的作用。

一、分　　类

辅助技术主要包括辅助技术装置和辅助技术服务两部分。

（一）辅助技术装置

1. 定义与特点　辅助技术装置是指任何能解决患者在日常生活、工作、娱乐和生活自理中的功能问题，能给患者提供更多选择，增加患者的参与性，使患者有更多的控制力或耐受力，获得更多的娱乐和自主能力的装置。简单地说，辅助技术装置是可用于增加或改善患者功能的任何项目、设备或产品，辅助器具或高科技辅助设备应具备以下3个特点。

（1）广泛性：包括市场现有的、改进型的或定做的。

（2）补偿性：强调对功能能力的补偿，这是衡量辅助技术装置成功与否的唯一标准。

（3）个体性：每种装置的应用都是独立的、特殊的。

2. 常见辅助技术装置

（1）用于个人医疗：如体温计、血压计等，可帮助患者自行监测身体基本健康指标；血糖仪及配套的采血针、试纸等，方便糖尿病患者在家中随时检测血糖水平。

（2）用于技能训练：例如握力器、手指训练器等，可帮助手部功能障碍者进行力量和灵活性训练；平衡训练板、瑜伽球等，有助于提升平衡能力和身体协调性。

（3）矫形器和假肢：矫形器包括脊柱矫形器、足踝矫形器等，用于矫正身体畸形、固定关节、减轻疼痛等；假肢如上肢假肢、下肢假肢，可替代缺失的肢体功能，帮助患者恢复一定的运动和生活能力。

（4）用于生活自理和防护：像穿衣辅助器、洗澡工具、刷牙工具、轮椅等，能辅助患者完成穿衣、清洁、移动等日常生活活动；还有防护手套、护膝、护腕等，可在运动或日常活动中为身体提供保护。

（5）家务管理：如自动扫地机器人、洗碗机等智能家居设备，可减轻患者做家务的负担；一些特制的厨房用具，如防滑餐具、长柄厨具等，方便手部功能受限者进行烹饪等家务活动。

（6）家庭和其他场所使用的家具辅助器具及其适配件：例如可调节高度的餐桌、椅子，方便患者根据自身需求调整；无障碍扶手可安装在卫生间、走廊等地方，提供支撑和安全保障。

（7）通信、信息和讯号：如助听器、人工耳蜗等，改善听力障碍者的听力，接收声音信息；盲人手机、点显器等，为视力障碍者提供信息获取和沟通的途径；还有电子沟通板，可辅助言语障碍者表达想法和需求。

（8）产品和物品管理：如药品分类盒、物品整理架等，帮助患者整理和管理日常用品和药品，方便取用和使用。

（9）用于环境改善的辅助器具和设备、工具：包括无障碍通道设施、电梯呼叫器、环境控制系统等，可使环境更适合残障人士和功能障碍者生活，提高生活便利性和安全性。

（10）休闲娱乐辅助器具：如特殊的游戏控制器、盲人扑克牌等，让患者能够参与各种休闲娱乐活动，丰富生活。

（二）辅助技术服务

辅助技术服务是指能直接帮助患者在选择、获得或应用辅助技术装置方面提供的服务。

1. 需求评估 专业人员对功能障碍者的身体状况、生活需求、环境因素等进行全面评估，确认其需要何种辅助技术及辅助器具。

2. 辅助器具的取得 有助于患者选择合适的辅助器具，包括提供购买渠道信息、协助申请补贴或捐赠、进行定制化辅助器具的设计和制作等。

3. 与辅助器具使用有关的服务 为使用者提供辅助器具的使用训练，确保他们能够正确、安全地使用；提供技术协助，解决使用过程中出现的问题，如维修、调试等。

4. 为相关专业人员提供辅助器具使用的训练或技术协助 对医护人员、康复治疗师、护理人员等进行培训，使他们能够更好地指导患者使用辅助器具，提供更专业的康复服务。

二、作　用

辅助技术的应用，对于实现全面康复的目标非常重要，在某种意义上可以说是消除了残障人士的功能障碍，实现了残疾人回归家庭、重返社会的愿望。其作用有以下几点。

1. 代偿失去的功能 如截肢者装配假肢后，可以像健全人一样行走、骑车和负重劳动。

2. 恢复和改善功能 如足下垂者配置足托矫形器能够有效改善步态，偏瘫患者能够通过平行杠、助行器等康复训练器具的训练恢复其行走功能。

3. 提高生活自理能力 辅助器具涉及起居、洗漱、进食、行动、如厕、家务、交流等生活的各个层面，是发挥功能障碍者潜能、辅助其自理生活的重要工具。

4. 提高学习与交流沟通能力 助听器，书写、电脑、电话自助具，可以提高患者学习及沟通能力。

5. 提高运动能力，防止并发症 帮助患者早日开始活动，预防肌肉萎缩，维持关节活动范围。

6. 增加就业机会，减轻社会负担 如偏瘫患者借助辅助器具完全可以胜任一定的工作。

7. 改善心理状态 患者可借助辅助器具重新行走、进行简单的日常生活活动，脱离整日卧床的困境，很大程度上改善患者的心理状态和不良情绪。

8. 提高生活质量 独立活动能力及运动能力的增强，心理状态的改善，有利于患者积极参与社会、生活、工作，从而提高生活质量。

三、辅助技术应用原则

（一）选配原则

辅助技术的选配以实用、可靠、经济为原则，最好选择市场有售的用具，易清洗、易保存、易维修、安全可靠。如无市场售卖品可由作业治疗师或假肢矫形师制作，或在市场售卖品的基础上修改。

1. 符合功能需要　能改善患者生活自理的能力。

2. 简单操作、易调节　辅助技术应操作简单并可以调节，以适应患者体型上和功能上的变化。

3. 美观、安全、耐用　多数患者需要长期使用辅助器具，外形美观可提高患者的使用积极性，安全性高可减少患者使用时的恐惧感，坚固耐用可以减少患者的使用成本。

4. 易清洗　部分辅助器具如矫形器很多都是贴身穿戴，应保持清洁卫生，因此使用的材料应便于清洗。

5. 轻便舒适　因患者多数存在运动功能障碍，使用轻便舒适的辅助器具可以节省体能。有的轮椅在具有良好功能性、稳定性、舒适性的同时，重量几乎只有普通轮椅的一半。

6. 价格适中　经济实惠、易于购买、方便维修，满足不同层次患者的需要。

（二）使用原则

使用辅助技术的基本目的是通过使用合适的辅助器具或辅助技术改善日常生活活动能力及生产性活动能力，从而提高生活质量。在应用辅助技术时，应注意以下使用原则。

1. 代偿与适应　通过代偿与适应的方法，利用辅助技术完成日常生活活动或生产性活动。

2. 节省体能　通过合理应用辅助技术，减少体能消耗，预防并发症。

3. 正确应用　熟练掌握基础理论，学会正确应用辅助技术。

4. 因人而异，以人为本　综合考虑使用者的个人情况，作为选择使用辅助技术时的参考，最大限度帮助功能障碍者克服日常生活中的困难。

（三）对康复治疗师的要求

在康复治疗过程中，主要由作业治疗师或假肢矫形师为患者或残疾者提供辅助技术服务，因此作业治疗师或假肢矫形师应熟悉辅助器具和辅助技术的相关知识。美国作业治疗师协会要求作业治疗师在辅助技术应用上应遵循以下 4 项基本原则。

1. 了解市场上的辅助器具，分清普通产品与高科技产品的用途与价值。

2. 了解市场上专用辅助器具的使用方法，以便指导患者如何使用。

3. 了解辅助器具在各类层面的服务。

4. 了解在何种情况下需要或不需要辅助技术服务。

（四）理论模型

人 – 活动 – 辅助技术模型（the human activity assistive technology model，HAAT model）是被广泛接受的辅助技术的理论模型。最初设计该模型是为了指导专业人士的评估、辅助器具的处方及对使用结果的评测。作业治疗师利用该模型协助应用辅助技术。该模型展示了人、作业活动、辅助技术及环境之间的相互关系。

1. 模型构成要素

（1）人：是模型的核心要素，包括个体的身体结构与功能、认知能力、心理状态、价值观、文化背景、生活经验等多个方面。这些个体因素会影响其对活动的参与能力和需求，以及对辅助技术的选择和使用效果。例如，手部肌肉力量较弱的老年人，在进行日常生活活动时可能会面临困难，身体功能状况决定了他可能需要辅助技术帮助完成这些活动。

（2）活动：涵盖个体在日常生活、工作、休闲娱乐等各个领域中所进行的各种任务和行动，具有不同的类型、难度和环境要求。例如，穿衣、进食、书写、驾驶等都是常见的活动。每个活动都有其特定的动作要求和功能需求，个体在参与这些活动时可能会因自身能力的限制而遇到障碍，此时可能需要辅助技术来支持。

（3）辅助技术：是指用于帮助个体更好地参与活动、克服功能障碍的各种产品、设备、技术和服务。辅助技术可以分为低技术辅助技术和高技术辅助技术。低技术辅助技术如加粗手柄的餐具、防滑垫等，通常简单易用且成本较低；高技术辅助技术如智能轮椅、电子沟通辅助设备等，往往涉及更复杂的技术和功能。

2. 模型各要素之间的关系

（1）人–活动关系：人是活动的主体，人的能力和特点决定了其参与活动的方式和水平。不同的人由于身体、认知、心理等方面的差异，在进行相同活动时可能会有不同的表现。当人的能力与活动的要求不匹配时，就可能出现活动受限的情况。例如，患有上肢残疾的人在进行穿衣活动时会比正常人困难。

（2）人–辅助技术关系：辅助技术是为了满足人的需求而存在的。人根据自身的功能障碍、活动需求和生活目标选择和使用辅助技术。同时，人的身体状况、认知能力等也会影响其对辅助技术的适应和操作能力。例如，视力障碍者可能会选择使用盲杖或电子导盲设备，而其使用这些辅助技术的效果取决于其对设备的学习和操作能力。

（3）活动–辅助技术关系：辅助技术的目的是帮助个体更好地完成活动，不同的活动需要不同类型的辅助技术来支持。辅助技术可以通过改善活动的方式、降低活动的难度等，使个体能够更独立、更高效地参与活动。例如，对于书写困难的人，使用特殊的书写辅助工具可以帮助其更流畅地完成书写活动。

3. 模型在作业治疗中的应用

（1）评估：作业治疗师可以使用 HAAT 模型对患者进行全面评估，了解患者的个体情况、活动受限程度以及现有辅助技术的使用情况，从而确定患者的具体需求和问题。

（2）干预计划制定：根据评估结果，基于 HAAT 模型，治疗师可以为患者制定个性化的干预计划，选择合适的辅助技术，并设计相应的训练方案，以提高患者使用辅助技术的能力，改善其活动参与水平。

（3）治疗效果评估：在治疗过程中，通过 HAAT 模型可以持续评估辅助技术对患者活动参与的影响，及时调整干预方案，确保治疗效果的最大化。

考点与重点 辅助技术的概念

第二节 辅助器具

辅助器具简称辅具（assistive technology device，ATD），指功能障碍者使用的、特殊制作的或通常可得到的任何产品（包括器械、仪器、设备和技术系统），用于活动和参与，或为保护、支撑、训练、测量或替代身体功能（结构），或为防止损伤、活动或参与限制。

辅助器具具有技术含量较低、制作简单而且操作方便的优点，能够有效地防止、补偿、减轻或替代因残疾造成的身体功能减弱或丧失，使患者更好地进行功能活动，帮助其从依赖向自立过渡，逐步提高 ADL 能力，增强全面康复的信心。

一、分　类

（一）按辅助器具的使用人群分类

根据《中华人民共和国残疾人保障法》，我国有以下几类残疾人，不同类型的残疾人分别需要不同的辅助器具。

1. 视力残疾者　例如，助视器可以通过放大、增强光线等方式帮助低视力者更清晰地看到周围的世界；导盲辅助器具则可以为盲人提供方向指引，避免碰撞和摔倒；而语音提示功能及阅读书写辅助器具则可以帮助他们更方便地获取信息和进行书写。

2. 听力残疾者　常用的用品用具有两类，一类是补偿听力功能用品，另一类是生活辅助器具。助听器通过放大声音帮助听力残疾者更好地捕捉和理解周围的声音，无论是日常对话还是环境噪声，都能得到显著改善，从而提高他们的沟通能力和生活质量。遥控闪光门铃则通过闪光信号提醒听力残疾者有人来访，避免因听不见门铃声而错过访客的情况。时控振荡"闹钟"则通过持续的振动提醒时间，无论是起床、服药还是其他需要定时提醒的事项，都能得到及时准确的提示。而视觉呼叫器则广泛应用于医院、养老院等场所，通过视觉信号帮助听力残疾者快速识别呼叫信息，提高了生活便捷性和安全性。

3. 言语残疾者　如语言器、沟通板、电脑训练系统、电子沟通设备。这些辅助器具能够帮助言语残疾者进行更有效的沟通和交流，提高他们的语言表达能力和社交能力。例如，语言器可以通过预设的语音或文字帮助用户表达意思；沟通板则提供图片、符号或文字等视觉元素，用户可以通过指认来表达需求；电脑训练系统可以通过软件训练用户的语言能力和沟通技巧；电子沟通设备则结合了现代科技，提供更为便捷和高效的沟通方式。

4. 肢体残疾者　如假肢、手杖、矫形器、轮椅等。这些辅助器具在肢体残疾者的日常生活中扮演着至关重要的角色。假肢能够为截肢者提供接近正常肢体的功能和外观，帮助他们恢复自理能力和行动自由。手杖和矫形器则通过提供支撑和矫正功能，减轻肢体残疾者的身体负担，改善他们的行走姿势和步态。轮椅是肢体残疾者移动的重要工具，使他们能够轻松地在室内和室外环境中移动，参与社会活动，享受生活的乐趣。

5. 智力残疾者　包括智力开发的认知、生活技能的物品和教材等，能够帮助智力残疾者提高认知能力、学习基本生活技能，并促进他们的全面发展。认知类辅助器具，如拼图、积木等益智玩具，可以锻炼智力残疾者的思维能力和记忆力，帮助他们更好地理解和认知周围的世界。生活技能类物品，如自理训练器、日常生活模拟教具等，则通过模拟真实生活场景，教授智力残疾者基本的生活自理技能，如穿衣、吃饭、洗漱等，从而提高他们的独立生活能力。此外，专门为智力残疾者设计的教材，注重内容的简单易懂和趣味性，旨在激发他们的学习兴趣，培养他们的基本学习能力和社交技能。

6. 精神残疾者　服药提醒器、情绪调节辅助设备、手工作业辅助器具或感觉统合辅助器具。服药提醒器专为精神残疾者设计，特别是需要定期服药以控制病情的患者。这些设备能够设定服药时间，并通过声音、灯光或其他提示方式，确保患者按时服药，避免漏服或多服，从而有效管理病情。情绪调节辅助设备则帮助精神残疾者缓解焦虑、抑郁等负面情绪，可能包括音乐播放设备、情绪识别与反馈系统等，通过提供舒缓的音乐、正面的情绪反馈等手段，引导患者调整情绪状态，提升心理健康水平。手工作业辅助器具适用于在手部协调或精细动作方面有困难的精神残疾者，这些器具可能包括特制的笔、剪刀或拼图等，旨在帮助患者完成日常手工作业，提高生活自理能力。感觉统合辅助器具则旨在通过提供多种感官刺激，帮助精神残疾者改善感觉统合失调问题，可能包括触觉球、平衡板等，通过刺激患者的触觉、前庭觉等感官系统，促进神经系统的发育和功能恢复。

7. 多重残疾者　这类辅助器具的设计往往更加复杂和个性化，以确保能够满足多重残疾者的多样化需求。例如，对于同时有视力障碍和听力障碍的个体，可能需要配备具备声音放大和字幕显示功能的通信设备；而对于肢体残疾伴随认知障碍的患者，可能需要使用能够简化操作步骤并提供即时反馈的智能生活辅助设备。综合考虑不同残疾类型的特点和需求，可以为多重残疾者提供更加全面和有效的支持。

8.其他残疾者 由于未明确具体类型，需根据患者实际的功能障碍情况适配辅助器具，这些辅助器具的设计和生产须严格遵循医学和人体工程学相关原则，确保安全性和有效性，如心肺功能障碍者可能需要呼吸辅助设备等。

（二）按辅助器具的用途分类

不同的辅助器具有不同的用途，通常分为生活类、移乘类、信息类、训练类、教育类、就业类、娱乐类以及家具环境类等。该类分类方法优点是使用方便、针对性强，缺点是不能反映这些辅助器具的功能区别。

（三）按辅助器具的功能分类

我国国家康复辅具研究中心按照最新国际标准，编制了国家标准《康复辅助器具 分类和术语》（GB/T 16432-2016）。该标准规定了康复辅助器具的分类，包括分类原则、分类中的要素和规则以及主、次、支三级分类，将康复辅助器具按功能分为12个大类，即个人医疗的辅助器具、技能训练辅助器具、矫形器和假肢、个人生活自理和防护辅助器具、个人移动辅助器具、家务辅助器具、家庭和其他场所的家具和适配件、通讯和信息辅助器具、操作物体和器具的辅助器具、环境改善和评估辅助器具、就业和职业培训辅助器具、休闲娱乐辅助器具。

二、自 助 具

自助具种类繁多，有直接选购、适当改造和量身定做3种来源形式。作业治疗中常用的有自助具、矫形器、轮椅、助行器具等。这里侧重介绍常用的日常生活类、阅读书写类、通信交流类、家务劳动类自助具。

（一）常见自助具

1.更衣自助具

（1）穿衣棒：穿衣棒的一端为L形钩，另一端为单钩，使用时用L形钩将要穿的衣服拉上，用另一端将要脱的衣服推掉，使外衣、T恤衫易于穿脱。用于手粗大、功能尚可，但关节活动受限者、肢体协调障碍者及坐位平衡能力差而不能弯腰者。

（2）系扣钩：系扣钩通常具有一个易于握持的手柄和一个能够灵活弯曲的钩头，钩头部分可以精准对准并勾住纽扣或拉链，通过简单的推拉动作即可完成扣合或拉开。这种自助具不仅可提高手指功能欠佳者的自理能力，还极大增强了他们的独立性和自信心。

（3）魔术扣：可以代替T恤衫和外衣的纽扣，魔术扣不仅易于操作，而且更加牢固，不易脱落，为手指不灵活者提供了极大的便利。使用魔术扣，患者可以更加轻松地完成穿衣过程，无需担心纽扣脱落或难以扣合的问题。

（4）穿袜器：用弹性塑料片热塑成开口喇叭筒状，宽口缘系上两根带子，使用时将袜口套在筒上，脚从宽口缘进入袜子后，继续向后牵拉两根带子，筒脱出袜子即穿上。适用于不能弯腰、手精细功能不佳、肢体协调障碍者，极大简化了穿袜子的过程。

（5）鞋拔：穿鞋时帮助伸进鞋中的光滑的板状物，用硬壳纸或塑料制成。用时，足伸入鞋中，足跟紧贴鞋拔，用力蹬入，然后将鞋拔抽出。供弯腰不方便的患者使用（图6-1）。

（6）弹性鞋带：弹性鞋带通常配备有简易的调节机制，只需轻轻一按，即可实现鞋带的松紧调节，既方便又快捷。对于手指不灵活、关节炎

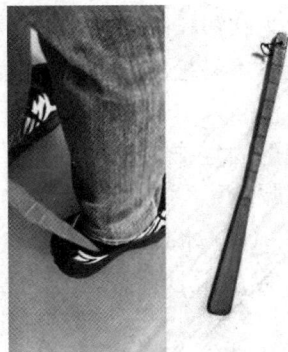

图6-1 鞋拔

患者或日常繁忙、不愿频繁弯腰系鞋带的人来说，这种鞋带提供了极大的便利，不仅可减少弯腰次数，降低对腰部的压力，还可显著提升穿着的舒适性和便捷性。

2. 进食自助具

（1）筷子

1）儿童辅助筷：用独特的虎口筷设计，大小和形状适合宝宝小手，末端有防滑设计，通过抓握练习提升手部精细动作能力，让宝宝在吃饭过程中逐渐学会使用筷子（图6-2）。

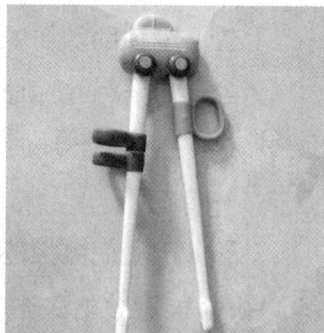

图6-2　儿童辅助筷

2）老人助食筷：充分考虑人体工程学，弧形结构和抓握位置经过精细调节，可适应多种持筷姿势。竹头经过特别设计，能夹起不同形状和重量的食物，表面采用防滑处理，确保进餐时不易滑落，对于手部不灵活的老年人来说，使用起来更加轻松自如。

3）康复辅助进食筷：对于偏瘫等手部功能障碍的患者。可在两根筷子中间安装一根弹簧片，这样筷子头部可以自动打开，便于手指屈肌肌力存在、但一二指指间关节伸展困难的患者使用，帮助他们完成进食动作，一定程度上提高生活自理能力，增强康复信心。

（2）勺子：根据不同需要进行改造。①加粗手柄勺：适用于抓握功能不佳者，其手柄更加粗大，便于手指更好地握住（图6-3）；②带手固定夹（C形夹）勺子：适用于完全不能抓握者，通过C形夹固定在手掌上，方便进食；③加长手柄勺：适用于上肢活动受限、够不到碟或碗的患者，其手柄长度增加，使患者能够更轻松地取到食物；④儿童辅助勺：利于抓握，轻松进食；⑤弯柄勺子：手柄呈可调节的弯曲形状，一般根据人体工程学设计，能够更好适应使用者的手部动作和手臂运动轨迹，方便将食物送入口中。对于上肢关节活动受限或协调性不好的人群较为适用，如卒中患者、脑瘫患者、关节炎患者等，弯曲的手柄可以帮助他们更自然地完成进食动作（图6-4）。

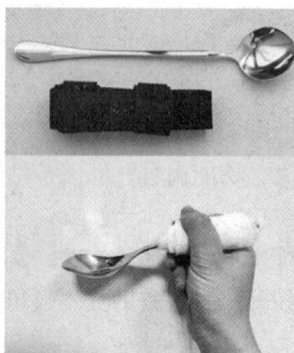

图6-3　加粗手柄勺

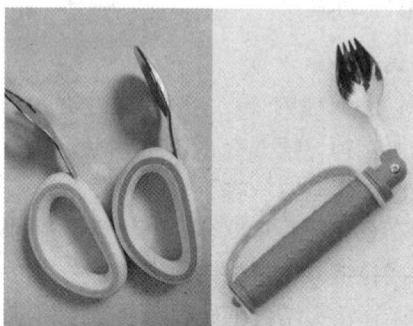

图6-4　各类勺子

（3）多功能固定带：又称万能袖带，用优质皮革、坚固帆布或柔软塑料制成环形固定带，两侧装有牢固的尼龙搭扣，确保佩戴时不易松脱。掌侧面设计为双层的筒形插袋，内衬防滑材料，方便插入勺子、叉子、梳子、牙刷、笔等物品的柄部，并提供稳固的固定作用（图6-5）。其材质耐用，触感舒适，适合长时间佩戴。

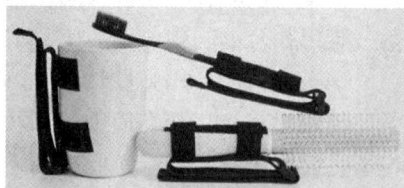

图6-5　多功能固定带

（4）水杯：对四肢瘫、类风湿关节炎等拿杯困难的患者，可对水杯进行改造。①双耳杯：适合单手稳定和协调性较差患者使用，杯耳设计便于手指抓握，增加摩擦力，防止滑落，同时杯身较宽，重心低，不易倾倒。②吸管固定器：将固定器置于杯沿，角度可随意调整，适合协调性较差的患者使用，吸管固定器通常采用柔软硅胶材质，确保舒适度，吸管口大小适中，方便饮用，且易于清洁维护。

（5）防洒碗、碟：①防洒碗（防滑、防洒吸盘碗），在餐桌上放置防滑垫或在碗底部安装负压吸引结构，解决碗盘固定问题，适用于手功能不佳者或单手使用者；②防洒碟边，将防洒的碟边放在碟上，避免食物洒出，适合单手使用者使用。

3. 梳洗自助具

（1）刷子：在一根直径约3cm、长度约12cm的木棒中心，钻一个与牙刷柄完美契合的孔，孔的直径应确保牙刷柄能够紧密嵌入，孔深控制在3～4cm。将一根普通的牙刷柄插入孔中，并通过适当的固定方法，如胶水或绑带，使其稳固不动，即可投入使用。此外，还可以设计一种带有负压吸盘的刷子，通过吸盘轻松将刷子固定在水池边缘，方便随时取用。这种设计特别适合手部抓握功能不佳的人群，帮助他们更轻松地进行日常生活清洁。

（2）梳子：将梳子绑上木条做手柄，木条手柄的长度和粗细可以根据个人需要进行调整，确保使用者能够轻松握持，减少因关节活动受限带来的不便。同时，木条手柄也易于清洁和消毒，保证使用的卫生安全。此外，对于不同材质的梳子，如塑料梳、木质梳等，都可以采用这种方法进行改装，以适应不同使用者的需求。

（3）剃须刀：对于失去手指捏握功能的患者，可以设计一种特制的剃须刀固定架，利用2～4个手指的伸展，根据患者的具体情况个性化调整，确保剃须刀稳固且舒适地贴合在手指之间。

（4）剪指甲自助具：指甲钳底部粘两个吸盘，便能牢固地固定在台面上。这种设计特别适用于手部功能不佳的人群，尤其是偏瘫患者或截肢者。吸盘的强力吸附能力可确保指甲钳在使用过程中不会滑动，提供稳定的操作环境。对于因身体状况而难以握住传统指甲钳的人来说，这种改良设计不仅提高了操作的便利性，还增强了使用的安全性。

4. 洗澡自助具

（1）带套环的洗澡刷：将手穿过套环握住洗澡刷，可根据需要调整套环的松紧度，然后用洗澡刷擦拭身体各个部位，对于手难以触及的背部等区域，可以利用洗澡刷的长柄操作。适用于上肢关节活动受限患者或手部运动障碍患者。

（2）洗澡手套：直接将洗澡手套戴在手上，像使用普通毛巾一样擦拭身体，手套表面通常有一定的摩擦力，可起到清洁和按摩的作用，也可配合沐浴露等使用，适用于手功能障碍患者。

（3）防滑地胶：洗澡时可使用防滑地胶，防滑设计、易于安装和清洁，可提高浴室安全性。

（4）洗澡椅：将洗澡椅放置在淋浴区域或浴缸旁边，使用者坐在椅子上进行淋浴或盆浴。有些洗澡椅带有扶手，方便抓握、保持平衡；部分还带有可调节的脚踏板，可根据需要调整高度。适用于体力低下的患者、下肢关节活动受限或下肢肌肉无力以及平衡功能不佳的患者。

5. 如厕自助具

（1）可调节座便器：座便器的高度和周围的扶手均可以调节，适用于不同身高的患者。

（2）轮椅式便池：坐位铺有软垫，其下方有便盆，需如厕时移开坐位上的木板，即可使用坐位下的便盆。

（3）加高坐厕板：使大腿关节屈伸有困难者易于坐下和起立。坐板可直接安装在便器上，易于清洁。

（4）扶手：将扶手安装在浴室墙壁上，如淋浴区、马桶旁边等位置，使用者在洗澡或如厕过程中需要起身、站立或移动时，可抓握扶手以保持身体平衡和稳定（图6-6）。

（5）助起式坐圈：双手抓握两侧扶手，用向下压的力量使便器坐垫弹起，协助患者完成起立动作（图6-7）。

（6）厕纸：铝管制成的厕纸夹，可调节长度和夹住卫生纸。适用于上肢关节活动范围受限者或下肢无力而不能使臀部抬离坐便器者。

（7）大小便自动清理机：使用者躺在或坐在与大小便自动清理机适配的装置上，机器通过尖端传感器感应大小便，自动吸入并使用温水冲洗臀部，进行暖风烘干及消毒等操作。适用于老年人、伤残人、瘫痪者、植物人状态等大小便不能自理的人群。

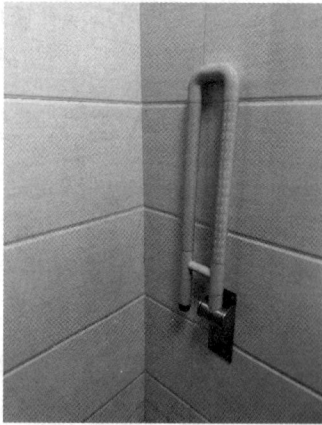

图 6-6 扶手

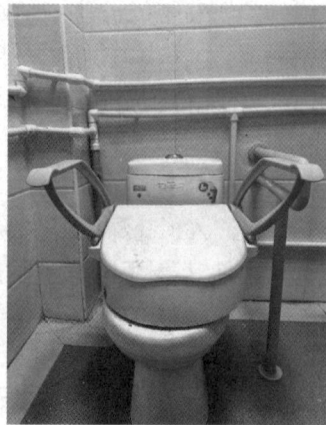

图 6-7 助起式坐圈

6. 交流用自助具

（1）书写用自助具

1）加粗笔：笔杆较粗，通常采用柔软、有弹性且摩擦力较大的材质，如橡胶、硅胶等包裹笔杆，增加握持的稳定性。适合手部力量不足、握力较差的人群，如老年人、肌无力等疾病患者，以及手部受伤正在康复的人群（图 6-8）。

2）洞洞笔：笔杆上有均匀分布的洞孔，手指可插入洞中，帮助使用者形成正确的握笔姿势。主要适用于儿童，特别是刚开始学习写字的幼儿，有助于他们养成良好的握笔习惯。对于手部协调性欠佳、需要纠正握笔姿势的人群也较为适用（图 6-8）。

3）脑瘫儿童抓握笔：根据脑瘫儿童的手部功能特点所设计，笔杆形状可能是弯曲或有特殊弧度，材质柔软且防滑，部分还配有辅助抓握的装置，如指环、握柄等。脑瘫儿童常伴有手部肌张力异常、抓握困难和运动不协调等问题，这种笔可以适应他们的手部姿势和运动模式，促进手部功能发展和康复。

4）握笔辅助器：如带有压力感应和手写识别功能的电子书写板、智能笔等，可将书写内容实时转换为电子文本，方便编辑和保存，部分还具备语音提示等功能。适合视力不好的人群，通过语音提示可以辅助书写；也适用于需要快速将手写内容转换为电子文档的人群，如办公人员、学生等。对于手部活动不便的人，电子书写板较大的书写区域和较轻的书写压力也更为友好。

（2）手机支架

1）多功能病床手机支架：可固定在病床护栏上，能灵活调整手机的角度和高度，方便患者躺着观看手机屏幕，减轻颈部和手臂负担，适用于各种疾病的卧床患者。

2）桌面手机支架：将手机放置于手机支架上，患者可将其放置在床边桌上，调整到合适角度观看。对于手臂活动不便但能进行简单桌面操作的患者较为适用（图 6-9）。

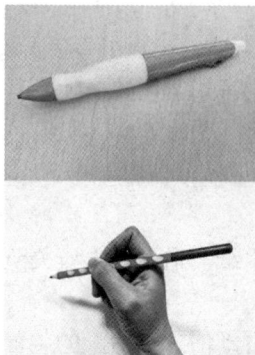

图 6-8 加粗笔、洞洞笔

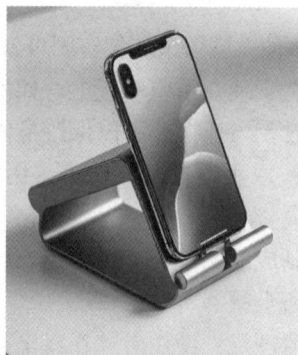

图 6-9 手机支架

3）翻书器：用一根末端为橡胶的金属棒绕手掌或插入万能袖带中翻书；四肢瘫痪患者可用口棒翻书页。

4）交流辅助设备：如一些智能语音交流设备，语言障碍者输入文字后，设备可将文字转换为语音播放出来。助听器是最常见的听力辅助设备，通过放大声音，帮助听力损失患者更好地听到声音，从而进行交流。现在的助听器有多种类型，如耳背式、耳道式、深耳道式等，可根据患者的听力情况和需求选择。盲人手机则配备了语音读屏功能，能将屏幕上的文字内容转换为语音，盲人可以通过听来操作手机，实现打电话、发短信、浏览信息等功能。

5）智能型辅助交流设备：平板电脑和智能手表设备在安装特定的交流辅助软件后，可满足不同类型沟通障碍患者的需求。如安装手语教学软件、文字语音转换软件等，方便患者与他人交流。在智能手机或平板电脑上结合沟通辅助 APP 可提供丰富的图片、符号、文字模板，帮助患者快速组合表达自己的想法；还支持语音输入和输出，方便不同需求的用户。

7. 转移自助具

（1）水平移位机：适用于转移困难者的搬运，尤其是肥胖患者。

（2）垂直移位机：用于将患者进行上下转移，如移至浴缸或水疗池等。

（3）转移板：适用于存在部分上肢功能而支撑力不足的患者进行转移。

（4）智能天轨系统：作为新近推出的高端康复辅助工具，为行动不便者转移、移动、如厕、沐浴等活动提供了极大便利。此外，该系统还可为康复患者提供步行练习、平衡力增强训练以及日常生活技能的作业治疗等多种辅助功能，以支持他们的康复过程。

8. 其他自助具

（1）改装的钥匙：可将钥匙孔内穿一根短棍，或加一个硬塑料片。

（2）特制砧板：①在砧板上安装各种类型的刀片，患者可用一只手完成苹果、土豆等的剥皮、切片、切丝等加工；②在砧板的左上方加直角挡板，防止所切食物被推出去；③或在砧板上钉 3 颗钉子，尖端朝上，可将西红柿、土豆、洋葱等易滚动食品插在钉子上进行加工。

（3）清洁自助具：下方有吸盘固定，刷子固定于上方，单手持杯、碗即可在刷上清洗；或用螺钉将一把较大的刷子固定在吸盘上，再将带有吸盘的刷子固定在较光滑的台面上，就可将需洗刷的物品洗刷干净；或将一长柄刷固定在金属板上，用螺钉将金属板固定在自来水管上即可，使用时可在自来水冲洗同时刷洗餐具。

（4）拾物器：手柄多为手枪样，使用时只要用手指扣动扳机，由扳机牵动控制顶端钩的连线，即可打开拾物器顶端的钩，将掉到地上的东西夹住取到手。适用于抓握功能低下或无法弯腰的患者拾物用，也适用于坐轮椅或长期卧床的患者取高物（图 6-10）。

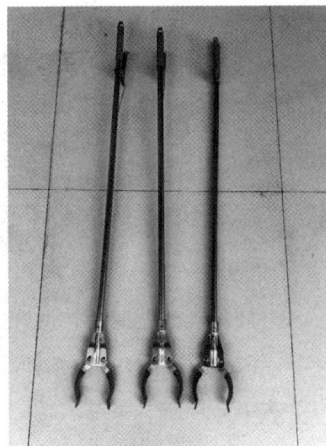

图 6-10　拾物器

9. 康复训练自助具

（1）上肢康复训练器材：如哑铃等可进行上肢力量训练，增强上肢肌肉力量；上肢康复机器人可以设定不同的训练模式，帮助患者进行上肢关节活动度、肌肉力量和协调性的训练。

（2）下肢康复训练器材：可进行步态训练、腿部屈伸等运动，帮助患者恢复下肢运动功能，提高行走能力；电动起立床帮助患者逐渐从卧位到坐位、站立位转换，训练下肢支撑能力，预防体位性低血压等并发症。

10. 护理床　具备多种功能，如可调节床头、床尾高度，方便患者坐起、躺下；部分带有便孔，配备可移动的便盆，便于患者在床上解决大小便问题，适用于瘫痪、长期卧床等生活不能自理的患者。

11. 智能健康监测产品　如智能手环、智能手表、体脂秤等，可实时监测心率、血压、血糖、运动步数、睡眠质量等健康数据，帮助患者和医护人员及时了解身体状况，便于疾病管理和康复监测。

（二）自助具的应用程序

自助具的选配需要经过专业人员的严格评定，使用前后进行训练、必要环境改造、安全指导和随访等程序。不适当的自助具或使用不当，不仅造成资金浪费，还可能导致残疾加重，甚至带来重大安全问题。因此，康复自助具需进行严格管理，规范流程，以便最大限度发挥功能、减少浪费。

1. 功能评定　制作或购买自助具前应详细系统地评估患者的功能，功能障碍不同，所使用的自助具也不同。了解使用者的目前功能及预后情况，结合其生活环境和经济条件等因素，设计方便、实用、适合患者的自助具。其评定内容包括以下几点。

（1）运动功能评定：如肌力、耐力、关节活动度，平衡协调能力及转移能力等。

（2）感觉功能评定：如深浅感觉、复合感觉、视觉及听觉等。

（3）认知功能评定：如注意力、记忆力、学习能力、理解力、沟通能力及应变力等。

（4）心理功能评定：如抑郁、焦虑等。

（5）情绪行为评定：如攻击行为，自伤行为及过激行为等。

（6）日常生活活动能力评定：衣、食、住、行，如个人卫生、大小便管理、上下楼梯及交通工具使用等。

（7）环境评定：如家居环境、学习环境、工作环境及社区环境等。

2. 自助具处方　一般由康复医师或高年资的康复治疗师开具。

（1）处方内容：自助具处方主要包括自助具类型、尺寸、材料、使用范围等。如需购买，需包含自助具名称、型号、尺寸、材料、颜色、承重、其他配件、特殊要求等；如需制作，则需提供自助具名称、尺寸、材料、承重、其他配件、特殊要求、图纸等。此外，还要考虑使用者的意愿、操作能力、安全性、重量、使用地点、外观、价格等问题。

（2）常用自助具：不同性质和程度的功能障碍者所需的自助具不同。脑卒中、脊髓损伤患者在日常生活活动中可能需要的自助具见表 6-1、表 6-2。

表 6-1　脑卒中患者常用自助具

功能活动	自助具
进食	带弹簧片筷子、加粗手柄器具、防滑垫、防洒碟、防洒碗、万能袖套
修饰	改装指甲钳、电动剃须刀、长粗柄梳、带吸盘的刷子
穿衣	穿衣器、纽扣器、穿鞋器、魔术贴
大小便	坐便器、加高坐便器、坐厕及扶手、便后清洁器、厕纸夹
洗澡	长柄刷、带扣环毛巾、防滑沐浴垫、洗澡板、洗澡椅、洗澡凳、扶手装置
转移	手杖、助行架、轮椅、转移带、转移板、移位器
交流	内通板、带大按键电话、书写器、扬声器、电脑输入自助具
做饭	特制砧板、切割器、特制开瓶器、钳式削皮器、开罐器（供单手使用）
其他	特制手柄钥匙、开瓶器、矫形器

表 6-2　脊髓损伤患者常用自助具

功能活动	自助具
进食	万能袖套、带C形夹的勺子、带腕固定带的勺子、防滑垫、防洒碟、防洒碗、自动喂食器等
修饰	电动剃刀、带C形夹的梳子和剃须刀、带固定带牙刷
穿衣	穿衣器、纽扣器、穿袜器、鞋拔、带指环的拉链等

续表

功能活动	自助具
大小便	坐便器、坐厕、加高坐厕，扶手，床边便椅、厕纸夹
洗澡	带扣环毛巾、长柄擦（海绵）、防滑垫、洗澡板、洗澡椅、操凳、扶手
转移	电动轮椅、手动轮椅、手轮圈带有凸起的轮椅、转移板、助行架、腋杖、肘杖、手杖、移位器
交流	电话托、书写器、翻书器、电脑输入辅助器具
其他	特制手柄钥匙、拾物器、开瓶器、矫形器、环境控制系统

3. 自助具选配前训练 在配置不同的自助具前，应对患者基本状况进行康复评定，针对康复评定中的主要问题，设定康复治疗目标和康复治疗计划，然后根据康复治疗计划进行系统的康复训练，使患者能更好地应用自助具。康复训练的主要内容包括肌力训练、耐力训练、关节活动度训练、平衡训练、转移训练、感觉训练、认知训练和心理治疗等。

4. 自助具的选购或制作 根据处方要求选择自助具，最好能给使用者提供样品并试用，以便其选择最喜欢并且适合的产品。根据处方要求制作相应的自助具，制作过程中应特别注意边缘是否光滑，关节处或骨突处是否容易受压迫或破损，连接处是否坚固，美观性如何等。

5. 自助具的使用训练 使用制作或购买的自助具应进行专门的训练，待患者掌握正确的方法后才能交付使用，并教会使用者如何进行清洗与保养。训练内容应包括穿戴或组装、保持平衡、转移、驱动，利用自助具进行日常生活活动等内容。

6. 自助具的使用后评定 患者在配备自助具并进行适当训练后，要再次进行康复评定。

评定目的是了解是否达到预期的目标，能否正常使用，能否独立使用，是否需要进行改良，有无安全方面的顾虑等。经过康复评定，如果患者可以安全、正常地使用自助具，而且适配良好，可以达到预期目标，即可交付使用并给予详细的使用指导、保养指导及注意事项提醒。如果不能达到上述目的，则需对评定中存在的问题进行自助具改良、环境改造，并进行环境适应训练，教会患者或护理者正确的使用及保养方法等。

7. 自助具使用后的随访 自助具交付使用后要根据产品情况定期进行随访，了解使用过程中存在的问题及是否需要进行跟踪处理，随访最好以上门服务的形式进行，以了解患者是否在正常使用，有无安全隐患，是否需要进行调整，如需调整或更改应及时处理，随访也可以委托社区康复人员或通过电话、问卷等进行。

链接

我国康复辅助器具自主创新的崛起之路

在国家科技创新战略的推动和相关政策的有力引导下，我国康复辅助器具行业迎来了发展的春天。科研机构和相关企业纷纷加大研发投入，致力于突破关键技术瓶颈，实现自主研发和生产。

在智能假肢领域，我国自主研发的产品高度模拟生物神经、肌肉骨骼功能，能实时感知路面情况，自主调节行走位姿，智能切换行走步态，可轻松实现走步、骑自行车、上下楼梯等动作。

在康复机器人方面，一些康复机器人能模拟人类的运动模式，为患者提供个性化的康复训练方案。可以精准监测患者的运动数据，根据康复进度实时调整训练参数，提高康复效果。康复机器人已广泛应用在医院、康复中心，有效提升了康复治疗的效率和质量，让更多患者受益。

3D 打印矫形器技术也取得了重大突破，3D 打印技术可根据患者的身体数据进行个性化定制，生产出贴合度更高、舒适度更好的矫形器。与传统矫形器制作工艺相比，3D 打印大大缩短了制作周期，降低了成本。

三、助 行 器

为了提高下肢功能障碍患者的生活自理能力、满足治疗需求，常需使用助行器以辅助移动及行走，助行器的应用是康复医学的重要治疗手段之一。随着科技的发展和进步，有关助行器的研究及制作取得了较大发展，各种类型助行器的出现不仅丰富了患者的选择，更极大提高了患者的生存质量。根据治疗需要，作业治疗师常需要为下肢功能障碍等患者配备合适的助行器。

（一）助行器的作用及分类

1. 助行器的作用

助行器是指辅助人体支撑体重、保持平衡和行走的器具，步行辅助器也可称步行器、步行架，包括大而稳的助行架、小而不稳定的单足手杖等。

（1）保持平衡：对于存在平衡功能障碍的患者，助行器能增加其支撑面，有保持其身体平衡的作用。

（2）减轻下肢负荷，支撑体重：下肢肌力减弱不能支撑体重或因各种关节疾病致关节疼痛不能负重时，助行器可减轻下肢负荷，支持体重，具有替代作用。

（3）缓解疼痛，改善步态：对于因下肢疼痛不能行走或步态异常者，助行器可有效缓解疼痛，改善或纠正步态异常。

（4）辅助移动及行走：轮椅可辅助患者进行转移及移动，杖类助行器及助行架可扩大患者行走时的支撑面，增加步行时的稳定性，辅助行走，提高患者日常生活活动能力，减少其对家庭和社会的依赖。

（5）增强肌力带垫式拐杖：有增强上肢伸肌肌力作用。为减轻下肢负重，上肢需用力下压，从而间接训练了上肢肌肉，增强了肌力。

（6）其他作用：下肢骨性关节炎、骨折、软组织损伤后，用来缓解疼痛；脊柱侧弯或肢体变短时用来代偿畸形；偏盲或全盲时用作探路器。另外，可改善使用者的心肺功能、外周血液循环，预防骨质疏松发生。从社会层面上考虑，可用来提醒别人注意自己是走路慢和不稳者，以保护自己，免受意外伤害等。

2. 助行器的种类

步行辅助器从操作力源上可划分为3类。①动力助行器：即由人体外部动力驱动的助行器；②功能性电刺激助行器：是通过电刺激使下肢功能丧失或部分丧失的截瘫患者站立行走的助行器；③无动力助行器：即无人体外部动力源，使用者利用自身体能操作的助行器，以下主要介绍无动力助行器。

根据结构和功能，将助行器分为两大类，杖类助行器和助行架。①杖类助行器：包括手杖、腋杖、肘杖和前臂杖、带座拐杖。一般来说，手杖适用于偏瘫或单侧下肢瘫痪的患者，通常由轻便的铝合金或碳纤维制成，握把设计符合人体工程学，提供舒适的抓握体验；前臂杖和腋杖适用于上肢功能较好的截瘫患者，前臂杖通过腕带固定在手腕上，提供额外的支撑力，而腋杖则依靠腋下的支撑来分担身体重量，减轻腿部压力。②助行架：包括标准型助行架、轮式助行架、助行椅和助行台。助行架的支撑面大，较腋杖更稳定，多在室内使用。标准型助行架通常由坚固的金属框架构成，带有橡胶脚垫以增加摩擦力，防止滑动；轮式助行架配有滚轮，便于移动，适合需要频繁变换位置的功能障碍者；助行椅则增加了座椅部分，患者休息时可提供舒适支持；助行台则带有桌面，方便携带物品，如书籍、水杯等，提高使用者的生活便利性。

3. 助行器的使用原则

（1）使用前应对患者进行全面评定：包括了解患者一般情况，如年龄、身高、体重和全身情况，以及疾病诊断、病情程度和进展情况等；重点评定患者平衡能力、下肢肌力、下肢承重能力、步态和步行功能、上肢肌力、手的握力与抓握方式等；同时应了解患者个人对助行器的要求、生活环境及生活方式，如助行器的款式、重量、颜色等。

（2）明确应用助行器的目的及环境：应用时应考虑室内、室外、载物、提供座位等目的。助行器应符合患者所处环境要求，应充分考虑患者的家居面积，斜坡、楼梯、通道以及地下情况等。

（3）患者需具有一定的认知能力：具有学会正确使用助行器的能力，能认识到应用助行器时可能存在的危险，遇到危险时能做出相应的调节和应对，能注意和发现助行器的缺陷。

（4）使用前检查：使用助行器前，应首先检查助行器有否伤痕，折叠关节、调节钮、脚端橡胶帽和脚轮是否完整牢固，以保证安全。

（5）定期检查：定期对助行器及其附件进行检查，发现问题及时更新，以避免意外及危险的发生。

（二）手杖

手杖是指利用腕关节及以下部位用力及辅助行走的器具，为最常见的助行器。症状较轻的下肢功能障碍者常借助手杖辅助行走，只可分担不到 25% 的体重，其优点是小巧、轻便，缺点是支撑面积小、稳定性稍差。

1. 种类与结构　可分为单足手杖与多足手杖两大类。

（1）单足手杖：用木材、钢材或铝合金制成，带有 C 形或 T 形手柄。按其长度是否可调分为长度不可调杖和长度可调杖；按其把手形状可分为钩形杖、丁字形杖、斜形杖、铲形杖、球头杖、鹅颈形杖等。单足手杖与地面只有一个接触点，轻巧并且适合上下楼梯，但是由于可提供的支持与平衡作用较少，稳定性一般，适用于握力好、上肢支撑力强的患者（图 6-11）。

（2）多足手杖：多用铝合金制作，高度、角度可以调节，以适应不同身高和使用习惯的患者。通常由多个支撑脚组成，增加了稳定性和支撑面积，适合平衡能力较差的患者使用。可分为三足手杖和四足手杖。三足手杖由于 3 个足呈"品"字形，比单足杖稳定，适用于平衡能力稍欠佳而用单足手杖不安全的患者；四足手杖由于有四足，支撑面广、更为稳定，适用于平稳能力欠佳、用三足手杖也不够安全的患者（图 6-12）。

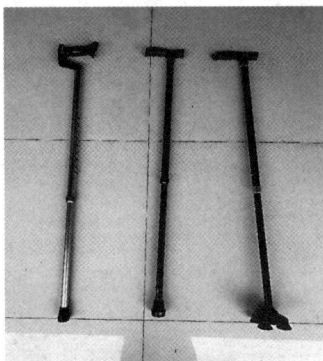

图 6-11　常用手杖　　　　　图 6-12　多足手杖

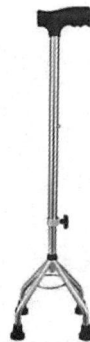

2. 适应证　适用于偏瘫、下肢肌力减退、平衡障碍、下肢骨与关节病变、单侧下肢截肢或佩戴假肢、偏盲或全盲等患者及老年人。

（1）单足手杖：适用于握力好、上肢支撑力强的患者。

（2）三足手杖：适用于平衡能力稍差、借助单足手杖不安全的患者。

（3）四足手杖：适用于平衡能力差、臂力较弱或上肢患有帕金森病，使用三足手杖安全性不够的患者。

3. 制作要求　为合理用力、发挥良好支撑作用，手杖应有合适的长度。一般要求手杖的长度约等于地面到患者股骨大转子（髋关节外侧皮肤凹陷处）的高度，并且在肘关节屈曲 30° 下健侧手持手杖，手杖脚应位于距离足尖前外方 15cm 左右。其确定方法如下。

（1）站直无困难的患者：让患者穿鞋站直，体重平均分布于两腿上，眼视前方，肩臂松弛，前臂尺骨茎突至地面的距离即为手杖的长度。制作时治疗师检查确认患者无前、后、左、右倾以及所穿鞋是普通高度的情况下，将不可调的 Fischer 型手杖的套头去除，翻过来（足朝上、把手朝地），将把手放在地板上，垂直靠于患者身侧，在与患者前臂尺骨茎突水平平齐处于手杖上做一记号，锯去多余的长度，套回套头即可。如为可调节的手杖，不必翻过来，就地按以上标准调节即可。

（2）站直有困难的患者：可用仰卧位测定。此时让患者呈直线仰卧，双手放身旁，测量自尺骨茎突到足底的距离，然后增加 2.5cm（预留鞋的高度）。

（3）穿鞋或下肢矫形器辅助站立的患者：让患者站直，体重平均分布于两腿上，使肘关节屈曲30°、腕关节背伸，此时小趾前外侧 15cm 至背伸掌面的距离即为手杖的长度。

4. 训练方法

（1）三点步行：使用手杖时先伸出手杖，再迈患侧足，最后迈健侧足的步行方法。一般初期训练或平衡功能较差的患者可按后型、并列型、前型的顺序进行训练（图 6-13）。

1）后型：健侧足迈出的步幅较小，健侧足落地后足尖在患侧足尖之后。

2）并列型：健侧足落地后足尖与患侧足尖在一条横线上。

3）前型：健侧足迈出的步幅较大，健侧足落地后足尖超过患侧足尖。

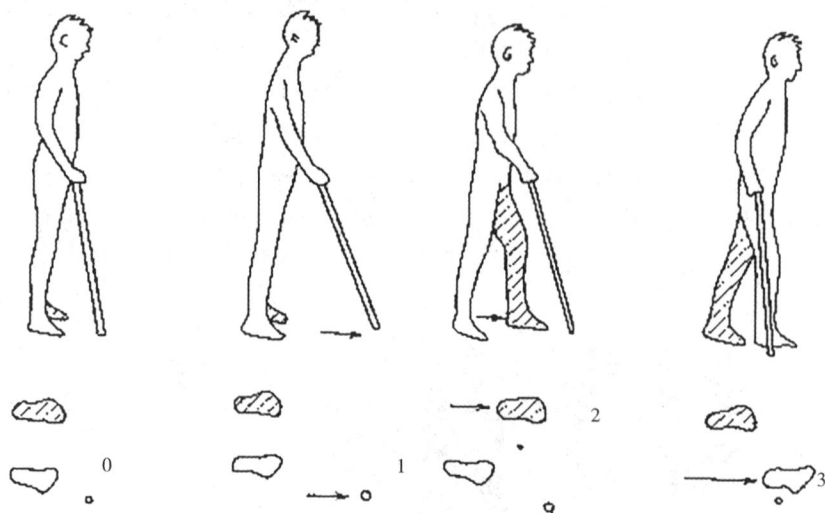

图 6-13　手杖三点步行

（2）两点步行：当患者具有一定平衡功能或较好掌握了三点步行方法后，可进行两点步行训练，手杖与患足作为一点、健足作为一点，交替支撑体重。①手杖和患足同时伸出支撑体重；②迈出健足。偏瘫程度较轻、平衡功能好的患者以及恢复后期的患者可应用此种步行方式（图 6-14）。

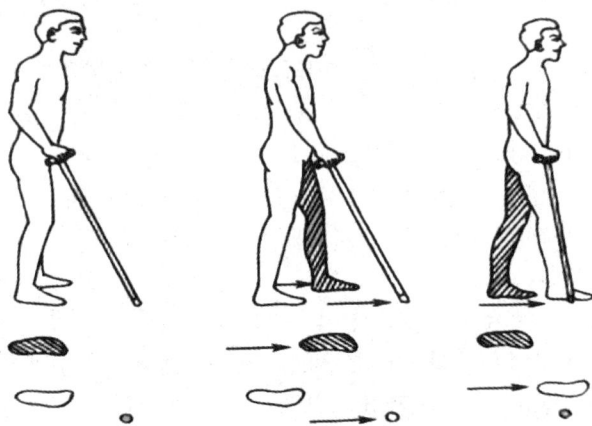

图 6-14　手杖两点步行

（3）上、下楼梯：适用于手足足够有力的患者。

1）上楼梯训练：①健手扶楼梯扶手，手杖放患侧下肢；②健手先向前、向上移，健侧下肢迈上一级楼梯，手杖上移；③迈患侧下肢。

2）下楼梯方法：①健手先向前、向下移，手杖下移；②患侧下肢下移；③健侧下肢下移。

5. 注意事项

（1）患者上肢和肩的肌力正常才能使用手杖，腕和手握的强度必须能承担其体重。如不能，应选用有托槽的杖，改由水平放置的前臂来支撑体重。

（2）嘱患者使用手杖行走时眼视前方而不是看着地面，鼓励用正常的足先着地、用足趾支撑离地的步态。

（3）手杖的长度应合适，正确的长度是患者站直以手杖柱地时肘关节有30°左右的屈曲，这样行走时伸肘下推手杖才能支撑起其体重。

（三）肘杖

肘杖是带有一个手柄、一个立柱和一个向后倾斜的前臂支架的助行器，因为支撑架上部的肘托托在肘部的后下方，故命名为肘拐，又称前臂拐、肘拐，常成对使用（图6-15）。

1. 结构 主要由铝管制成，由可包绕前臂的前臂套、把手、直立杆、可调节的槽口、锁钉及橡皮拐头等组成。可利用前臂和手共同支撑，不对身体局部产生压迫可单侧、手或双侧手同时使用，双肘杖同时使用可减轻下肢承重，提高行走的稳定性。上下两端均可调，上端调节以适应前臂长度，下端调节改变肘杖的高度。

2. 适应证 ①双下肢无力或不协调；②单侧下肢无力且不允许该侧肢体负重时；③累及全身的双侧肢体严重无力或不协调，或双上肢无足够力量使用手杖的情况。

3. 制作要求 与可调节手杖的测量方法相同。

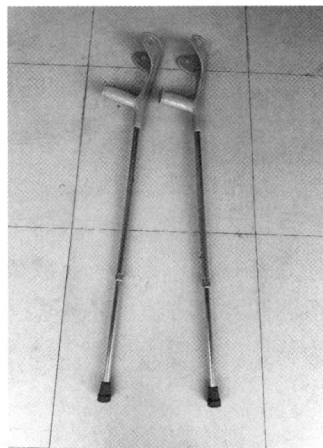

图6-15 肘杖

4. 训练方法

（1）恢复早期（四点步）：将一侧肘杖向前移，迈对侧下肢，移动对侧肘杖，移动另一侧下肢。

（2）恢复后期（四点步）：一侧肘杖及其对侧下肢向前移动，另一侧肘杖及其对侧下肢向前移动。

（3）部分负重步态：将肘杖与部分负重下肢同时向前移动，健侧下肢迈越肘杖的足。

5. 注意事项 ①前臂套松紧适宜，若过紧肘杖会难于移动，太松则会失去支撑力；②前臂套需保持在肘与腕之间距离中点稍上方。

（四）前臂支撑拐

前臂支撑拐是带有一个特殊设计的手柄和前臂支撑支架的助行器，又称平台拐，类风湿拐，亦称洛氏拐，可减少下肢40%～50%的负重，也可提供较好的腕部稳定度。

1. 结构 由杆的固定部分、杆的可调节部分、把手位置调节钮、把手、托槽、衬垫、臂固定带以及套头构成。

2. 适应证 适用于单侧或双侧下肢无力而腕、手不能负重的患者，如类风湿关节炎、上下肢均损伤等。

3. 制作要求 测量方法包括立位测量和卧位测量两种。

（1）立位测量：患者站直，肩与上肢放松，目视正前方，测量自地面到尺骨鹰嘴的距离。

（2）卧位测量：患者仰卧床上，肩与上肢放松于体侧，测量足底到尺骨鹰嘴的距离再加2.5cm。两种测量方法测出的长度均相当于从托槽垫的表面到套头之间的距离。

4. 训练方法　持前臂支撑拐进行步行训练：①将手从托槽上方穿过，握住把手，前臂水平支撑在托槽上；②将一侧前臂支撑拐向前移，迈对侧下肢；③移对侧前臂支撑拐，移另一侧下肢。

5. 注意事项　①使用时患者将手从托槽上方穿过，握住把手，前臂水平支撑在托槽上，承重点应在前臂。②站立及行走时不能将前臂支撑拐放在离身体前方太远处，否则会导致站立不稳。③托槽前沿到手柄之间要有足够的距离，避免尺骨茎突受压；注意托槽不能太向后，以免长期使用压迫尺神经。④使用前臂支撑拐时，由于前臂部分的影响，遇到危险时不能迅速扔掉，会影响手的保护性伸出，导致平衡失调。因此尝试在无监护下行走之前要确认患者已具有充分的平衡和协调能力。

（五）腋杖

腋杖是常用的助行器，可协助站立及步行，可减少下肢80%的负重，维持身体平衡。

1. 种类与结构　腋杖可分为标准式和长度可调式两种，由腋垫、拐托、把手、侧弓、伸展杆、橡皮拐头、调节螺丝及螺栓等部分构成（图6-16）。

2. 适应证　适用于任何原因导致步行不稳定，且手杖或肘杖无法提供足够稳定功能的情况。如单侧下肢无力而不能部分或完全负重的情况和双下肢功能不全、不能用左右腿交替迈步的情况等。

3. 制作要求　确定腋杖长度最简单的方法是用身长减去41cm或身高乘以77%，站立时大转子的高度即为把手的位置。测量时患者应着常穿的鞋站立。若患者下肢或上肢有短缩畸形，可让患者穿上鞋或下肢矫形器仰卧，将腋杖轻轻贴近腋窝，在小趾前外侧15cm、与足底平齐处即为腋杖最合适的长度。合适腋杖的腋垫顶部与腋窝的距离应有5cm或三横指。

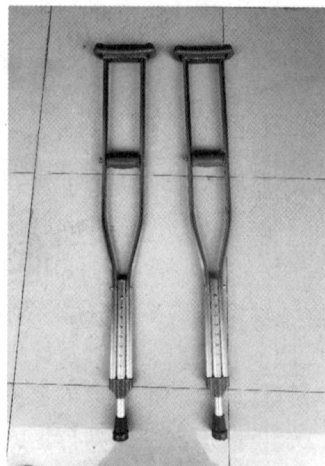

图6-16　腋杖

4. 训练方法　以适应双腋杖步行为例，根据腋杖和足移顺序不同，可分为以下几种。

（1）摆至步：是开始步行常用的方法，主要利用背阔肌来完成，腋杖摆至步具有步行稳定、实用性强的特点，但是速度较慢，也适用于道路不平、人多拥挤的场合。

具体方法：①同时伸出两支腋杖；②支撑并向前摆身体使双足同时拖地向前，到达腋杖落地点附近（图6-17）。

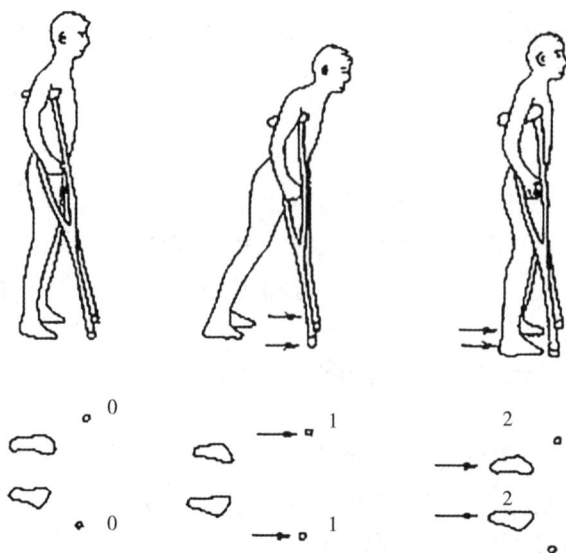

图6-17　腋杖摆至步

（2）摆过步：又称迈越步。多在摆至步成功后或恢复后期开始应用，在拐杖步行中速度最快、步幅较大、姿势较为美观，适用于路面宽阔及人少的环境。

具体方法：①双侧拐同时向前方伸出，患者支撑把手，使身体重心前移；②利用上肢支撑力使双足离地，下肢向前摆动，双足在拐杖着地点前方位置着地；③双拐向前伸出取得平衡（图6-18）。

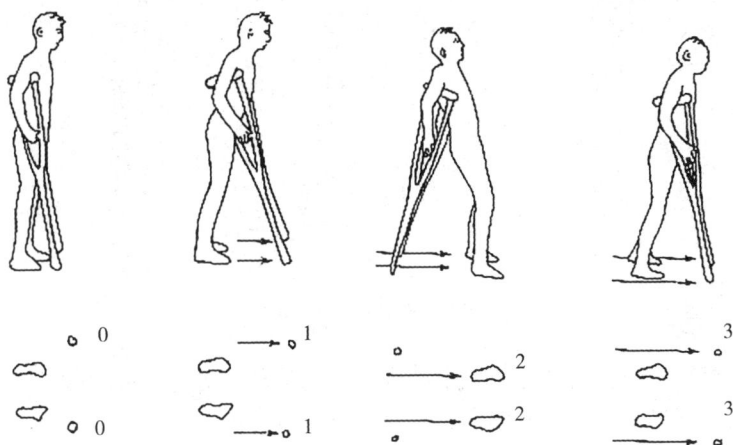

图 6-18　腋杖摆过步

（3）四点步行：因接触地面四点故称四点步。适用于恢复早期，其步行稳定性好，训练难度小，但速度较慢，步态接近于正常步行，是早期骨盆上提肌肌力较好的双下肢运动功能障碍患者经常采用的步行方式之一。

具体方法：①伸出左侧腋杖；②迈出右足；③伸出右侧腋杖；④迈出左足（图6-19）。

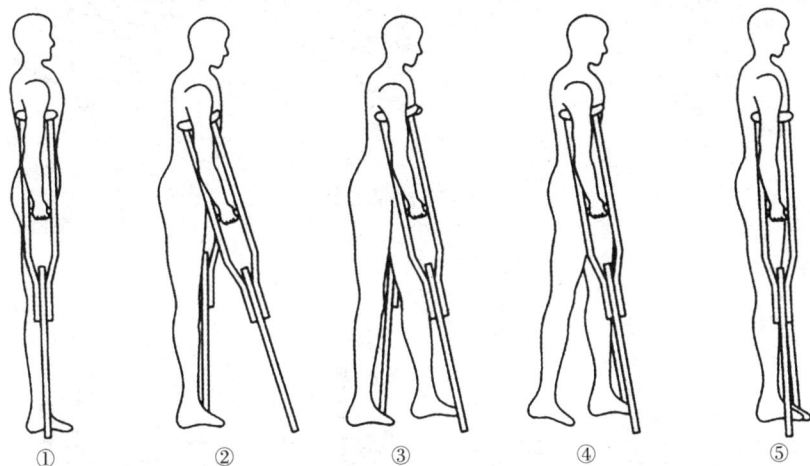

图 6-19　腋杖四点步行

（4）三点步行：步行速度快，稳定性良好，适用于一侧下肢患病并且不能负重的患者，是常用的步行方式之一。

具体方法：①将两侧腋杖同时伸出，双侧腋杖先落地；②迈出患侧足或不能负重的足；③将对侧足（健侧足）伸出。

（5）两点步行：常在掌握四点步行后训练，稳定性不如四点步行，但步行速度比四点步行快。

具体方法：①一侧腋杖和对侧足同时伸出作为第一着力点；②另一侧腋杖和另一侧足再向前伸出作为第二着力点。如此反复（图6-20）。

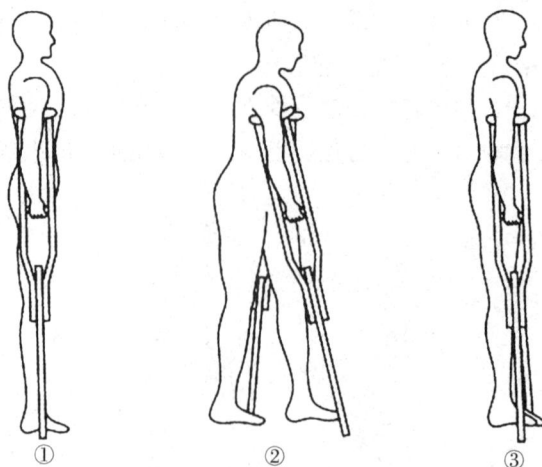

图 6-20　腋杖两点步行

（6）部分负重步态：将腋杖与部分负重下肢同时向前移动，健侧下肢迈越腋杖的足。

（7）免负荷步态：行走时先将腋杖向前，然后负重下肢向前。

（8）腋杖上下台阶：使用者注意不要低头看脚，而要向前看，双脚位于台阶边缘持杖站稳。上台阶步骤为 腋拐→健腿→患腿（图 6-21）。

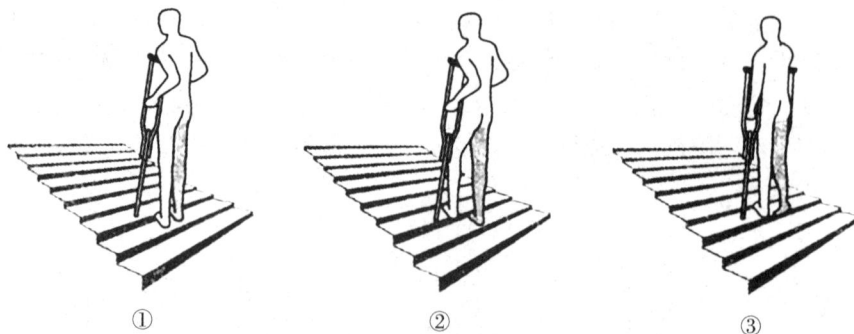

图 6-21　腋杖上台阶

下台阶步骤为 腋拐→患腿→健腿（图 6-22）。

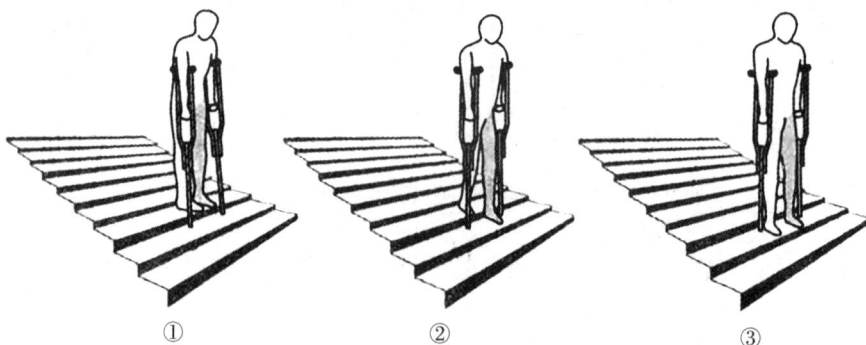

图 6-22　腋杖下台阶

5. 注意事项

（1）上肢和躯干必须有一定的肌力为固定上肢，支撑体重，需要背阔肌、斜方肌、胸大肌、肱三头肌等用力；为使腋拐前后摆出，需要三角肌用力；为牢固握住把手，需要前臂屈肌和伸肌及手部屈肌用力。

（2）上臂应夹紧，控制身体的重心，避免身体向外倾倒。

（3）腰部应保持直立或略向前挺出姿势，不能向后弯。

（4）腋垫应抵在侧胸壁上，通过加强肩和上肢得到更多的支持，正常腋杖与躯干侧面应成15°的角度。

（5）使用腋杖时着力点应在手柄处，而不是靠腋窝支撑，避免伤及臂丛神经。

（6）拐杖的着地点应在脚掌的前外侧处，肘关节维持弯曲20°～30°，有利于手臂的施力，手腕保持向上翘的力量。

（六）助行架

单个使用、由双臂操作的框架式步行辅助器具称助行架，包括各种标准助行架、轮椅助行架、助行椅及助台。助行架支撑面积大、稳定性好，但比较笨重。

1. 种类与结构

（1）标准助行架：一般用钢管或铝合金管制成，重量很轻，可将患者保护在其中。支撑面积大、稳定性好（图6-23）。

（2）轮椅助行架：可分为两轮式、三轮式及四轮式。具有带手闸制动及其他辅助支撑功能等多种形式。

（3）助行椅：是一种带座和吊带的轮式助行架。用铝合金、钢管制成。配有可锁刹车闸、座、扶手、篮筐、高强度ABS及轴承脚轮，半软包座面。

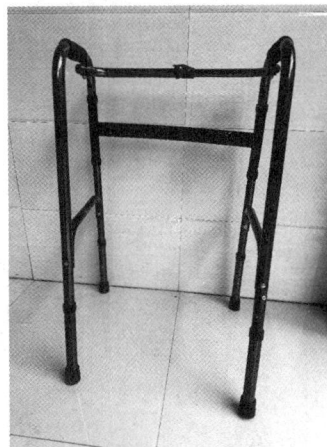

图6-23 标准助行架

（4）助行台：有轮子、前臂托或台面。患者通常依靠前臂托或台面支撑部分体重，保持身体平衡。

2. 适应证

（1）助行架：适用于站立平衡差、下肢肌力低下的患者或老年人，单侧下肢无力或截肢的患者，全身或双下肢肌力降低或协调性差需要独立、稳定站立者，广泛性体能减弱者等。

（2）轮椅助行架：适用于下肢功能障碍，且不能抬起助行架步行的患者。

（3）助行椅：适用于老年人和行走不便的人。

（4）助行台：适用于下肢功能障碍，合并上肢功能障碍或不协调患者；上、下肢均受累而不能通过腕、手承重的患者；前臂有畸形，前臂支撑拐不适用的患者。

3. 制作要求

（1）标准助行架、轮椅助行架和助行椅，与测量手杖高度的方法相同。

（2）助行台与前臂支撑杖的测量方法相同，但为了合适与舒适，可根据患者残疾程度进行调整。

4. 训练方法

（1）标准助行架：①提起助行架放在前方适当位置；②上肢伸出一臂长，向前迈一步，落在助行架两后足连线水平附近；③迈另一侧下肢。

（2）轮式助行架和助行椅：操作简单，但大多数轮式助行架难以在有限的空间内操作。应用时治疗师要确保患者学会使用各种闸，以便在下斜坡时能控制好速度。

（3）助行台：将前臂平放于支撑架上，利用助行器带动身体前移。

5. 注意事项 ①扶手高度合适、高度调整后应支撑稳定；②框架有足够的支撑稳定性；③患者有能力向前移动。

链接

助行外骨骼康复机器人：一种可穿戴的智能设备

助行外骨骼康复机器人是一种可穿戴的智能设备，主要用于辅助肢体运动障碍患者进行康复训练和日常行走。

主要的功能特点

（1）康复训练功能：可以为患者提供针对性的康复训练，如步态训练、平衡训练等。通过设定不同的训练模式和参数，帮助患者逐渐恢复肌肉力量、关节活动度和运动协调性。

（2）助力行走功能：能够为下肢无力或行走困难的患者提供外部助力，减轻患者腿部的负担，使患者能够更轻松行走。

（3）个性化定制：根据患者的身体状况、运动能力和康复需求，进行个性化的调整和设置，确保外骨骼与患者的身体特征、康复目标相匹配。

（4）数据监测与反馈：可以实时监测患者的运动数据，如行走速度、步数、关节活动角度等，并将这些数据反馈给医生或康复治疗师，为康复治疗方案的调整提供依据。

助行外骨骼康复机器人应用场景

（1）医疗康复机构：在医院的康复科、康复中心等场所，助行外骨骼康复机器人是一种重要的康复治疗设备，可帮助卒中、脊髓损伤、脑外伤等患者进行康复训练，提高康复效果，缩短康复周期。

（2）养老机构：为老年人提供行走助力和平衡支持，预防跌倒，提高生活自理能力和生活质量。

（3）家庭环境：一些便携式、小型化的助行外骨骼康复机器人可以进入家庭，方便患者在熟悉的环境中进行康复训练和日常活动，减轻家庭护理的负担。

考点与重点 各类助行器的训练方法

四、轮　椅

轮椅通常是指带有轮子的座椅，是常用辅助移动工具之一，也是康复过程中的重要工具。严格来讲，轮椅不属于助行器，但因其作用与助行架相似，主要是一些功能障碍者或其他行走困难者的代步工具，故在本章一并介绍。世界上最古老的轮椅是我国制造的木质轮椅，有两只后轮和一只前导轮，使用者依靠他人推动轮椅移动。第一辆依靠患者自己力量行驶的轮椅在 17 世纪制造成功。随着社会文明的进步与发展，对于肢体病伤残者来说，轮椅已不仅是代步工具，更重要的是，借助轮椅进行功能锻炼和参与社会活动，使他们在生活和工作中实现自理，同时获得心理康复。

（一）适应证

轮椅（wheelchair）是康复常用的辅助移动工具之一，是患者在步行功能减退、丧失或需减少活动的能量消耗时常选用的代步工具。可用于室内、室外，由他人帮助推行或由乘坐者自己转动轮圈移动。患者可以借助轮椅代步，进行锻炼和参与社会活动，提高生活的质量和信心。

凡借助轮椅能离开病床，最大限度恢复或代偿功能，提高独立性，扩大生活范围，参加各种社会活动以及娱乐活动者都属于轮椅的使用对象。一般认为，具有下列情况者可以考虑使用轮椅。

1. 各种原因引起的步行功能减退或丧失　如截肢、下肢骨折未愈合、截瘫、严重的关节炎症或因疾病致下肢负重时疼痛的患者。

2. 禁止步行的患者　并非运动系统疾病，但步行对全身状态不利者常需暂时性使用轮椅代步，如因严重的心脏疾病需要限制活动量的患者。

3. 中枢神经疾病使独立步行有危险的患者 如因严重的帕金森病难以步行的患者。

4. 高龄老年人 随着人口的老龄化，长期卧床的老年人增多。通过使用轮椅让老年人保持坐位，可以改善其循环系统功能，达到调节生活、改善生活质量的效果。

（二）轮椅的结构与功能

为正确选择和使用轮椅，需充分了解轮椅各部分的结构和功能。

1. 普通轮椅 一般由轮椅架、车轮、刹车装置及座靠四部分组成（图6-24）。

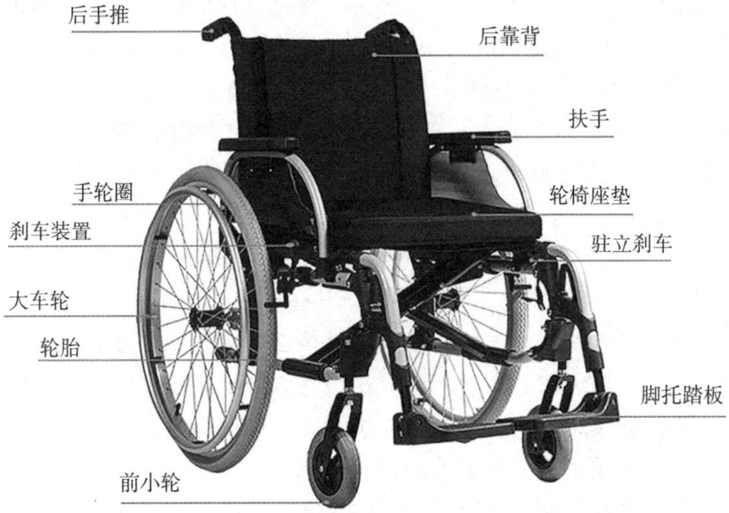

图 6-24 轮椅的结构

（1）轮椅架：是轮椅的核心结构，有折叠式和固定式两种。目前临床上使用的轮椅大多为折叠式，体积小，便于携带和运送。一般椅长103cm，宽63cm，折叠后为32cm。

（2）车轮：轮椅通过大车轮和脚轮与地面接触。

1）大车轮：是轮椅的承重部分，轮的直径有51cm、56cm、61cm、66cm等多种。除了少数轮椅应使用环境要求用实心轮胎外，多用充气轮胎。

2）小车轮：是轮椅的转向部分，直径有12cm、15cm、18cm、20cm等多种。直径大的小轮易于越过小的障碍物和特殊的地毯，但直径太大使整个轮椅所占空间变大，行动不方便。正常小轮在大轮之前，但下肢截瘫患者使用的轮椅，常将小轮放在大轮之后。操作中要注意小轮的方向最好可与大轮垂直，否则易倾倒。

（3）轮胎：有实心内胎、有充气内胎和无内胎充气型3种。实心型在平地行驶较快且不易被刺破，易推动，但在不平路上振动大，且卡入与轮胎同宽的沟内时不易拔出；有充气内胎的较难推，也易刺破，但振动比实心的小；无内胎充气型因无内胎不会被刺破，而且内部也充气、坐起来舒服，但比实心的较难推。

（4）手轮圈：手轮圈为轮椅所独有，直径一般比大轮圈小5cm。偏瘫患者用单手驱动，需再加一个直径更小的以供选择。手轮圈一般由患者直接推动，若患者相关功能不佳，为易于驱动，可进行下列改动。

1）在手轮圈表面加橡皮等以增加摩擦力。

2）沿手轮圈四周增加推动把手。①水平推把：用于颈5椎体损伤时，患者肱二头肌健全，手放在推把上，靠屈肘力可推车前进；若无水平推把，则无法推动。②垂直推把：用于类风湿关节炎肩手关节活动受限时，患者无法使用水平推把；③加粗推把：用于手指运动严重受限而不易握拳的患者，也适用于骨关节炎、心脏疾病或老年患者。

（5）车闸：车闸用于刹住大车轮以减慢速度或停止，或把轮椅保持在固定位置。大轮应每轮均有车闸，偏瘫者只能用一只手时，只能用单手刹车，但也可装延长杆，操纵两侧刹车。普通轮椅的车闸有凹口车闸和肘节式车闸两种。

1）凹口式车闸：安全可靠，但较费力。调整后在斜坡上也能刹住；若调到 1 级，在平地上不能刹住为失效。

2）肘节式车闸：利用杠杆原理，通过几个关节而后制动，其力学优点比凹口式车闸强，但失效较快。为加大患者的刹车力，常在车闸上加延长杆，但此杆易损伤，如不经常检查会影响安全。

（6）椅座和坐垫：座椅与坐垫可为患者提供坐位的支持。椅座的高、深、宽取决于患者的体型，一般深为 41～43cm，宽 40～46cm，高 45～50cm。为避免压疮，要高度注意坐垫情况，若有可能尽量用蛋篓型或 Roto 垫，这种垫由一块大塑料做成，上面有大量直径 5cm 左右的乳头状塑胶空心柱，每个柱都柔软易动，患者坐上后受压面变成大量的受压点，而且患者稍微移动，受压点便随乳头的移动而改变，这样就可以不断地变换受压点，避免经常压迫同一部位造成压疮。如无上述垫子，则需用层型泡沫塑料，其厚度应有 10cm，上层为 0.5cm 厚的高密度泡沫塑料，下层为中密度的、同样性质的塑料，高密度者支持性强，中密度者柔软舒适。坐位时，坐骨结节承压很大，常超出正常毛细血管端压力的 1～16 倍，易缺血形成压疮。为避免此处压力过大，常在相应处的垫子上挖去一块，使坐骨结节架空，挖时前方应在坐骨结节前 2.5cm 处，侧方应在该结节外侧 2.5cm 处，深度在 7.5cm 左右，挖后垫子呈凹字型，缺口在后，若采用上述垫子加上切口，可以相当有效地防止压疮的产生。

（7）腿托及脚托：腿托的作用是防止下肢瘫痪患者的小腿向后滑落，有横跨两侧式和两侧分开式两种。脚托有固定式、开合可卸式、膝部角度可调式等。

（8）扶手或臂托：一般高出椅座面 22.5～25cm，分为长扶手和短扶手，有些可调节高度，还可在扶手上架上搭板，供读书、用餐。

（9）靠背：靠背有高矮及可倾斜和不可倾斜之分。如患者对躯干的平衡和控制较好，可选择用低靠背的轮椅，使患者有较大的活动度。反之，要选用高靠背轮椅。

常见轮椅有高靠背轮椅、轮椅、折叠轮椅等（图 6-25）。

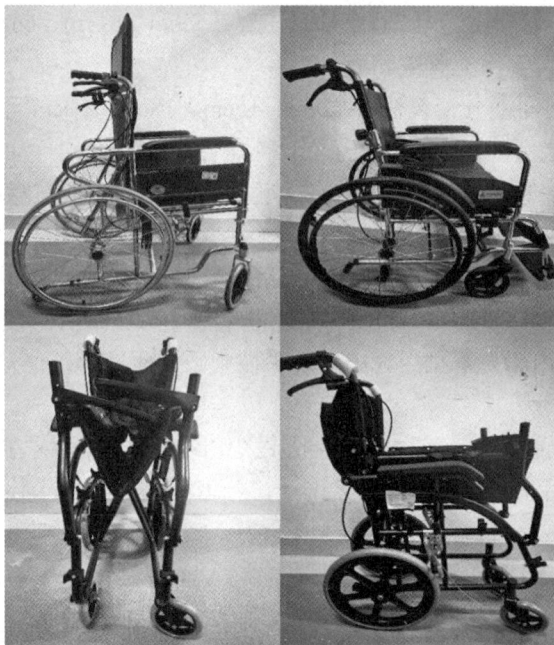

图 6-25　常见的轮椅

2. 电动轮椅　电动轮椅是在手动轮椅的机械结构基础上发展而来的，是加上电动马达的轮椅。以蓄电池提供能源，直流电机驱动行驶，行车速度接近正常人的步行速度，也可在不用电动时由人力驱动。具有车速平稳、操作简便、轻巧、美观、无污染、噪声低等特点，适用于上肢肌力不强或手功能很弱不能驱动轮椅的患者，或虽能驱动但距离过大则体力不能负担的患者。电动轮椅的操纵需要一定的知识，要求患者智力正常，需有足够的视力、判断力和运动控制的能力。

电动轮椅除具有普通轮椅的基本构造外，还具有以下特点。

（1）蓄电池可充电补充能源，每次充电 6 ～ 8 小时，可行驶 30 ～ 50km。

（2）驱动结构由 2 只 12V 蓄电池提供能源，2 个 24V 直流电机提供动力，接通电源后直接驱动轮子运转。有前轮驱动式和后轮驱动式，后轮驱动式居多，但前轮驱动式的易于越过障碍物。

（3）控制结构电动轮椅的控制方式很多，有体动控制（包括手控、臂控、肩控、头控、舌控、颊控、颌控、脚控等）、气动控制（吹或吸）、声音控制、人体生物电控制（肌电控制等）等。头控、舌控、颊控、颌控、气控、声控及人体生物电控制主要适用于四肢瘫的患者。

（4）变速结构有无级变速和有级变速两种。

（5）大多通过电机制动（马达反转）实现刹车，为确保安全，应配备充分有效的机械制动（手刹车）。

链接

智能化电动轮椅——为患者提供便利

康复领域的电动轮椅发展迅速，为行动不便的患者提供了极大的便利。电动轮椅智能控制技术主要特点如下。

1. 多种操控方式　除了常见的操纵杆控制，还支持语音控制、头部控制、脑机接口控制等。如一些高端电动轮椅可通过语音指令实现前进、后退、转弯等操作，方便手部活动不便的患者。

2. 智能导航与避障　配备激光雷达、摄像头、超声波传感器等，能自动生成地图并规划路线，实时检测并避开障碍物，可在复杂的室内外环境中自主行驶。

（三）轮椅处方

辅具科技的发展，强调的是个体化的轮椅。对于需长期使用轮椅的患者，经医生与治疗师商讨后再选定轮椅，必要时考虑定制，根据患者情况开具轮椅处方。

轮椅处方是康复医师、治疗师等根据患者的年龄、疾病及损伤程度、健康状况、转移能力、生活方式等开具的订购处方。

1. 内容与格式　轮椅处方应包括车型、大车轮、小车轮、手动圈及轮椅各有关部件的规格标准和材质、颜色、附属品等。图 6-26 为轮椅处方的常用格式。

2. 各部件参数测量要求

（1）座位宽度：被测量者坐在测量用椅上，测量两臀间或两股之间最宽处的距离，再加 5cm 为座位宽度，即坐下以后两边各有 2.5cm 的空隙，一般为 40 ～ 46cm。座位太窄，上下轮椅困难，臀部及大腿组织容易受到压迫；座位太宽则不易坐稳，操纵轮椅不方便，双肢易疲劳，进出大门也有困难。

（2）座位深度：被测量者坐在测量用椅上，测量臀部向后最突出处至小腿腓肠肌的水平距离，再减去 5cm 为座位深度，一般为 41 ～ 43cm。若座位太短，体重将主要落在坐骨上，易造成局部受压过多；若座位太长，会压迫腘窝部，影响局部的血液循环，并易刺激该部位皮肤。大腿较短或有髋、膝屈曲挛缩的患者，则使用短坐位较好。

（3）座位高度：被测量者坐在测量用椅上，膝关节屈曲 90°，足底着地，测量腘窝至地面的距离即为座位高度。坐位太高，轮椅不能入桌旁；座位太低，则坐骨承受重量过大。

姓名	性别	年龄		职业	
住址			联系电话		
残疾类型					
使用者的类型	成年人、儿童、幼儿、下肢截肢者				
轮椅的类型	普通型、前轮驱动型（室内用）、单手驱动型（左、右）、下肢截肢用轮椅、竞技用轮椅				
驱动方式	手动（双轮、单轮：左、右） 电动（手控、颊控、颌控、气控）其他				
座席	宽度　　cm；高度　　cm；深度　　cm				
大车轮	规格　　cm，轮胎（充气、实心）				
脚轮	规格　　cm，轮胎（充气、实心），脚轮锁（要，不要）				
靠背	普通型、可拆卸式，后倾靠背（半倾、全倾） 可开式靠背（要，不要），头托（要，不要）				
手轮	规格　　cm，普通型、推把（水平、垂直、加粗）				
扶手	长扶手、短扶手；可卸式（是，否）、扶手垫（要，不要）				
脚托	固定式、抬起式、分开式、可卸式、左右（分别、共用）； 脚跟环（要，不要）、脚踝带（要，不要）、脚缓冲器（要，不要）				
腿托	横跨两侧式、两侧分开式				
车闸	凹口式、肘节式、延长式（右　cm，左　cm）、运动用可卸式				
颜色	轮椅架　色；座位　色				
附属品	座垫　　靠背垫　　扶手垫　　轮椅桌　　安全带				
特记事项					
			处方者　　　　　　日期　　年　　月　　日		

图 6-26　轮椅处方

（4）扶手高度：被测量者坐在测量用椅上，上臂自然下垂，肘关节屈曲 90°，测量椅面至前臂下缘的距离，再加 2.5cm 为扶手高度，一般为 22.5～25cm。适当的扶手高度有助于保持正确的身体姿势和平衡，并可使上肢放置在舒适的位置。扶手太高，上臂被迫上抬，易感疲劳；扶手太低，则需要上身前倾才能维持平衡，不仅容易疲劳，还会影响呼吸。

（5）靠背高度：靠背越高，越稳定；靠背越低，上身及上肢的活动度就越大。①低靠背：测量坐面至腋窝的实际距离（一臂或两臂向前平伸），再减去 10cm；②高靠背：测量坐面至肩部或后枕部的实际高度。

（6）坐垫：为使患者更舒服、防止压疮，轮椅的椅座上应放坐垫。常见的坐垫有泡沫橡胶垫（厚5～10cm）或凝胶垫。为防止座位下陷，可在坐垫下放一张厚 0.6cm 的胶合板。

（7）其他辅助件：为满足特殊患者的需要而设计，如增加手柄摩擦面，车闸延伸，防震装置，扶手安装臂托，或是方便患者吃饭、写字的轮椅桌等。

（四）轮椅使用训练

轮椅的使用训练包括减压训练、驱动训练、转移训练、上下阶梯训练等。

1. 乘坐轮椅的正确姿势　乘坐轮椅时维持良好的姿势，才能方便操纵，患者更舒适，同时可降低压疮发生率。

（1）坐姿端正、双目平视、两肩放松、上肢悬垂于腋中线或双手握扶住扶手，身体上部稍向前倾。

（2）臀部紧贴后靠背。当驱车运动时，臀部与腹肌收缩，有利于骨盆的稳定，并减少臀部的异常活动。如果身体着力在臀部，说明座位太深，需换为较浅的椅座，或将一小靠垫垂直安放在患者背后。

（3）大小腿之间的角度110°～130°，以120°为最合适，髋部与膝部处于同一高度。内收肌痉挛者，需在两膝间安放衬垫以预防压疮。

（4）两足平行、双足间距与骨盆同宽，有利于稳定骨盆，并可分担身体重量。

（5）驱车时，肘关节保持屈曲30°左右为宜，以减少上肢肌肉的疲劳程度。

（6）坐不稳的患者或下斜坡时要给患者束腰带，行进时速度缓慢。

2. 减压训练　减压训练的目的是预防压疮。减压训练即撑起身体训练，由于久坐轮椅者坐骨结节等处压力大，应从第一天乘坐轮椅起就掌握减压动作。减压方法有多种。根据乘坐者的功能和能力，指导患者进行有效减压。减压的动作需两侧交替进行，一般每隔30分钟左右1次，每次至少减压10秒。

脊髓损伤患者不同节段损伤残留的功能不同，需使用不同的减压技术，具体做法参考如下。

（1）C_5损伤：用一侧肘部从后方绕过轮椅手推把并勾住，利用屈肘的力量使躯干向一侧倾斜，对侧臀部离开椅面进行减压，片刻后再换另一侧。

（2）C_6损伤：无肱三头肌功能患者可将一侧肘关节绕过手推把，手支撑于大轮上，利用肘部的被动锁定支撑身体上抬，完成一侧减压，然后进行另一侧。

（3）C_7损伤：患者有一定的伸肘功能，可将手支撑于一侧扶手上，另一侧屈肘，前臂支撑于扶手上，用伸肘的力量将同侧躯干上抬减压，然后进行另一侧。

（4）C_8损伤：可一手支撑于扶手上，另一手支撑于对侧大轮，双侧同时伸肘，使支撑于扶手侧的手充分减压，然后进行另一侧。

（5）T_1～T_4损伤：双上肢可同时支撑于两侧大轮上，使躯干上抬，但由于躯干上部力量及平衡的影响，还不能将手支撑于轮椅扶手上、将躯干充分抬高。

（6）T_5及以下损伤：患者双上肢肌力足够，上部躯干控制良好，可直接将手支撑于两侧扶手上，充分抬高躯干进行减压。

（7）帮助下减压：部分患者由于损伤严重、体重过重、并发症等原因不能进行自我减压，需要照顾者帮助进行。①帮助者跨步站立于轮椅后面，患者双臂交叉放于胸前，帮助者双手从患者双腋下穿过，抓住患者的前臂；②帮助者双臂紧贴患者胸壁，伸直至髋部，利用躯干和下肢的力量抬起患者，此时应注意不能将患者重量放在腋部以免造成肩部损伤；③抬高20～30秒后慢慢放下。若帮助者力量或身高不足，不能完成上述动作，也可以将患者轮椅后倾数秒，通过改变受力点位置完成减压。

3. 驱动训练

（1）独立驱动训练

1）平地驱动训练：驱动轮椅的过程可分为驱动期和放松期。①驱动前，松开车闸，身体向后坐直，眼看前方；②驱动期，双上肢后伸，稍屈肘，双手握紧手轮的后半部分，上身前倾的同时双上肢向前推动手轮并伸直肘关节；③放松期，当肘关节完全伸展后松开手轮，上肢自然放松下垂于大轮的轴心位置。为提高轮椅行驶速度，需注意患者在轮椅上的姿势。正确掌握驱动期和放松期动作要领，加强躯干的平衡训练和上肢、手指的肌力强化训练，是完成驱动轮椅的基本条件。

2）转换方向和旋转训练：患者用一手驱动轮椅即可改变方向。无论是在前进还是在后退的行驶过程中均可应用。以在静止状态下迅速转换方向为例，可一手固定一侧手动轮，另一手驱动另一侧手动轮，以固定车轮为轴使轮椅旋转。若需在固定位置上使轮椅旋转180°，可使左、右轮向相反方向驱动，一侧向前，另一侧向后，便可完成快速180°旋转。

3）抬前轮训练：轮椅上下坡路、上下台阶、越过障碍物、遇到不平整的路面或是希望快速行驶时，均需将轮椅的小前轮抬起。因此，掌握稳定地将小前轮抬起的技能，是扩大轮椅活动范围的重要条件。①在轮椅前放一低台阶（2～3cm），患者尝试驱动轮椅上台阶。②将患者乘坐的轮椅放置于坡路上，向背后滑动，在轮椅下坡滑到一定速度时，患者用力握后轮使轮椅停住，由于惯性作用有利于前轮抬起，但易造成轮椅向后翻倒，因而必须有人保护。③平地练习，患者双手紧握手动轮，完成轮椅向前、向后、再向前的驱动动作；再次向前驱动时突然加力，同时躯干后倾，前轮可抬起，训练时需有人在旁边保护。

4）单手驱动轮椅训练：偏瘫或上肢截瘫患者使用轮椅机会较多。使用时，患者将患足放在足托板上，患侧上肢放置在扶手上，用健侧上肢驱动手轮，健侧足着地掌握方向。经过短时间训练，一般患者可单独完成驱动动作，但在屋外或不平整的路面仍比较困难，需他人辅助。

5）脊髓损伤患者轮椅应用训练：对于脊髓损伤患者，轮椅是替代其下肢的重要代步工具。即使是具有实用性拐拐步行能力的患者，在距离较长或路面复杂等许多场合都需使用轮椅。轮椅应用训练是提高患者生活质量的重要保证。伤后 2～3 个月患者脊柱稳定性良好、坐位训练已完成、可独立坐 15 分钟以上时，即可进行轮椅训练。

C_5 损伤患者四肢功能全无，训练使用颌控或气控操纵电动轮椅；C_6 损伤患者利用手的粗大移动功能拨动电动轮椅上的杆式开关，可以手控操纵电动轮椅；C_7 损伤患者利用屈肘力带动伸腕的手，推动加大手轮圈摩擦力的轮椅，因患者手不能抓握，需用手掌根部推动轮椅手轮圈，同时由于患者手的感觉功能减退或消失，推动轮椅时应戴手套保护，以防手腕部受伤；C_8 以下损伤患者能驱动标准轮椅自由活动，可以进行轮椅的平衡和技巧训练等。

6）安全跌倒和重新坐直的训练：患者在驱动轮椅时有发生跌倒的可能。在即将跌倒时，患者应迅速扭转头部，一只手抓住同侧的车轮，另一只手抓住对侧的扶手。在训练的过程中，应使轮椅把手着地，尽量避免患者头部着地；发生跌倒后，用双手拉动轮椅前部提起躯干，一手放于地上，一手抓住对侧的车轮向后用力，臀部向前上方移动，使跌倒的轮椅朝直立位转动，双手逐步向前移动，直至轮椅直立。

（2）他人驱动训练：不能自行操纵轮椅的患者需他人推动轮椅。

1）四轮着地法：四轮着地，轮椅保持水平，向前推。

2）二轮着地法：患者坐稳于轮椅，轮椅后倾，使方向轮悬空、大轮着地，向前推或向后拉。

他人驱动时需注意：①平地行驶时要注意及时调整速度、方向；②做转移动作前要刹住轮椅；③推动轮椅上陡坡时，手臂要伸直用力，并注意保护患者身体；④下陡坡时轮椅倒退行驶；⑤随时观察患者情况。

4. 转移训练　应用轮椅的患者，常需由轮椅转至床、训练椅、坐厕、浴缸或汽车，或进行相反方向的转移。具体见本教材第三章相关内容。本节重点讲解轮椅与地面间的转移。驱动轮椅发生跌倒时，患者应能自行从地面转移到轮椅上。

（1）前方转移：将轮椅摆好置于自己前方，患者跪位，双手支撑轮椅扶手，将身体上提，放松一只手，迅速扭转身体坐于轮椅上。

（2）后方转移：将轮椅置于自己后方，双手从身后支撑轮椅边缘，低头抬臀，使臀部靠向轮椅椅座，坐于轮椅上。

（3）侧方转移：将轮椅置于自己侧方，患者一手支撑轮椅椅座，一手支撑地面，双手同时向下用力，使下肢直立并弯腰，臀部置于椅座上，支撑地面的手在腿上移动，直至身体坐直。

5. 上下阶梯、上下坡训练

（1）独自驱动轮椅上下台阶：轮椅使用者需掌握大轮平衡技术后才可开始该项训练。开始训练时必须有人监护。使用该技术可以在社区完成上下马路镶边石、越过障碍物和浅沟等动作。具体方法：操纵轮椅在数厘米远面对台阶；利用大轮平衡技术抬起脚轮并置于台阶上；前轮倒退到台阶边缘，将双手置于手轮的适当位置；用力向前推动轮椅到台阶上。下台阶时先将轮椅退到台阶边缘；控制大轮转动缓慢下降到台阶下，最后使脚轮落下。

（2）独自驱动轮椅上下坡道：训练时应掌握两手同步用力推或拉，灵活使用车闸，失控时能尽快刹住轮椅。操作轮椅最理想的坡度为 5°，上肢功能正常者一般可独立驾驶轮椅上下 5° 的坡道。

（3）推轮椅上下台阶：两种方法可以推轮椅上台阶。①轮椅面向台阶，用脚踩下倾倒杆，使轮椅向后倾斜，把脚轮放在台阶上，继续向前方推动使大轮靠近台阶，然后上抬大轮，即完成上台阶。②轮椅背向台阶，推轮椅者抬起脚轮，将轮椅推到台阶下，双手同时用力上提即可。

推轮椅下台阶也有两种方法。①面朝前方，先使轮椅后倾，然后边向后拉动轮椅边使大轮缓慢落到地面，再缓慢放下脚轮。②面朝后方，即推轮椅者自己先下台阶，把轮椅倒退到台阶边缘，使大轮缓慢倾斜从台阶上落下，再抬起脚轮向后方移动，使脚轮落到地面，然后转向前行。

（4）推轮椅上下坡道：推轮椅上坡时一定要面向前方。下坡时最好让乘坐者面向后方，并控制好大轮的速度，尤其是在较陡的坡道时更应缓慢进行。若坡道的斜度较小，也可以让患者面向前方，此时推轮椅者要握紧手推把，控制大轮的速度。由他人推动轮椅，安全的坡道角度为35°。

（5）推轮椅上下楼梯：最好由两人完成推轮椅上下楼梯。上楼梯时先把轮椅推至楼梯口，并转为背向楼梯；后倾轮椅使大轮触到第一级楼梯，上方的帮助者握紧手推把，另一人面对患者，双手分别握住两侧扶手前部的下方，注意因脚轮和脚托两者均可脱落，因此不能作为着力点。两人同时用力使轮椅在楼梯上逐级滚动；下楼梯时将轮椅正对楼梯，后倾轮椅至平衡点，并向前推到楼梯边缘，与上楼时同样控制轮椅，两人同时用力使轮椅逐级滑落。

6. 注意事项 轮椅使用者越来越多，治疗师应将轮椅使用注意事项详细告知患者和家属。

（1）使用折叠式轮椅时应正确打开和收起，使座席自然展开或折叠，不要抓住两侧扶手用力向两边推拉。

（2）推轮椅者应先查看路面再推动轮椅，从背后推动轮椅前要事先告知，并确保患者的手未放在车轮上、肘未伸出扶手外、脚放在脚托上。

（3）推动轮椅时不可快速推动或嬉耍。

（4）不使用轮椅时需把车闸打开，利于轮胎和轮闸的保养。

（5）为方便轮椅出入，应在台阶处修建防滑坡道，并在侧面安装扶手。

（6）注意轮椅的保养。①保持车身清洁，放于干燥通风处，防止配件锈蚀；②定期检查轮椅使用状况，及时检修，转动部位定期加注少量润滑油；③轮胎保持气压充足，不能与油、酸性物质接触，以防变质。

第三节 能量节约技术

有些患者或老年人因心肺耐力不足或肌力低下，难以正常完成各种活动，影响生活质量和学习、工作效率，活动不得当甚至还会带来继发性损害。因此，指导患者在活动中利用人体工程学原理进行自我保护、减少体能消耗和预防继发性损害是非常必要的。

一、应 用 原 则

能量节约技术又称体能节约技术，是指在日常生活或工作活动中，通过借助适当的辅助器具、周密的活动安排与活动简化，以减少活动中的能量消耗的技术或方法。如在最佳体位下进行行走和手部活动、借用合适助具、改造家居环境等。

能量节约即在日常生活和工作中养成良好的习惯，尽量避免无意义或无结果的体能消耗。应坚持以下原则。

1. 安排合理

（1）提前安排：提前安排每日活动，使繁重与轻巧的活动交替进行，并尽量减少不必要的活动。

（2）做好准备：开始活动前，把活动所需物品准备好，并置于易取到的地方，避免不必要的身体旋转和前倾。

（3）中间休息：完成一项活动后，要给予充分的休息，在体能恢复后再进行下一项活动。

2. 活动简化

（1）简化工作程序：使用现代化家居产品简化工作程序，如使用洗衣机洗衣、洗碗机洗碗、电动剃须刀剃须等。

（2）使用自助具：必要时使用自助具，如借助长柄的浴刷洗澡、长柄拔鞋、利用手推车搬运比较重的物品等。

（3）减少手的活动：活动中尽量使用质量轻的用具或工具，避免拿或推重物。

3. 节奏适度

（1）给予充足的时间完成活动，活动节奏不宜太快。

（2）在活动过程中，情绪稳定，不急不躁。

（3）在感到疲乏前，应有计划地休息 10 分钟左右。

4. 姿势正确

（1）尽量坐着完成，手肘承托于桌面，肘部放在高于肩膀的位置，使活动变得轻松。

（2）进行活动时挺直腰背，避免站立过久、蹲着或弯腰工作，不良的姿势会浪费体力。

（3）尽量双手做事，而不是单手，避免双手抬举过高，活动时双臂紧贴身侧。

5. 环境调整

（1）活动环境温湿度适宜，温度 25℃左右，湿度 50% ～ 60% 为宜。

（2）湿热环境易出现呼吸短促、降低患者的有氧代谢能力，应尽量减少或避免在湿热环境中活动。

6. 呼吸配合

（1）活动中配合呼吸：准备出力时，应呼气；用力时，应吸气。

（2）呼吸练习：控制呼吸节奏，用鼻轻吸气约 2 秒，然后用口慢慢将气吹出，时间为 4 ～ 6 秒；做伸展扩胸的动作时吸气，做收向身体的动作时呼气。

二、能量节约技术的应用

（一）日常生活中的应用

1. 进食　注意进食时姿势，情况允许尽量坐起进食，坐直不弯腰，或头稍前倾 45°左右，便于食物进入口腔；将双手肘部承托在桌面上，菜碟靠近身体；使用加粗手柄的勺子、防滑垫、防洒碗碟等。或使用抗重力的上肢支持设备，如悬吊带辅助移动上肢，将食物送入口中。

2. 梳洗　洗头和化妆时尽量坐下，若预计活动耗时会超过 5 分钟，应将肘部放于桌上或双肘撑在面盆上进行活动；洗脸不用裸手，可使用轻薄小毛巾，减少拧毛巾的消耗；拧毛巾时配合呼吸，擦脸时不同时遮掩口鼻；尽量留短发，使用电动牙刷、电动剃须刀、长柄梳子，减少上肢活动。

3. 穿脱衣物鞋袜　将衣物置于随手可及的地方；尽量坐下进行穿脱，身旁有椅子或扶手支撑；有患肢者，先脱健侧后脱患侧，穿衣相反；选择配有免系鞋带的鞋；使用穿衣钩、长柄鞋拔等。

4. 如厕　使用坐厕或坐便器；必要时对坐便器进行改装或使用坐厕加高垫，排便时配合呼吸，避免憋气；多食蔬菜、水果，保持大便通畅，养成良好的排便习惯。

5. 洗澡　洗澡前备好所需用品；坐下来洗澡或使用浴缸；使用长柄海绵刷或长毛巾清洁背部；在浴室安装扶手、手柄或放置防滑垫。使用淋浴椅或淋浴凳，以减少站立时间。

6. 做饭　做饭前准备好所有需要的材料；在厨房内或门外放椅子，便于中途休息；必要时使用自助具。如切菜时可使用切菜器或食物处理器，减少手部用力；炒菜时选择轻便的锅具，使用长柄锅铲，避免长时间抬高手臂；煮食时，可预先将食材切成小块，减少烹饪时的动作幅度。

7. 洗、熨衣服　洗衣时，用分装好的洗衣粉，使用洗衣机及干衣机；熨烫衣服时，可将一块石棉放在熨衣架上，患者能直接将熨斗放在上面；坐下来洗、熨和折叠衣物；太重的衣物应分次从洗衣机内拿出或放入。

8. 清洁及打扫　有计划地进行每日家务分工；清洁灰尘时可使用吸尘器并戴口罩；用小推车装载重物；使用轻便的清洁工具，以减少身体负担；擦拭高处物品时，可使用长柄工具，避免过度伸展；扫地或拖地时，可分段进行，避免一次性完成导致疲劳；对于难以触及的角落，可使用伸缩式清洁刷，确保清洁彻底且不费力。

9. 收拾房间　合理安排房间内设施，床不靠墙摆设；整理床时在床的两侧分别进行，整完一侧再转至另一侧，不用抛的动作。

10. 购物　事先列好购物清单，计划好购物路线；购物中使用推车，少用购物袋；重的物品尽量使用送货服务，或托人购买。

11. 照顾婴幼儿　喂饭时，将孩子放在与患者同高的位置，用保温器保温饭菜；洗澡时将孩子安置在有负压吸引装置的座位上；穿衣时，将孩子放在地板上最安全，衣服应宽松、易穿着。

（二）工作中的应用

1. 保持正确的工作姿势　如坐位工作保持上臂垂直放于体侧，肘屈曲不超过 70° ～ 90°，放于桌面，腕、手放松，避免肘部过度屈曲、前臂持续旋前或旋后、腕部反复向尺侧或桡侧偏移、持续抓握或拧、捏等活动。

2. 高度和位置合理的工作台或工作平面　坐位工作时尽量将所有物件放在手能触及的范围，手的活动范围不超过 15cm；立位下的工作平面高度，女性在 95 ～ 105cm，男性应在 100 ～ 110cm。

（三）功能障碍者的应用

对于有些功能障碍的患者来说，功能强化训练和使用辅助器具并不能解决活动中的所有问题，患者还需要面对功能障碍的现实，对自身或环境做相应的调整，如修改活动方法、简化活动或降低活动的难度与需求，以适应日常生活的需要。

1. 运动障碍　骨折、偏瘫等单侧上肢功能障碍者可以训练单手完成扣纽扣、系鞋带、穿脱衣服，或用非优势侧手书写、掷球、开锁等活动。此外，在日常活动中可以采用以下方法来适应生活。

（1）穿衣：用大纽扣或魔术贴代替纽扣，用免绑鞋带代替系鞋带。

（2）卫生：抬高坐厕，安装扶手，用长柄镜子检查身上皮肤状态。

（3）进食：使用增加重量的餐具以减少患者手抖（如帕金森病患者），用单柄或双柄杯，把碗碟放在湿毛巾上防滑。

（4）家务：使用杠杆门锁、张力剪刀，将开关或电源插座安装在正面以方便轮椅使用者操作，使用高度可调的桌子等。关节炎患者使用轻金属厨具以减少手腕用力。帕金森病患者使用稍重的厨具防止手抖。

2. 感觉功能障碍

（1）听觉缺陷：交流时环境安静，避免外界噪声干扰；说话时眼睛注视听觉缺陷者，以引起其注意；可借助唇语和肢体语言辅助交流；可利用电脑、手机进行交流，或者利用相应功能进行口头语言与书写语言的转换。

（2）视觉缺陷者：采用听觉和触觉替代视觉，如听声音认人；增强光线，减少反光，如黑暗中会发光的开关；将物品放置于身体旁边或采用鲜艳的颜色作为提示，如彩色水龙头等。

（3）触觉障碍者：指导患者利用视觉代偿；常戴手套以保护双手免受伤害；进食、饮水和沐浴前先测量温度，避免烫伤；避免使用尖锐的工具和物品。

3. 认知功能障碍　使用大的日历或卡片提醒患者需要做的活动；将每日需要进行的活动，分时间、步骤写好清单或画成图画挂在醒目的地方；使用可发声的钟表提醒需要进行的活动；随身携带写有家庭住址、常用电话号码等的记事本。

4. 言语功能障碍　讲话放慢速度，多重复；交流时使用简短句子或关键词；学会使用手语、表情；

通过书画及图画等进行交流。

考点与重点 轮椅的处方和训练

第四节　辅助技术服务

一、功　能　评　估

功能障碍不同，所使用的辅助器具也就不一样，选择辅助器具前要进行系统评定，了解使用者目前的功能和预后，以便选择合适的辅助器具，评定可以由作业治疗师或其他康复治疗师完成。

（一）躯体功能评估

1. 运动功能评估　肌力、肌耐力、关节活动度训练（ROM）、平衡协调等。
2. 感觉功能评估　浅感觉、深感觉、复合感觉等。
3. 认知功能评估　注意力、记忆力、学习能力、问题解决能力。
4. 心理功能评估　抑郁、焦虑等。
5. 情绪行为评估　自伤行为、攻击行为等。

（二）辅助器具评估

1. 评估预选的辅助器具　是否符合患者的身体结构与功能，是否能达到预期目标。
2. 评估辅助器具的功用　是否满足使用者的需求，是否满足服务对象功能的要求，是否需要特别修改、定制。

（三）环境评估

对功能障碍者得生活环境，如家居、学校、工作场所等的空间范围、安全性进行评估，提出环境无障碍改造方案。

二、选　配　处　方

（一）制订辅助器具处方

1. 确定辅助器具的获得途径是借用、试用、租用还是购买。
2. 确定辅助器具的应用方式是直接购买，还是购买后再进行改良，或是量身定做。
3. 确定辅助器具选用处方。

（二）辅助器具选用处方

因功能障碍的性质和程度不同而使用不同的辅助器具，制订处方时要考虑到其类型、尺寸、材质及使用范围，还要充分考虑使用者的功能、意愿、操作能力等其他情况。

三、选　配　前　训　练

在使用前应进行系统训练，以便更好地使用辅助器具。训练的内容一般包括肌力训练、耐力训练、ROM 训练、平衡训练、感觉训练、认知功能训练、心理治疗等，训练的内容根据评估结果来选择。

四、选购或制作

需要考虑以下因素：制作的时间、体位以及使用者的耐受程度、配置安全性及装配过程中是否符合人体生物力学原理、维修保养等。最好能给使用者提供样品试用，方便其对比及选择自己喜欢并适合其功能的辅助器具。

五、使 用 训 练

使用训练的内容包括穿戴或组装、维持平衡能力、转移训练、轮椅驱动和利用辅助器具进行日常生活活动，具体每一种辅助器具的使用训练见前面章节。

六、使用后评估及随访

配置辅助器具并进行适当训练后要进行再评估，以便了解是否达到预期的功能，能否正常使用辅助器具，是否需要改进，是否有安全顾虑，如有问题应及时进行处理。

再评估后，使用者能安全独立地使用辅助器具，便可以交付使用并作相关指导保养；如达不到代偿功能要求，则要对辅助器具进行改进；如果是环境达不到要求，则要对环境进行改造并进行适应性训练；如不能独立使用，则教会其训练方法。

辅助器具使用一段时间后要根据产品情况（表6-3）定期进行随访，以便了解使用的频率及性能和状态是否正常，以确定是否需要调整、更换或修改。随访的形式有很多种，如通过电话、问卷调查、委托他人、上门服务等形式进行。

表 6-3 常用辅助器具使用年限

适用残疾类别	品种类型名称	使用周期	内容备注
肢体残疾类	坐便器类	5 年	坐便椅
	沐浴椅（凳）	5 年	
	腋杖	3 年	材质：不锈钢 / 铝合金
	腋杖配件类	1 年	拐胶垫 / 拐胶头
	轮椅类	5 年	疗养型轮椅 / 交通型轮椅（手摇）
	手杖类	3 年	手杖 / 四折手杖 / 手杖凳 / 四脚手杖
	生活自助类	3 年	防洒碗 /（粗柄 / 扣带 / 夹持 / 弯头）长度可调叉或勺 / 可调梳 / 可调牙刷
	助行架（器）	3 年	
	肘杖	3 年	
	手指分离器（板）	3 年	
	防压疮坐垫	2 年	
	沐浴防滑垫	2 年	
	沐浴刷类	1 年	长柄沐浴刷 / 弯柄沐浴刷
	按摩球（8cm）	1 年	
视力残疾类	盲人计时类	3 年	电子盲表 / 语音报时闹钟
	盲人娱乐类	3 年	盲人象棋 / 盲人扑克
	盲文写字板	3 年	
	盲杖	2 年	
	手持放大镜	5 年	
	助视器（眼镜型）	3 年	注明所需助视器倍数高低（视力越差所需倍数越高）
	读写立式助视器	3 年	光学玻璃

续表

适用残疾类别	品种类型名称	使用周期	内容备注
听力言语残疾类	盒式助听器	3 年	中功率（听力损失 46 ～ 70dB）/ 大功率（听力损失 71 ～ 90dB）
	振动闹钟	3 年	
	闪光门铃	3 年	
智力残疾类	智力积木类	3 年	
	智力拼版类	3 年	

❓ 思 考 题

1. 简述手杖长度的测量方法。

2. 简述手杖三点步行分型。

3. C_6 水平脊髓损伤者可能需要的辅助器具有哪些？

4. 轮椅的各部件参数是怎么样的？

本章数字资源

第七章　社区与家庭环境改造

📋 案例

患者，42岁，工人。半年前不慎从工地上摔倒，导致髌骨骨折，在医院进行治疗及康复一段时间后，出院回家居住，居住环境达不到无障碍要求，生活自理活动受限，卫生间里是蹲厕，如厕时不方便完全蹲下；卫生间地面没做防滑，平衡能力不足，担心滑倒；家居杂物多，容易被绊倒等。为此，患者很烦恼，向作业治疗师求助，希望改善居住环境，提高安全性与舒适感。

问题：1. 为了患者出院回家后有安全便利的家居情况，可以怎么观察评估？
　　　2. 针对患者的家居情况，可以给予哪些建议改善其家居安全系数？

第一节　基本概念

残疾人作为社会的特殊群体，在生活中面临着诸多障碍，而适宜的社区与家庭环境对他们生活质量的提升、社会融入以及自我价值实现起着关键作用。我国残疾人数量众多，涉及不同残疾类型和程度，环境障碍严重限制了他们的生活自理能力、社交活动和就业机会。通过合理的社区与家庭环境改造，能够为残疾人创造一个安全、便利、舒适的生活空间，促进他们平等参与社会生活，体现社会公平与包容。

一、环　　境

1. 环境（environment）　在作业治疗技术中，具有两层含义。一是物理环境，指我们周围的各种物理条件，如温度、湿度、光照、声音、空气质量、空间布局等。在不同的物理环境下，会有不同的内容物和建筑结构，对人也会有不同的影响；二是指人文环境，包括社会风气、家庭人文、医院氛围等跟人相关的环境。本章学习的环境改造，更多是从物理空间的环境进行改造。

2. 物理环境

（1）良好的物理环境带来的影响：减少疾病风险、促进身体健康、提高免疫力、促进心情愉悦、增强专注力、促进积极情绪、提高工作效率、减少疲劳感、增加创造力等。

（2）不良的物理环境带来的影响：增加疾病风险、影响身体健康、降低免疫力、增加压力和焦虑、使人心情沮丧、影响睡眠质量、降低工作效率、增加疲惫感、抑制创造力等。

因此，良好的物理环境对身心健康、情绪状态和工作效率都有积极的影响，而不良的物理环境则可能导致健康问题、心理压力和工作效率低下。因此，努力改善和优化所处的物理环境，包括家庭、社区和工作场所，都是非常重要的。

二、环 境 改 造

1. 定义

（1）环境改造（environmental modification）：是指通过对自然环境、社会环境或特定空间环境的调整和优化，使其更适应人类的生活、学习、工作或特定活动需求的过程。具体来说，环境改造包括以下几个方面：自然环境改造、城市环境改造、乡村环境改造、工作环境改造和对特定人群环境改造。本章主要介绍对特定人群环境进行改造，例如针对残疾人或功能障碍者，通过建立无障碍设施等手段，消除环境对其造成的各种影响，使其能够更好地参与生活、学习或工作。

（2）无障碍设施（accessibility facilities）：是指为了保障残疾人、老年人、儿童及其他行动不便者在居住、出行、工作、休闲娱乐和参加其他社会活动时，能够自主、安全、方便地通行和使用，所建设的物质环境和配套服务设施。

2. 环境改造与作业治疗的关系　环境改造与作业治疗之间存在着密切的关系，主要体现在以下几个方面。

（1）环境改造是作业治疗的重要组成部分：作业治疗（OT）旨在通过设计和指导治疗性活动，帮助患者提高自理能力、工作能力及闲暇活动的独立能力，从而促进身体、心理和社会功能的恢复。环境改造是作业治疗中不可或缺的环节，通过调整和优化患者所处的物理、社会和心理环境，更适应患者的作业需求，从而提高治疗效果。

（2）环境改造对作业治疗的促进作用：①提高生活自理能力。通过家庭环境改造，如安装无障碍设施、调整家具高度等，可以帮助患者更方便地完成日常生活活动（ADL），如穿衣、洗漱、进食等。如为脑卒中患者进行家庭环境改造后，其日常生活活动能力显著提高。②降低意外风险。环境改造可以减少患者在康复过程中发生意外的可能性。通过改善家庭环境的照明、增加防滑设施等，可以有效降低患者跌倒的风险。③增强心理和社会适应能力。良好的环境改造不仅关注物理环境，还注重心理和社会环境的优化。通过营造温馨、舒适的治疗环境，可以改善患者的心理状态，增强其社会适应能力。

（3）作业治疗对环境改造的指导作用：作业治疗师在环境改造过程中发挥着关键作用。根据患者的具体需求和功能状况，设计个性化的环境改造方案。针对卒中后认知障碍患者，作业治疗师可以通过评估患者的认知功能，提供多样化的感觉、运动、认知和社会刺激，从而改善患者的认知功能。

（4）环境改造与作业治疗的结合案例：①家庭环境改造。作业疗法结合家庭环境改造对脑卒中患者日常生活活动能力及负性情绪的影响，经过环境改造和作业治疗的患者，其日常生活活动能力和情绪状态均显著改善。②社区环境改造。社区作业治疗强调在家庭和社区环境中开展康复活动，通过评估和改造社区环境，如无障碍通道、公共设施等，帮助患者更好地融入社会。

综上所述，环境改造与作业治疗相辅相成，通过优化患者的环境，可以显著提高作业治疗的效果，促进患者的全面康复。

考点与重点　环境改造、无障碍设施的定义

医者 仁心

家庭医生沈慧的社区与家庭环境改造实践

沈慧是石湖荡镇社区卫生服务中心的一名家庭医生，她始终秉持医者仁心，为患者和社区居民提供贴心服务。在全科门诊中，沈慧注意到一位长期卧床的老人因足部烫伤导致皮肤感染，伤口久治不愈。她主动为老人建立家庭病床，承担起上门换药的任务，还指导家属进行护理和家庭环境改造，如安装扶手、铺设防滑垫等。此外，沈慧还积极参与社区环境改造，推动无障碍通道建设，增设无障碍停车位，普及无障碍标识。她定期到各村为村民科普健康知识，组织健康讲座和义诊活动，提升居民健康意识。沈慧还主动参加援滇医疗帮扶工作，为当地医疗事业贡献力量。

她用实际行动诠释了医者仁心，赢得了患者和社区居民的广泛赞誉，同时也用实际行动推动了该社区的无障碍环境改造。

第二节 家庭环境改造

残疾人的家庭环境改造是一项极具人文关怀且意义深远的工作，旨在依据残疾人的身体状况、残疾类型及实际需求，对其居住环境进行有针对性地调整与优化，营造安全、便利、舒适的生活空间，提升残疾人生活自理能力、生活质量，助力其融入社会。

一、我国家庭环境改造现状与趋势

（一）家庭环境改造的影响

家庭环境改造（home environment modification）是指通过对家庭内部的物理环境、设施设备以及布局等进行调整和优化，满足家庭成员特别是老年人、残疾人等特殊群体的生活需求，提升居住安全性和便利性，改善生活质量的过程。适老化改造是家庭环境改造的常见形式，包括安装扶手、改善照明、调整家具高度、设置无障碍通道等，以适应老年人的身体功能变化。

家庭环境改造的积极影响如下。

1. 提高生活质量 通过改善居住环境，使家庭成员特别是老年人和残疾人能够更方便、安全地进行日常活动，减少因环境因素导致的生活不便。

2. 增强安全性 改造后的家庭环境可以有效降低跌倒、碰撞等意外事故的发生率，特别是对于老年人和行动不便者。

3. 促进家庭和谐 改造后的环境更加适合家庭成员的生活习惯和需求，减少了因环境问题引发的家庭矛盾和冲突。

4. 提升心理健康 良好的家庭环境可以减少老年人或残疾人的孤独感和无助感，增强他们的自信心和幸福感，从而对心理健康产生积极影响。

5. 增强社会参与感 改造后的环境更有利于老年人或残疾人参与家庭和社会活动，增强他们的社会参与感和归属感。

6. 减轻照护负担 对于失智老人或身体功能不足的老年人、残疾人，家庭环境改造可以减轻照护人员的工作负担，提高照护效率。

7. 推动社区友好型建设 家庭环境改造是构建老年友好型社区的重要组成部分，有助于提升整个社区的适老化水平。

综上所述，家庭环境改造不仅能够提升家庭成员的生活质量和安全性，还能促进家庭和谐、增强心理健康，并推动社区友好型建设。

（二）我国家庭环境改造的现状

1. 政策支持与推进

（1）法规保障：2012年《无障碍环境建设条例》正式施行，为残疾人家庭无障碍改造提供了法规依据。

（2）"十四五"规划：2021年《"十四五"残疾人保障和发展规划》明确提出支持110万户困难重度残疾人家庭进行无障碍改造。

（3）地方政策：各地残联因地制宜，制定并完善本地的无障碍改造政策和实施方案。根据浙江省残联等部门的相关报道，浙江省积极推动居家无障碍改造标准规范编制工作，完成改造 81212 户，投入资金近 4 亿元。

2. 改造内容与成效 改造内容涵盖家庭出入口、地面、卫生间、厨房、卧室等重点高频生活场景，充分考虑各类残疾人需求差异。通过改造，显著改善了残疾人家居环境，提高了残疾人生活质量，受到广大残疾人热烈欢迎。

3. 存在的问题

（1）资金投入单一：多数省份仅靠财政资金，投入渠道较为单一。

（2）改造内容不精准：部分省份改造内容与残疾人类别、实际需求不一致，数据质量不达标。

（3）服务能力不足：多数省份的服务能力、技术队伍专业能力与高质量推进的要求仍有较大差距。

（三）我国针对老年人的家庭环境改造现状

1. 政策支持与推进 2022 年，《"十四五"健康老龄化规划》明确提出要推进老年人家庭适老化改造。地方多个省市积极推进家庭适老化改造任务。例如，广州市为超 5200 户特殊困难老年人家庭完成居家适老化改造；深圳市对适老化改造给予最高 2 万元补贴，惠及超 1 万户老年人家庭。

2. 改造内容与成效 改造内容包括入户空间、卧室、卫生间、浴室、厨房、客厅等位置，营造无障碍和适老化空间。2024 年年底，全国累计完成 208 万户特殊困难老年人家庭适老化改造，建成家庭养老床位 36.6 万张。

3. 存在的问题

（1）公众认知不足：部分老年人及其家属对适老化改造的认知度较低，缺乏主动改造的意识。调查显示，33% 的受访者表示不知道去哪里做适老化改造，27% 表示不懂什么叫适老化改造。

（2）市场化程度低：适老化改造市场空间巨大，目前适老化改造主要依赖政府购买服务，市场化程度较低，需求方和支付方错配，覆盖范围有待提升。

（3）标准规范不足：适老化改造市场供给较为单一，缺乏统一标准，部分改造项目的专业性不足。

（4）待改善之处：居住空间的安全性、无障碍设施的完善以及康复辅具的配备是当前适老化改造需要重点关注和改进之处。

（四）未来发展趋势

1. 政策持续推动 政府将继续加大对残疾人及老年人家庭环境改造的政策支持和资金投入，推动改造工作向更广泛的群体覆盖。

2. 市场规范化 随着市场需求的增长，适老化改造市场将逐渐规范化，形成"政府引导，市场主导"的产业体系。

3. 科技化应用 科技化、物联网的应用将成为适老化改造的重要趋势，提升改造的智能化水平。

4. 服务专业化 改造后的服务将更加专业化、规范化，满足不同老年人不同层次的需求。

综上所述，我国在残疾人及老年人家庭环境改造方面取得了显著进展，但仍面临一些挑战。未来，随着政策的持续推动和市场的规范化发展，改造工作有望进一步提升残疾人和老年人的生活质量。

二、家庭环境改造评估

（一）评估内容

1. 建筑结构与空间布局

（1）室内外通道：评估室内外通道是否宽敞、平整，是否存在台阶、门槛等障碍物。

（2）出入口：检查入户门、室内外出入口的宽度和无障碍坡道设置情况。

（3）空间布局：评估客厅、卧室、厨房、卫生间等区域的布局是否合理，是否存在障碍物或安全隐患。

2. 家具与设备

（1）家具高度与位置：评估家具的高度、位置是否方便残疾人使用，例如床、沙发、餐桌等。

（2）辅助设备：检查是否配备了适合残疾人的辅助设备，如扶手、栏杆、智能门铃、感应灯具等。

3. 生活设施与无障碍改造

（1）厨房与卫生间：评估厨房和卫生间的无障碍设施，如低位灶台、无障碍洗手盆、无障碍淋浴设施、防滑地面等。

（2）电气与安全设施：检查电路、开关、插座是否方便使用，是否安装了紧急呼叫装置、烟感报警器等安全设施。

4. 家庭成员支持与心理需求

（1）家庭成员支持：评估家庭成员对残疾人的照顾能力、心理状态以及家庭功能。

（2）心理需求：关注残疾人的心理需求，评估其社交需求、情感需求等。

（二）评估工具

1. 标准化评估表

（1）HOME FAST：包含25个条目的标准化评估表，用于评估居家环境中的跌倒危险因素（表7-1）。

表7-1 HOME FAST 评估量表

项目	内容
家庭环境因素	
1	地板平整、无杂物
2	房间照明充足
3	家具摆放合理，无阻碍
4	有防滑垫（浴室、厨房等）
5	楼梯有扶手
6	楼梯照明充足
7	楼梯无杂物
8	家中无门槛或台阶
9	家中无松动的地毯或电线
10	卫生间有扶手（马桶、淋浴等）
11	卫生间照明充足
12	卫生间地面防滑
13	卧室照明充足
14	卧室有夜灯
躯体功能因素	
15	能独立行走
16	能独立上下楼梯
17	能独立从椅子上起身
18	能独立从床上起身
19	能独立穿脱衣物
20	能独立洗漱
21	能独立如厕

续表

项目	内容
22	能独立洗澡
23	能独立进食
24	能独立服药
25	能独立购物或外出

注：1. 评分标准　每个条目根据实际情况回答"是"（1分）、"否"（0分）或"不适用"（0分）。总分计算：将所有条目的得分相加，总分范围为 0～25 分。得分越高，说明老年人跌倒的风险越低；得分越低，跌倒风险越高。建议将 11.5 分作为老年人跌倒风险筛查的最佳临界值。2. 量表说明　该量表由澳大利亚 Mackenzie 等于 2000 年研制，用于社区老年人居家跌倒风险的评估，包含家庭环境和躯体功能两个部分。中文版 HOME FAST 量表的 Cronbach's α 系数为 0.919，内部一致性高，具有良好的信度和效度。

（2）0SAFER Home：由 12 部分、74 个条目构成的评估表，涵盖居住情况、活动、环境危险因素等多个方面。

2. 个性化评估工具

（1）家庭无障碍改造评估工具：涵盖建筑结构、家具设备、通行等多个领域，用于系统识别家庭环境中的无障碍问题。

（2）"一户一策"评估：根据残疾人家庭的具体需求，制定个性化的改造方案，确保改造项目的精准化和实用性。

（3）地方标准与规范：如四川省残疾人家庭无障碍设施改造标准，规定了残疾人家庭无障碍设施改造的评估要求，涵盖院坝、门、出入口、客厅、卫生间等多个设施的改造要求。

综合应用上述评估工具，可以全面评估残疾人家庭的环境状况，为制定合理的无障碍改造方案提供科学依据。

（三）改造要点

熟悉家庭环境的改造要点，可以更好地服务回归家庭有困难的残疾人。

1. 室内空间和设施布局优化

（1）出入口：门宽度 ≥ 80cm；门槛高度 ≤ 1.5cm；如有台阶，台阶高度和宽度需要符合标准（高度 ≤ 15cm，宽度 ≥ 30cm）；门口平台面积 ≥ 1.5m^2；要有扶手。

（2）卫生间：卫生间面积 ≥ 2m^2（使用轮椅者）；门宽 ≥ 80cm；门口如有门槛或高差，需 ≤ 1.5cm；坐便器高度 40～45cm；要有扶手（包括马桶旁、淋浴区等），扶手安装要牢固且高度合适；淋浴区地面要防滑，设置淋浴椅或洗浴凳；洗手盆下方有足够空间容纳轮椅双腿。

（3）客厅、卧室：通道宽度 ≥ 80cm；家具摆放便于残疾人通行和使用；床的高度便于残疾人上下（一般为 45～60cm）；床边有扶手或可抓握的物体；窗户开关易于操作。

（4）厨房：门宽 ≥ 80cm；门槛高度 ≤ 1.5cm；橱柜高度需合适（一般操作台面距地面 75～85cm，吊柜底部距地面 1.4～1.6m）；炉灶和水槽的位置要便于残疾人操作；厨具易于拿取；地面做防滑措施。

2. 室内照明和安全设施

（1）室内照明：亮度要充足；有应急照明设备且能正常工作；插座高度便于残疾人使用（一般距地面 30～40cm）；有漏电保护装置；有烟雾报警器等安全设施。

（2）防滑设施：卫生间、厨房、客厅、卧室等地面采用防滑材料或铺设防滑垫；防滑设施的防滑效果需良好。

（3）扶手安装：在楼梯两侧、走廊、卧室床边等位置安装扶手，扶手高度 80～90cm，材质要防滑，便于残疾人抓握。楼梯扶手应连续设置，避免出现断点。

（4）紧急呼叫系统：在卧室、卫生间等残疾人经常活动的区域要安装紧急呼叫按钮，与社区服务中心或家人的手机相连，一旦发生紧急情况，残疾人能够及时发出求救信号。

（四）评估方法

1. 实地测量　使用尺子等工具测量门的宽度、通道宽度、家具尺寸、设施高度等，与标准数据进行对比。

2. 观察检查　查看设施设备的实际状况，如扶手是否牢固、照明是否正常、地面是否防滑等，检查各项无障碍设施是否完好且能正常使用。

3. 实际操作体验　作业治疗师模拟残疾人的行动方式，如乘坐轮椅在室内移动，操作各类设施，感受是否方便、顺畅。

4. 询问访谈　与残疾人及其家庭成员交流，了解他们在使用家庭无障碍设施过程中的感受和困难，是否存在需要改进的地方。

三、家庭环境改造的实施

作业治疗师在对患者家庭环境进行改造时，需要遵循既定步骤和注意事项，以确保改造的安全性、实用性和有效性。

（一）实施步骤

1. 初步评估

（1）了解患者情况：评估患者的病情、身体功能、活动能力和自我照顾能力。

（2）家庭环境评估：实地考察患者的居住环境，包括出入口、走廊、卫生间、厨房、卧室等区域，评估环境的安全性和适应性。

（3）沟通需求：与患者及其家属沟通，了解他们的需求和期望，确保改造方案符合患者的实际需求。

2. 制定改造计划

（1）个性化方案：根据评估结果，制定个性化的改造方案，包括无障碍设施的安装、家具的调整、辅助器具的配备等。

（2）考虑患者功能状况：结合患者的功能障碍类型和程度，调整作业活动的复杂程度、时间界限和要求。

3. 实施改造

（1）专业施工：与专业的施工团队合作，确保改造工程的质量和安全性。

（2）安装辅助器具：安装扶手、洗澡椅、坐便器等辅助器具，并进行调试。

（3）环境调整：调整家具布局，确保通道宽敞无障碍，优化光线和通风条件。

4. 宣教与指导

（1）使用指导：对患者及其家属进行辅助器具的使用培训，确保他们能够安全、正确地使用。

（2）安全教育：向患者和家属讲解改造后的环境安全注意事项，提高他们的安全意识。

5. 评估与反馈

（1）效果评估：改造完成后，对改造效果进行评估，确保改造满足患者的需求。

（2）持续跟进：定期回访患者，了解改造后的使用情况，及时解决可能出现的问题。

（二）注意事项

1. 安全性

（1）避免危险因素：确保改造后的环境没有绊倒、滑倒等危险因素。

（2）安装安全装置：在卫生间、浴室等易滑倒的区域安装防滑垫、扶手等安全装置。

2. 个性化

（1）尊重患者意愿：改造方案应充分尊重患者的个人意愿和生活习惯。

（2）适应患者功能：根据患者的功能状况，调整改造方案，确保其适应性和实用性。

3. 沟通与协作

（1）加强沟通：与患者及其家属保持密切沟通，确保改造方案符合他们的期望。

（2）团队协作：与施工团队、医护人员等保持协作，确保改造工作的顺利进行。

4. 持续性

（1）定期评估：定期对改造后的环境进行评估，确保其长期适用性。

（2）灵活调整：根据患者功能的变化，灵活调整改造方案。

经上述改造作业治疗师可以对患者的家庭环境进行有效改造，提升患者的生活质量和独立性，帮助他们更好地回归家庭和社会。

四、个性化的家庭环境改造

1. 上肢残疾者　家居设施要便于单手操作。

（1）水龙头：换成感应式或用长柄把手，方便用手臂或单手开启和关闭。

（2）门把手：可以换成杠杆式，减少对手指抓握的要求，方便用手臂推动。

（3）厨房的橱柜和抽屉：安装自动回弹装置，避免用手拉回，物品摆放要方便单手拿取，较重的物品放在下层。

2. 智力落后者

（1）室内布局：布局要简单、整齐，减少复杂的装饰和家具摆放，防止他们迷失方向或受到过多干扰。

（2）电器等设备：可以安装防护装置，避免因误操作而导致危险，给插座加上保护盖。

（3）精神安全区域：设立一个安静、舒适的小角落作为他们的精神安全区域，当他们感到焦虑或不安时可以进区域内放松。

3. 视觉障碍者

（1）地面：地面要防滑，并且在不同区域的地面使用不同材质或有触觉区分，如卧室用地毯，客厅用木地板，方便他们通过触觉感知位置。

（2）家具的边角：要圆润，避免碰撞受伤。

（3）物品：要有明确的标签，可以是盲文标签或者带有明显凹凸触感的标签，方便他们识别。

4. 听觉障碍者

（1）可视装置：可以安装可视门铃和报警系统，当有人来访或者有危险情况时能够通过视觉信号提醒。

（2）室内光线：光线要充足，方便他们通过视觉观察他人的表情和动作来辅助交流。

（3）沟通装置：提供视觉沟通设备，如有闪光提示功能的手机，可以接收重要通知；如可视觉沟通的卡片、平板电脑软件。

5. 感统失调者

（1）感觉敏感者：提供安静、舒适、简单的空间，减少过度刺激，如避免强光闪烁和噪声。家具选择要考虑他们的触觉感受，使用柔软、舒适的材质。

（2）日常训练：放置一些可以帮助他们进行感统训练的小设备，如平衡木、触觉球等，方便日常锻炼。

（3）其他：可根据感觉调节的需求，安置不同的家居环境。

考点与重点　建筑物内部无障碍设施

第三节　社区环境改造

残疾人作为特殊群体，面临着诸多生活挑战。社区作为他们日常生活的核心场所，其环境的便利性与友好性至关重要。为了提升残疾人的生活质量，让他们能够更加便捷、安全地融入社区生活，开展针对残疾人的社区环境改造工作尤为迫切和必要。这不仅关乎残疾人的生活福祉，更是社会文明进步的重要体现。

一、社区环境改造的特点与作用

社区环境改造（community environment modification）是指基于康复医学和社会参与理论，针对各类功能障碍者（如残疾人、老年人、慢性病患者等）的特点和需求，对社区内的环境进行有计划、有目的的调整、优化和建设，以消除环境障碍，提升功能障碍者的生活质量、促进其全面康复与社会融入。

（一）特点

1. 个性化　因残疾类型（视力、听力、肢体、智力、精神残疾等）和程度不同，每个残疾人对环境改造需求各异。如肢体残疾人侧重无障碍通道、扶手等设施；视力残疾人更需要盲道、语音提示等。

2. 系统性　涉及多领域，不仅包含道路、建筑等硬件设施改造，还涉及社区服务、信息传播等软件环境优化，需统筹规划各方面改造内容。

3. 渐进性　受资金、技术、认知等因素限制，改造难以一蹴而就，需根据实际情况分阶段逐步推进，不断完善社区环境。

（二）作用

1. 提升生活质量　便利的无障碍设施使残疾人可以独立出行、参与活动，减少对他人依赖，提高生活自理能力，提升生活品质。

2. 促进社会融合　为残疾人提供平等参与社区生活的机会，使其能正常社交、工作、学习，增强与社会联系，减少社会隔离感，促进社会融合。

3. 彰显人文关怀　体现社会对残疾人的尊重与关爱，是社会文明进步的标志，有助于营造包容、和谐的社会氛围。

二、社区环境改造的评估

（一）评估内容

1. 交通便利性评估

（1）道路状况：检查社区内道路是否平坦、有无裂缝或坑洼，这些可能会阻碍轮椅或行动不便者的通行。同时查看道路的坡度，对于使用辅助器具的残疾人来说，过于陡峭的坡度会造成危险。轮椅使用者在超过 1∶12 的坡度道路上可能会面临后翻的风险。

（2）交通设施：评估公交站点的位置和设施。如公交站台是否有无障碍通道与路面衔接，有无盲文站牌和语音报站系统，这些设施对视力和肢体残疾的人尤为重要。另外，还要查看社区内的停车场是否有残疾人专用车位，其数量是否足够、位置是否便利以及标识是否明显。

2. 公共建筑设施评估

（1）建筑入口和通道：查看社区内的公共建筑（如社区中心、超市、医院等）入口是否有轮椅坡道，坡道的坡度、宽度和扶手设置是否符合无障碍标准。标准的轮椅坡道坡度不应大于 1∶12，宽度至少 1.2m，扶手应安装在两侧，高度在 80 ～ 90cm，方便不同身高的使用者抓握。同时，检查门的开启方式（如是否为自动门或推拉门）和宽度，应保证至少 0.8m 的净宽，以方便轮椅通过。

（2）内部设施布局：对建筑内部的走廊宽度、地面防滑性进行评估。走廊宽度一般不应小于 1.2m，地面材料要具备良好的防滑性能。检查电梯的无障碍设施，包括轿厢尺寸是否足够容纳轮椅，按钮高度和标识是否清晰，有无语音提示功能等。对于公共卫生间，要查看是否有无障碍厕位，厕位的空间大小、扶手位置和高度、坐便器高度等是否合适。

3. 休闲和社交场所评估

（1）休闲设施：在社区公园、健身广场等休闲场所，评估健身器材是否有适合残疾人使用的类型。例如，是否有可供轮椅使用者进行上肢锻炼的器材，器材的高度和操作方式是否方便残疾人操作。同时检查休闲场地的步行道是否平坦、有无障碍物，休息座椅的高度和间距是否便于轮椅靠近和使用者坐下休息。

（2）社交空间：观察社区内社交场所（如社区活动室）的空间布局是否便于轮椅进出和活动，桌椅的摆放是否考虑到残疾人的参与。例如，桌椅之间的通道宽度应足够轮椅通过，而且活动室内的视听设备（如电视、投影仪）是否有辅助设备（如字幕显示、音频描述），是否可满足听力残疾或视力残疾者的需求。

4. 信息交流环境评估

（1）标识系统：检查社区内的路标、建筑标识、公共设施标识等是否有盲文、大字体或语音提示等多种形式，以方便视力残疾者和认知障碍者识别。例如，电梯按钮旁除数字标识外，是否有盲文和语音提示楼层信息。

（2）信息传播渠道：评估社区信息发布渠道，如社区公告栏是否有电子显示屏辅助，社区广播系统是否能够及时有效地传达重要信息给听力障碍者（如通过字幕滚动显示）。

（二）评估量表工具

1. 无障碍环境评估工具

（1）无障碍设施调查评价表：内容涵盖社区道路、建筑物出入口、公共交通站点、公共卫生间等各方面的无障碍设施情况。可以详细记录道路是否有足够宽度的无障碍通道、缘石坡道的坡度是否合适、公共建筑入口有无轮椅坡道及扶手等信息。通过实地观察和测量，对每个无障碍设施项目打分，评估社区整体无障碍环境的水平（表 7-2）。

（2）建筑物无障碍环境评估量表：主要用于评估社区内各类建筑物（如社区中心、居民楼等）的内部无障碍情况。包括走廊宽度、门的尺寸和开启方式、电梯的无障碍功能（如有无盲文按钮、电梯大小是否能容纳轮椅等）、楼梯扶手的设置等内容。作业治疗师可以根据量表中的标准对建筑物进行系统评估，发现可能存在的障碍点，并确定改造的重点区域。

表 7-2　无障碍设施调查评价表

一级指标	二级指标	三级指标	分	评分标准
无障碍通行（Q1）	停车	无障碍停车位设置	10	设置不少于停车位数量 2% 且不少于 2 个的无障碍停车位
		轮椅通道设置	15	车位两侧留有宽度不小于 1.2m 的轮椅通道
	通道	通道宽度	10	通道宽度是否满足轮椅通行
		通道平整度	10	通道是否平整无障碍
	出入口	无障碍坡道	10	是否有无障碍坡道
		出入口宽度	5	出入口宽度是否满足轮椅通行

续表

一级指标	二级指标	三级指标	分	评分标准
无障碍服务（Q2）	服务设施	无障碍卫生间	10	卫生间设施是否满足无障碍需求
		无障碍电梯	10	电梯的可达性和使用便利性
		低位服务设施	10	低位服务设施是否满足需求
	服务人员	服务人员培训及态度	5	服务人员是否接受过无障碍服务培训
		服务人员态度	5	服务人员是否友好、耐心
无障碍信息交流与智慧服务（Q3）	信息标识	无障碍标识	10	是否有清晰的无障碍标识
		信息提示	10	是否有语音提示、闪烁提示等
	智慧服务	智能设备	10	是否配备智能灯具、智能操控面板等
		操作说明	5	是否有操作步骤或使用说明
创新与提升（Q4）	创新项目	创新设施	20	是否有创新的无障碍设施或服务

注：总评分计算：无障碍通行（Q1）满分 60 分；无障碍服务（Q2）满分 45 分；无障碍信息交流与智慧服务（Q3）满分 35 分；创新与提升（Q4）满分 20 分。总分 Q = Q1 + Q2 + Q3 + Q4。评价等级：优秀（≥ 80 分）为无障碍设施完善，功能齐全，用户体验良好；良好（60～79 分）为无障碍设施基本完善，但仍有改进空间；一般（40～59 分）为无障碍设施存在较多问题，需进一步改进；较差（< 40 分）为无障碍设施严重不足，需全面整改。注意事项：需定期现场检查无障碍设施的实际使用情况；定期收集残疾人、老年人等特殊群体的使用体验和建议；根据评估结果，制定改进计划并定期复查。

2. 社区参与度评估量表　社区参与指标量表用于评估残疾人在社区内的社交、娱乐、就业等参与程度。该量表包含多个维度，如参与社区活动的频率、在社区内是否有朋友、是否能参与社区组织的志愿活动或工作等。作业治疗师可以通过与残疾人及其家属、社区工作人员访谈，结合观察残疾人在社区中的实际活动情况填写量表，了解社区环境对残疾人参与度的影响。

3. 环境安全评估工具　社区环境安全检查表重点关注社区环境中的安全隐患，如地面是否防滑、照明是否充足、有无障碍物阻挡通道等。对于视力残疾者，检查表涉及社区内标识是否清晰易辨（包括颜色对比度、文字大小等）；对于肢体残疾者，检查道路和建筑物周围是否有足够的防护设施，防止意外摔倒等情况。作业治疗师在社区内不同时间段实地巡查，按照检查表的项目逐一核对，记录存在的安全问题，为改善社区环境安全提供依据。

三、社区环境改造的实施

患者回归家庭社区后，难以适应原环境导致出行活动受限的，作业治疗师可以帮助患者，实施社区环境改造。

（一）实施步骤

1. 需求评估

（1）患者需求评估：作业治疗师需与患者及其家属沟通，了解患者的身体功能障碍、日常生活活动能力、职业需求等，明确患者在社区生活中可能遇到的困难和需求。

（2）社区环境评估：对患者所在社区的环境进行全面评估，包括道路、公共设施、建筑出入口、交通状况等，找出可能对患者造成障碍的因素。

2. 制定改造计划

（1）制定个性化计划：根据评估结果，结合患者的功能水平和生活需求，制定个性化的社区环境改造计划。计划应明确改造目标、具体措施、实施时间表和预期效果。

（2）多方合作：与社区管理者、物业、相关专业人员（如建筑师、工程师等）沟通协作，确保改造计划的可行性和安全性。

3. 实施改造

（1）物理环境改造：如平整道路、设置无障碍通道、安装扶手、改造公共卫生间等，以方便患者出行和使用。

（2）辅助设施配备：根据患者需要，配备轮椅、助行器、无障碍交通工具等辅助设备。

（3）信息环境改造：确保社区内有清晰的标识系统，方便患者识别方向和功能区域。

4. 效果评估与调整

（1）评估效果：改造完成后，对改造效果进行评估，观察患者在社区环境中的适应情况，收集患者及其家属的反馈。

（2）调整优化：根据评估结果和反馈，对改造措施进行必要的调整和优化，以更好地满足患者的需求。

（二）注意事项

1. 安全性

（1）保障安全性：在改造过程中，确保患者、施工人员及其他社区居民的安全，避免因改造施工造成意外伤害。

（2）符合安全标准：改造后的环境应符合安全标准，如无障碍通道的坡度、扶手的牢固度等。

2. 个性化　充分考虑患者的个体差异，如年龄、性别、文化背景、生活习惯等，使改造措施更具针对性。

3. 沟通协作　与患者、家属、社区管理者、其他专业人员保持良好的沟通与协作，确保改造工作顺利进行。

4. 持续性　社区环境改造是一个持续的过程，需要定期对改造后的环境进行维护和更新，以适应患者功能变化和社区发展的需要。

5. 成本效益　在改造过程中，要充分考虑成本效益，合理利用资源，避免不必要的浪费。

考点与重点　建筑物外部的无障碍设施

？ 思 考 题

1. 如果需要对一位老年人的家庭进行环境改造，你会优先考虑哪些方面？

2. 在进行社区环境改造时，可能会遇到哪些挑战？如何解决这些挑战？

3. 如何确保家庭和社区环境改造的长期有效性？请提出一些建议。

本章数字资源

第八章 加压疗法

📋 案例

患者，男，32岁，文员。因3天前在厨房烹饪过程中意外碰触到燃烧的炉具，导致右手、前臂、腹部和胸部烧伤，烧伤面积约为25%，伤势较为严重，烧伤后立即送往医院急症科紧急救治，初步诊断为Ⅱ度烧伤。

问题：1. 请问该病例目前适宜开展哪些作业治疗项目？
     2. 针对患者目前情况，如何开展压力治疗？有哪些注意事项？

第一节　加压疗法的应用

加压疗法（compression therapy）又称压力治疗，是在人体表面施加适当的压力，以预防或抑制皮肤瘢痕增生、预防或治疗肢体肿胀、促进截肢残端塑形、防治下肢静脉曲张以及预防深静脉血栓等的治疗方法。国内最早于20世纪80年代开始应用加压疗法抑制烧伤后瘢痕增生，并取得显著疗效。

一、加压疗法的作用

1. 抑制瘢痕的增生　加压疗法可有效预防和治疗增生性瘢痕，并促进瘢痕成熟。

2. 消肿　通过表面加压可促进血液和淋巴回流，从而改善肢体水肿情况。

3. 预防关节挛缩和畸形　通过抑制瘢痕增生，预防和治疗因增生性瘢痕所导致的挛缩和继发的畸形。

4. 促进残肢塑形　可用于截肢后残肢的塑形，以利于假肢的装配和使用。

5. 预防深静脉血栓　预防长期卧床者下肢深静脉血栓形成。

6. 防治下肢静脉曲张　对于从事久坐或久站工作的人群，可以有效发挥预防和治疗下肢静脉曲张的作用。

在临床实践中，加压疗法的应用范围还在不断拓展。在烧伤康复领域，对于大面积烧伤患者，加压疗法的早期介入，能有效减少瘢痕挛缩对关节功能的影响，帮助患者最大程度恢复肢体活动能力。而且，配合新型的药物导入技术，将促进皮肤修复的药物与加压疗法相结合，能进一步加快瘢痕软化和皮肤组织重塑。

在运动康复方面，加压疗法可帮助运动员在受伤后快速消肿，缩短恢复周期，尽早重返赛场。针对一些慢性损伤，如足底筋膜炎，通过定制的压力鞋垫进行加压疗法，能够缓解疼痛，改善足底的受力分布，促进受损组织修复。

随着科技的发展，智能加压疗法设备正在兴起。这些设备能够实时监测压力数值、患者的生理指标，并根据数据自动调整压力，大大提高了加压疗法的精准性和安全性。未来，加压疗法有望与虚拟现实（VR）、增强现实（AR）技术相结合，为患者提供更具沉浸感的康复训练，进一步提升治疗效果。

二、适 应 证

1. 增生性瘢痕 适用于各种原因所致的增生性瘢痕，包括烧伤后的增生性瘢痕和外科手术后的瘢痕。瘢痕组织的过度增生不仅影响美观，还可能限制肢体活动。加压疗法通过对瘢痕部位持续施压，抑制成纤维细胞活性，减少胶原蛋白异常沉积，从而有效预防和改善增生性瘢痕。

2. 水肿 可用于各种原因所导致的肢体水肿，如外伤后肿胀、手术后的肢体肿胀、偏瘫肢体肿胀，淋巴回流障碍导致的肢体肿胀、下肢静脉曲张性水肿等。通过外部压力促进血液和淋巴回流，减轻组织间液的淤积，达到消肿的目的。

3. 截肢 常用于截肢术后残端塑形，防止残端肥大皮瓣影响假肢应用。合适的压力可以使残端软组织均匀受压，促进残端更好地适应假肢佩戴，提高患者的生活自理能力和行动便利性。

4. 预防性治疗

（1）烧伤：针对预防烧伤后21天以上愈合的创面发展成增生性瘢痕，预防瘢痕所致的关节挛缩。加压疗法早期介入，能够在瘢痕形成的关键时期，控制其生长，保持关节周围组织的柔韧性，避免关节功能受损。

（2）长期卧床人群：有助于预防下肢深静脉血栓形成。长期卧床使得下肢静脉血流缓慢，血液处于高凝状态，加压疗法可促进下肢血液循环，降低血栓形成风险。

（3）久坐或久站工作人群：能够预防下肢静脉曲张形成。长时间保持同一姿势，下肢静脉回流受阻，加压疗法可通过适当施压，帮助静脉血液回流，减轻静脉瓣膜负担。

三、禁 忌 证

尽管加压疗法在诸多方面具有显著的积极作用，但在临床应用时，也存在一些明确的禁忌情况需要格外注意。

1. 治疗部位存在感染性创面 治疗部位存在感染性创面时，加压将不利于创面愈合。压力会阻碍创面渗出物引流，为细菌滋生创造更有利的环境，甚至会导致感染扩散，加重感染。因此，在创面感染未得到有效控制前，应避免使用加压疗法，需先积极进行抗感染和创面处理，待感染消除、创面基本愈合后，再考虑是否开展加压疗法。

2. 脉管炎急性发作期 对于脉管炎急性发作期患者，加压会加重局部缺氧缺血。脉管炎会导致血管狭窄、血液循环不畅，此时施加压力会进一步阻碍血液供应，使症状更加严重，甚至可能造成组织坏死。管炎急性发作期患者应优先采取改善血液循环、扩张血管等治疗，待病情稳定后，再评估是否可以使用加压疗法。

3. 下肢深静脉血栓 对于下肢深静脉血栓患者，加压存在使血栓脱落的危险。脱落的栓子可能伴随血液循环传递到各个部位，一旦随血流进入肺动脉，严重情况下会导致肺栓塞，引发呼吸困难、胸痛甚至危及生命；若栓子进入脑血管，则可能造成脑栓塞，导致偏瘫、失语等严重后果。所以，在下肢深静脉血栓未得到妥善治疗、血栓未稳定之前，严禁使用加压疗法。

链接

烧伤深度分级

烧伤深度常用三度四分法来表示。

Ⅰ度烧伤：只伤及表皮，受伤的皮肤发红、肿胀、疼痛、烧灼感、皮肤温度稍高，但无水疱出现，3～5天好转痊愈，脱屑而不留瘢痕。

Ⅱ度烧伤分为浅Ⅱ度和深Ⅱ度烧烫伤。

浅Ⅱ度烧伤：伤及真皮及部分生发层，受伤部位红肿、剧痛、水疱、皮温增高，水疱较饱满，破裂后创面渗液明显。

深Ⅱ度烧伤：伤及真皮深层，残留较深层的毛囊及汗腺，烧伤部位水疱壁厚或无水疱，感觉稍迟钝，痛觉减退，拔毛试验微痛，创面红白相间或色泽发暗，可见小出血点或毛细血管网扩张充血，水肿明显。若无感染等并发症，3～4周可愈，愈后留有瘢痕。

Ⅲ度烧伤：伤及皮肤全层或皮下、肌肉、骨骼等。烧伤创面苍白、黄白、焦黄以至焦黑，炭化，皮下树枝状静脉栓塞，感觉消失，拔毛试验易拔而不痛。自然愈合缓慢，愈后留瘢痕，甚至产生畸形。

四、常用方法

加压疗法的常用方法包括绷带加压法、压力衣加压法，一般在使用压力衣加压前，先使用绷带进行局部加压治疗，同时需配合压力垫和支架等附件以巩固加压效果。

（一）绷带加压法

即采用绷带对肢体进行加压的方法，一般在使用压力衣加压前，会先使用绷带进行局部加压治疗。绷带加压法操作相对灵活，能根据不同部位和治疗需求，精准地对局部进行加压，有效控制压力的大小和分布。进行绷带加压时，医护人员应根据患者的具体情况，如受伤部位、皮肤状况等，选择合适的绷带材质和缠绕方式，确保压力均匀且适度。根据使用材料和方法的不同，绷带加压法分为弹力绷带加压法、自粘绷带加压法、筒状绷带加压法及硅酮弹力绷带加压法等。

1. 弹力绷带加压法　弹力绷带是含有橡皮筋的纤维织物，可根据患者的需要做成不同样式（图8-1）。主要用于早期因瘢痕存在部分创面、不适合使用压力衣的患者。使用时需注意松紧情况和肢体实际的运动情况，通常需要4～6小时更换一次。开始时压力不应过大，患者适应后再适当增加压力，直到患者可耐受。治疗初愈创面时，内层要敷1～2层纱布，以减轻对初生皮肤的损伤。

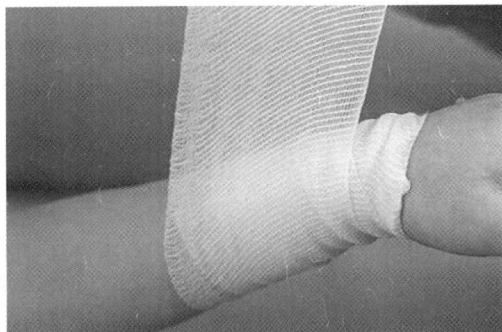

图8-1　弹力绷带加压

使用方法：进行肢体包扎时，需由远端向近端向心性缠绕，均匀地做"8"字形或螺旋形包扎，注意近端压力要小于远端压力；每圈间相互重叠1/3～1/2；末端避免环状缠绕。压力以绷带下刚好能放入两指为合适。

弹力绷带加压法的优点为价格低廉，清洁方便，便于使用；缺点为压力大小难以准确控制，可能会出现水肿、血液循环不畅、导致疼痛和神经变性等。

2. 自粘绷带加压法　用于不能耐受较大压力的脆弱组织，可在开放性伤口上面先加一层薄纱布再使用（图8-2）。主要用于手部或脚部早期伤口愈合过程中。对于2岁以下儿童的手部和脚部，自粘绷带能够提供安全而有效的压力，使用较多。

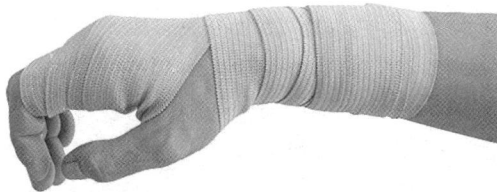

图8-2　自粘绷带加压

使用方法：与弹力绷带加压法基本相同，以手部为例，先从各指指尖分别向指根缠绕，然后再缠绕手掌部及腕部，注意中间不留空白以免造成局部肿胀，注意暴露指尖部以便观察血液循环的情况。

自粘绷带加压法的优点是早期就可以使用，特别适合残存部分创面的瘢痕；此外，作用于儿童手部或足部可提供安全而有效的压力。缺点为难以控制压力的大小，压力不够持久。

3. 筒状绷带加压法　绷带为长筒状，有各种规格，可按照需求直接剪下使用，尺寸不同，可提供不同的压力。用于能承受一定压力的伤口表面，主要应用于使用弹力绷带和压力衣之间的过渡阶段。

其优点为使用快捷方便，尺寸容易选择，特别适用于 3 岁以下生长发育迅速的儿童；单层或双层绷带配合压力垫同时使用，可对相对独立的小面积瘢痕组织起到较好效果。缺点为压力不易控制、不够持久，不适合长期使用。

4. 硅酮弹力绷带加压法　硅酮和加压疗法是目前公认的治疗烧伤后增生性瘢痕较为有效的方法，因此，可将两者联合使用。现已有成品销售，使用更加方便，硅酮能有效改善瘢痕的微环境，抑制成纤维细胞增殖和胶原蛋白合成，而弹力绷带提供的持续压力则能进一步抑制瘢痕增生，促进瘢痕软化。两者联合使用可极大提高对烧伤后增生性瘢痕的治疗效果。

（二）压力衣加压法

压力衣加压法适用于大面积的治疗区域，能提供较为均匀的持续压力。压力衣通常由特殊的弹性材料制成，贴合人体曲线，能长时间对身体表面施加稳定的压力。包括定制式压力衣加压法、智能压力衣加压法、成品压力衣加压法等。

1. 定制式压力衣加压法　利用有一定弹力和张力的尼龙类压力布，根据患者的肢体形态和需加压的位置，通过准确测算，制成不同的压力衣，如压力头套、压力上衣、压力手套、压力肢套，压力裤，压力腿套，压力袜等。

定制式压力衣加压法的优点为压力较容易控制、穿戴合身、舒适、调整方便；缺点为制作程序较复杂、需时长、成本高，外形不如成品压力衣美观。

2. 智能压力衣加压法　智能压力衣属于量身定做压力衣的一种，但制作工序已经智能化，应用专门的制作软件设计好图纸，再用相应硬件进行制作。智能压力衣加压法是目前较新的加压疗法，在部分地区已应用于临床。

除具备量身定做压力衣的优点外，还有制作方便、节省制作时间以利于早期使用、合身性更佳、实用性强、穿着舒适等优点；缺点为制作成本偏高，价格较贵。

3. 成品压力衣加压法　购买成品压力衣使用加压疗法的方法，若尺码合适，作用同量身定做的压力衣。

成品压力衣加压法的优点是外形美观，做工较好，使用方便，不需单独进行个体的测量制作，适合不具备能独立制作压力衣条件的单位使用，或者患者因自身因素无法进行测量者；缺点为均是现成品，选择少，不一定完全符合患者的身形，尤其是严重烧伤肢体变形者难以选择适合的压力衣。

（三）附件

身体表面不规则或者不平整的部位使用加压疗法时往往需要配合使用一些附件以保证加压效果，同时尽量减少加压疗法的不良反应。

1. 压力垫（pressure padding）　是指放置于压力衣或绷带与皮肤表面之间，用以保持不平整或平面瘢痕均匀受压，增加局部压力的装置。由于人体形状不规则，需在穿压力衣时配置压力垫以达到更好的治疗效果。压力垫常用的材料有海绵、泡沫、塑性胶、合成树脂、合成橡胶、硅胶、热塑板等。

2. 支具（splintage）　是放置于压力衣或绷带下面，用于保护鼻部、前额、双颊、耳郭、鼻孔、掌弓等不平整部位而免于损害或变形的支托架。支架常用材料为低温热塑板材。

医者 仁心

用爱与责任照亮烧伤患者的康复之路

林医生是一位经验丰富的烧伤科医生。一天，科室收治了一位严重烧伤的患者——小宇，一个年仅 8 岁的小男孩。小宇在一场意外火灾中全身大面积烧伤，情况十分危急。林医生迅速组织团队对小宇进行了紧急救治，经过数小时的努力，小宇暂时脱离了生命危险，但后续的治疗和康复之路依然漫长而艰难。

在治疗过程中，林医生发现小宇的情绪非常低落，常常一个人默默地流泪，经了解，他害怕自己变得丑陋，被其他人嘲笑。于是，林医生决定从心理护理入手，给予小宇更多的关爱和支持，给他讲一些励志的故事，鼓励他勇敢面对困难，还联系了医院的心理医生，为小宇制定了个性化的心理治疗方案。同时，林医生积极协调医院的社工团队，组织志愿者为小宇举办了一场温馨的生日会，让小宇感受到了社会的关爱和温暖。

经过几个月的精心治疗和护理，小宇终于康复出院了。出院那天，小宇紧紧地抱住林医生，眼中充满了感激的泪水。他对林医生说："医生叔叔，谢谢您！是您让我重新找回了自信和勇气。"看着小宇灿烂的笑容，林医生感到无比的欣慰。

五、应 用 原 则

1. 早期应用 加压疗法应在烧伤创面愈合后、尚未形成瘢痕之前就开始。研究显示，加压治疗开始时间越早，治疗和预防效果越好，治疗的成功率越高。一般 10 天内愈合的烧伤不使用加压疗法，10 ～ 21 天愈合的烧伤应使用预防性加压包扎，避免过度的瘢痕增生及关节挛缩等情况出现，21 天以上愈合的烧伤必须预防性加压包扎，削痂植皮后的深 II 度烧伤、III 度烧伤也需要预防性加压包扎。

2. 合适而有效的压力 加压疗法理想的压力为 24 ～ 25mmHg（有效压力 10 ～ 40mmHg），接近皮肤微血管末端的压力，若压力过大，将导致皮肤缺血，出现溃疡、坏死等发生，压力过小则不能充分发挥加压作用，影响治疗效果。四肢压力可适当大一些，躯干、头面部、儿童压力应小些。一般单层压力衣压力最多只能达到 20mmHg 左右，要达到足够的压力必须用双层加压或配合压力垫使用。有研究显示，临床上使用 10% 缩率的压力衣，配合内部 9mm 厚的压力垫可取得较为理想的效果。

有效的压力是指当使用者处于不同体位或姿势时，压力始终保持在有效范围内。如腋下为最易发生严重瘢痕增生的区域，当上肢自然下垂或肩关节活动时，作用于腋部的压力会明显下降，因此建议同时使用"8"字带保证活动时有足够的压力，其他活动范围较大的关节周围同样需要使用外加装置维持有效的压力，如肘关节周围。压力衣使用 1 个月后，压力可能会下降 40% ～ 50%，所以应定期测试压力并及时调整，以保证有足够的压力。

需要注意的是，不要使用不必要的压力，否则可能会影响身体健康，对于经常使用的身体部位，要考虑日常生活的需求，因此，需要对患者开展加压疗法的健康教育和宣传，解释可能的不良反应和预期效果，取得患者的全面配合以达到最佳的使用效益。

3. 长期使用 对于增生性瘢痕，从创面基本愈合开始，即可开展持续性加压直至瘢痕成熟，至少需半年到一年时间，一般需 1 ～ 2 年甚至更长的时间。另外，长期使用还包括每天应用的时间，每天应保证 23 小时以上有效压力，只有在洗澡时才脱下压力衣，每次解除压力时间不应大于 30 分钟。

4. 考虑身体轮廓 人的身体表面存在一定突出的轮廓，如头、肩、膝等；一些部位表面不规则，如腋窝、腘窝、踝部等，使用单一的加压法往往达不到统一的压力，因此需要使用压力垫来加强局部压力，但要注意加压部位不影响日常生活，如果关节部位存在挛缩，还应配合支具的使用，以维持该部位正常的关节活动范围和基础功能，不同位置、不同体质形成的瘢痕和成熟过程存在较大的差距，实施加压疗法应从低压力开始，认真观察局部位置，如果使用软性材质或薄的压力垫，要每周进行耐受性和压力的检查。

5. 压力衣要求 压力衣由弹性材料制成，使用一段时间后弹性会逐步降低，因此每位患者应准备 2 ～ 3 套更换使用，注意定期测量并调整压力，一般 3 ～ 6 个月更换一次压力衣，对于生长发育较快的儿童和皮肤部位新愈合的患者要采用柔软、光滑的弹性更换的压力材料，以降低磨损风险，适应局部压力，当皮肤情况稳定、通过测试后再为患者调整至更适合的压力，也可以根据皮肤情况，提供海绵、泡沫压力垫或棉性内衬。

六、不良反应及处理

1. 皮肤损伤　绷带或压力衣可对瘢痕造成摩擦，导致皮肤损伤，还会出现水疱和局部溃烂，尤其是新鲜瘢痕。可在绷带或压力衣下加一层纱垫，四肢可用尼龙袜做衬，以减少压力衣和皮肤之间的摩擦。出现水疱后，抽出其中液体，涂以甲紫。只有破损严重或创面感染时才解除压力。

2. 过敏　有些患者可能对织物过敏，发生皮疹或接触性皮炎。可加一层棉纱布预防，过敏严重者可考虑其他方法加压。

3. 瘙痒　尤其在开始使用的 1～2 周。可能与织物的透气不良、皮肤出汗、潮湿、化学纤维的刺激有关。一般无须特殊处理，瘙痒可在压力作用下减轻。

4. 肢端水肿　主要因近端使用压力而导致肢体远端血液回流障碍，造成远端肢体水肿，如压力臂套可导致手部肿胀。如近端压力较大，远端亦应加压治疗，如穿戴压力手套或压力袜。

5. 发育障碍　见于儿童，近年有加压疗法影响儿童发育的报告，如颌颈套引起下颌骨发育不良而后缩。此外，如压力使用不当（如未使用支架保护）可引起手掌弓的破坏、鼻部塌陷、胸廓横径受损出现桶状胸等。对于发育障碍应以预防为主，使用压力垫和支架保护易损坏部位，如鼻部、耳部、手部等。

> **考点与重点**　加压疗法的概念、适应证、禁忌证、应用原则、不良反应及处理方法

第二节　压力衣

一、制作工具与材料

压力衣及附件制作涉及多种工具和设备，在制作过程的各个环节中发挥各自作用。

（一）制作工具

1. 缝纫机　用于缝制压力衣和固定带，常用直线和"之"字形缝线的缝纫机，普通款和电动款均可。其稳定的缝纫功能确保压力衣的拼接牢固，固定带的安装精准，为压力衣的整体结构提供保障。

2. 加热炉　主要用于压力垫的加热塑形，温度可达 140℃左右。若无加热炉，也可用电熨斗或热风枪替代。在加热过程中，能使压力垫材料软化，便于根据人体部位形状进行塑形，以达到更好的贴合效果和压力施加效果。

3. 刀　包括剪刀、剪线刀和裁纸刀。剪刀主要用于剪压力布、魔术贴、弹力带和低温热塑板等，能满足不同材质的裁剪需求；剪线刀用于剪缝线，保证缝纫后的线头处理干净整齐；裁纸刀主要用于在压力垫上制出缺口，这一操作能保证压力垫合身且不影响肢体活动，提升患者使用的舒适度。

4. 尺　包括软尺、直尺和蛇尺。软尺用于测量肢体围度，精准获取身体各部位尺寸，保证压力衣的合身度；直尺用来画图，在制作纸样和设计压力衣版型时发挥重要作用；蛇尺用于画拇指（鱼际）部分的纸样，因其独特的可弯曲特性，能精准勾勒出拇指复杂的曲线形状。

5. 支架制作工具　包括恒温水箱、钳和热风枪等。恒温水箱用于软化制作支架的材料，使其具备可塑形的条件；钳用于在塑形过程中固定和调整材料形状；热风枪则可进一步对塑形后的支架进行微调，确保支架符合人体工程学原理，为加压疗法提供稳定的支撑。

（二）常用材料

1. 绷带加压法　弹力绷带、自粘绷带、筒状绷带、硅酮弹力绷带及纱布等。

2. 压力衣制作　压力布、拉链、弹性线与魔术贴等。

3. 压力垫制作　海绵、塑胶海绵、力胶、硅酮凝胶、透明塑料、弹力带及胶水等。

4. 支架制作 低温热塑板材、魔术贴、螺丝和钢丝等。

二、制作和应用步骤

压力衣的制作及应用过程一般包括测量、计算、画图、裁剪、缝制、试穿与调整以及随访等步骤。

1. 测量 压力衣需要量身定做才能保证最合适的压力，因此测量十分重要。用软尺准确测量瘢痕部位的肢体周径和压力衣覆盖部位的长、宽等。测量长度时，两手握住软尺两端将软尺拉直即可，测量周径时软尺不能太松或者太紧，用记号笔在测量部位做出相应的标记。不同部位测量方法不同，一般标志性或特殊部位如关节处、肌肉丰满处均需测量和记录，无特殊部位（如前臂）则需每5cm距离测量一组数据以确保压力衣的适合度。

2. 计算及画图 根据所需压力衣的样式与压力大小，计算压力材料所需尺寸，并画出纸样（图纸）。临床上压力衣的尺寸通常通过控制缩率来实现，缩率为实测尺寸和所需尺寸之差与所需尺寸的比值，缩率（n%）计算公式为：

以L1为实际测量的长度，以L为裁剪的长度，以ΔL为要缩减的部分，即$\Delta L=L1-L$，以n%为缩率，$n\%=\Delta L/L$。

由此可得出压力衣所需实际尺寸的计算公式，即$L=L1/（1+n\%）$。

比如上臂套中某一点测得上臂周径为33.0cm，拟采用缩率为10%的压力，则压力布的尺寸为$L=L/（1+n\%）=33.0/（1+10\%）=30cm$，因前臂套分两片组成，则每片尺寸为15cm。常用缩率的选择见表8-1。在计算需要的布料尺寸时，应考虑边距的尺寸，初学者因缝制技术欠佳应多留些余地，边距大概需3～5mm，而熟练治疗师则可控制在2～3mm。

表8-1 缩率的选择与临床应用

采用的缩率	产生的实际压力	适用范围
0～5%	非常低的压力	适用于婴儿
5%～10%	低压力	适用于儿童
15%～20%	中等压力	适用于成年人
15%（双层）	高压力	适用于活跃、增生的瘢痕

3. 裁剪 将画好的纸样裁剪后固定于压力布上，按纸样尺寸裁出布料。在压力布上画图及裁剪布料时注意避免牵拉布料，影响尺寸的准确性；布料弹力的方向应与所加压部位的长轴垂直。

4. 缝制 材料适当取舍后是缝制及锁边，根据技术熟练程度和条件可选择使用家用缝纫机、电动缝纫机或工业用电动缝纫机、锁边机等。缝制时注意针距、边距均匀合理，尤其是转角处和转弯处。

5. 试穿、测压及调整 压力衣制作完成后，应让患者试穿，检查是否合身、压力是否足够，若达不到理想压力则需进行调整。如需了解精确压力（如科研）则要用专业仪器进行测量，再根据测量结果进行调整，如采用家用压力垫、收紧或放松。试穿时应询问受试者有无受压感，观察压力衣是否影响关节活动及局部皮肤组织血液循环。调整好后应教会患者正确穿戴方法。

6. 交付使用 患者学会自行穿戴后，可将压力衣交付使用，并教会患者使用及保养方法和注意事项。最好同时发送指导手册，以便患者随时查看正确的应用方法。为了保持良好压力，避免布料疲劳，应每日清洗，所以同一规格的压力衣应至少做两套，供交替使用。

7. 随访 压力衣交给患者后应定期随访，时间应根据患者情况确定，开始使用应至少每两周随访一次，瘢痕情况稳定后可每个月随访一次。静脉曲张和淋巴回流障碍者可1～3个月回访，并重新制作压力衣。

三、常用压力衣

（一）压力头套

头面部瘢痕增生是影响烧伤患者容貌和心理健康水平的重要因素，因此瘢痕的控制和加压疗法的有效实施是头面部烧伤作业治疗的重要部分。因头面部是人体最不规则的部位，应用弹力绷带难以有效实施加压疗法，而量身定做的压力头套可提供有效的压力，是目前最为常用的头部加压方法。

1. 适应证　头面部及下颌部烧伤或其他原因所致瘢痕。

2. 特点　由左右两片缝合而成，可对头面部提供有效的压力。测量及画纸样比较复杂，但缝制容易。

3. 注意事项

（1）开始穿戴时间不宜过长，可从每天 8 小时开始，逐渐增加至 12 小时，直至 24 小时。

（2）如需留出眼、口、鼻位置则可在相应位置裁出，注意开口尺寸应小于实际尺寸。

（3）需配合压力垫及支架使用，以增加加压效果，并预防面部畸形。

（二）压力上衣

躯干烧伤虽不如肢体烧伤和面部烧伤常见，但往往面积较大，需进行加压治疗。躯干大体呈椭圆形，加之软组织丰富，加压疗法效果不如肢体治疗效果好。根据烧伤部位可使用压力上衣或压力背心。

1. 适应证　躯干烧伤或其他原因所致瘢痕；腋部或前臂近端靠近肩部瘢痕。

2. 特点　压力上衣由前后两片和袖子组成，测量及画纸样相对复杂，但缝制容易。压力较难控制在有效范围。

3. 注意事项　因肩关节活动时影响腋部压力的大小，所以为了控制腋部瘢痕应同时使用 "8" 字带；用于肩部瘢痕时，衣服拉链应有足够长度，以保证肩部有足够的压力。

（三）压力臂套

上肢是较易遭受烧烫伤和其他外伤的部位，上臂和前臂因形状较规则，呈圆柱形，是最易加压的部位，也是压力容易控制且治疗效果较好的部位。压力套包括上臂套、前臂套。

1. 适应证　上肢烧伤、手术或其他原因所致瘢痕；上肢肿胀；上肢截肢残端塑形。

2. 特点　由两片组成，制作容易，穿戴方便，压力易于控制。

3. 注意事项　如需较大压力，则应与压力手套同时应用，以预防手部肿胀。

（四）压力手套

手部烧伤是发生率最高、畸形率最高，对功能影响最大、最直接的烧伤，早期处理不当会遗留严重功能障碍，手部烧伤治疗最重要的是预防和治疗水肿、瘢痕增生、挛缩、脱位等并发症。加压疗法是预防、治疗手部肿胀，抑制瘢痕增生，预防关节挛缩和脱位最有效的方法，应尽早实施，并持续足够长时间（图 8-3）。

1. 适应证　各种原因所致手部瘢痕；手部肿胀。

2. 特点　压力手套由手背、手掌、拇指以及手指侧面组成。易于测量及画纸样，但缝制困难。压力手套是最为常用的压力衣。

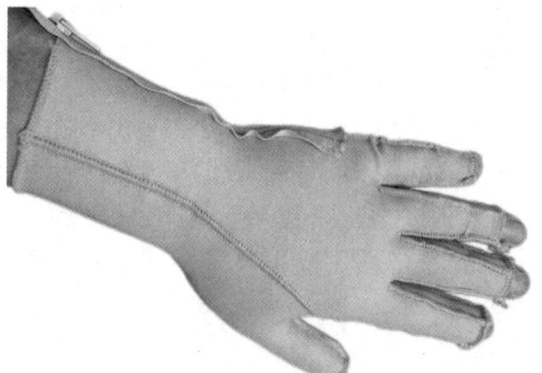

图 8-3　压力手套

3. 注意事项

（1）为方便穿戴，最好加拉链，且拉链最好放于手掌尺侧，以减少对手部活动的影响。

（2）指尖暴露以便观察血运情况。

（3）尤其注意指蹼及虎口等易发生瘢痕增生和挛缩部位的加压。

（4）配合压力垫和外部橡皮筋使用。

（五）压力裤

压力裤是常用于控制臀部、会阴部和下肢瘢痕的压力衣。

1. 适应证　各种原因所致臀部、会阴部及下肢瘢痕；下肢肿胀。

2. 特点　由两个前片和两个后片缝合而成，制作相对简单。

3. 注意事项

（1）会阴部需配合压力垫使用，且外加橡皮筋以保证有效的压力。

（2）臀部应根据体形进行适当调整，尤其是女性，避免压力导致臀部下垂。

（六）压力腿套

与上肢一样，腿部也是易于进行加压疗法的部位。压力腿套包括大腿套、小腿套。

1. 适应证　烧伤、外伤或手术所致下肢瘢痕；下肢肿胀；下肢静脉曲张的预防和治疗；下肢截肢残端塑形；下肢深静脉血栓的预防。

2. 特点　由两片组成，制作容易，使用方便，压力易于控制，加压效果好。

3. 注意事项

（1）膝关节处应使用压力垫和外部橡皮筋，以保证有效的压力。

（2）如压力较大，远端亦应加压。

（3）大腿部分应有足够的长度，以防止步行时压力腿套下滑。

（七）压力袜

足部是肿胀最易发生的部位，也是各种原因所致瘢痕的常见部位，因此，压力袜也是最为常用的压力衣之一。

1. 适应证　烧伤、外伤或手术所致小腿下部、足踝部瘢痕；足部肿胀；下肢静脉曲张的预防和治疗；下肢深静脉血栓形成的预防。

2. 特点　由左右两片或足底部、前部和后部3片组成。测量及缝制容易，但画纸样较为复杂。

四、注 意 事 项

（一）设计制作

1. 压力衣应覆盖所有需要加压的瘢痕，至少在瘢痕区域外5cm范围。

2. 若瘢痕位于关节附近或跨关节，压力衣应延伸过关节达到足够长度，这样既不妨碍关节的运动，又不致压力衣滑脱。

3. 在缝制过程中，应避免太多的接缝；另外，在特定区域加双层及使用尼龙搭扣固定等方法，可减少压力衣的牵拉。

4. 若皮肤对纯合成的弹力纤维材料过敏而不能穿戴时，应考虑换用其他方法。

（二）穿戴

1. 未愈合的伤口，皮肤破损有渗出者，在穿压力衣之前，应用硅胶泡沫敷料覆盖，渗液多时叠加藻酸盐与凡士林纱布（禁用黏性敷料），敷料边缘修剪成圆角，低敏胶布"井"字形固定防牵拉。

2. 为了避免瘢痕瘙痒和搔抓后引起皮肤破损等问题，穿压力衣之前可用复方霜剂（含 0.1% 糠酸莫米松 +5% 利多卡因）涂抹后冷敷 3 分钟，适当的压力可明显减轻瘢痕处瘙痒，大多数患者都能很快适应。

3. 少数患者穿戴压力衣期间可能出现水疱，尤其好发于新愈合创面及关节活动部位，如鹰嘴、内外踝等，预先粘贴 3 ～ 5mm 硅胶衬垫或填充凡士林纱布条，减少摩擦与剪切力。一旦发生水疱，立即用生理盐水清洁创面，保留未破损疱皮，覆盖非粘连性无菌敷料（如硅胶泡沫敷料），若出现脓性分泌物、红肿热痛等感染迹象，则暂时脱去压力衣，但需每日观察水疱变化。

4. 在沐浴及皮肤护理时可短暂移除压力衣，但需沐浴后立即擦干皮肤，30 分钟内完成穿戴，涂润肤油后轻柔按摩吸收，避免油脂残留影响贴合度。

5. 每位患者可配备 2 ～ 3 套压力衣，每日更换确保卫生，推荐使用透气材质，延长使用寿命。

6. 穿脱压力衣时避免用力太大，应采用"渐进式穿戴"，从远端向近端逐步推展压力衣，沿接缝处缓慢剥离，避免过度牵拉造成弹性降低。

（三）保养

1. 每日使用后必须清洗，保持卫生并维持弹性。

2. 清洗前最好浸泡 1 小时，选择中性洗涤剂（pH 6.5 ～ 7.5）清洗。

3. 清洗压力衣时动作要轻柔，洗干净后平铺于透气晾衣网，室温自然阴干，避免阳光直射。不能过分拧绞或洗衣机洗涤。

4. 若必须使用洗衣机清洁压力衣时，选择"轻柔模式"，并使用冷水，将压力衣装入洗衣袋后方可清洗，避免与尖锐物品混洗。

5. 定期复诊，注意动态监测压力衣的压力与治疗效果，当压力衣变松时，可沿压力衣接缝处逐步收紧，或更换同型号新压力衣；对于生长期儿童需每个月进行复查。

考点与重点 压力衣的制作流程
常见压力衣的应用

第三节　压力垫

一、制作原理

按照 Laplace 原理，压力与曲率存在紧密联系。在张力一定的情况下（不同弹力纤维其张力是恒定的），曲率越大，压力越高。人体形态大致可分为球体（如头部、臀部、乳房）与柱状体（像四肢、躯干）两种类型，但实际上人体表面并非规则的几何体，这就需要借助压力垫来改变局部的曲率，以此达到增加或减少局部压力的目的。例如，在烧伤康复中，对于烧伤后形成的不规则瘢痕部位，通过在压力衣内放置合适的压力垫，能够精准调整局部压力，有效抑制瘢痕增生。在肢体水肿的治疗中，针对不同肢体部位的独特形态，利用压力垫改变压力分布，促进血液和淋巴回流，更好地实现消肿效果。

二、制作材料

1. 海绵　其特点是柔软，产生的剪切力小，价格便宜，但易在压力下变扁平，不能提供足够的局部压力。

2. 塑料海绵　其特点是富有弹性，易于在高温下塑形，能增加局部压力并能根据瘢痕进展改变外形，临床上被广泛使用。缺点是质地硬，易增加切力，且价格昂贵，偶尔会导致过敏。

3. 硅酮凝胶　其特点是伸展性与皮肤接近，覆盖在瘢痕处不会影响关节活动；成分稳定，细菌不易通过，如保养得当可持续使用半月以上。但切忌将其覆盖在未愈合的创面上。

4. 弱力胶　其特点是极易塑形。但因其价格昂贵，当瘢痕进展时，不能做出适应性的改变，且不能调节或加以改制，临床上较少使用。

三、制 作 步 骤

1. 设计　根据需加压的部位、形状和需施加压力的大小，确定所需压力垫的类型、材料、形状等。

2. 画图　用透明塑料画出瘢痕的形状，并确定压力垫的大小和形状。

3. 取材　将确定好的形状画于压力垫材料上。

4. 成形　通过加热塑形或打磨出所需形状。

5. 调整　如用于关节部位，则需在表面用刀割出缺口以保证关节的正常活动。

6. 试用　做好后试穿 10 ～ 15 分钟，看压力是否符合需要。

7. 交付使用　如无不适，教会患者使用方法和注意事项后即可交付使用。

四、应 用 要 点

压力垫的大小与形状要视瘢痕的情况而定，既能覆盖瘢痕表面，又要考虑活动等因素的影响，不宜太大，也不能太小，太大使压力减低，太小在活动时不能完全覆盖住瘢痕。压力垫的外部最好加用棉质套，以减少过敏。此外，压力垫最好有自己的固定系统。在制作过程中，应注意以下问题。

1. 压力垫的尺寸　压力垫必须完整地覆盖整个瘢痕，对于大面积瘢痕区，使用整块压力垫；对于相隔较远的散在瘢痕，可使用碎片。对于增生性瘢痕，要盖住边缘外 3 ～ 4mm，为避免向外生长，应盖住边缘 5 ～ 6mm。

2. 身体凸、凹面问题　曲率半径很小的骨性突起应避免太大的压力，如尺、桡骨茎突。凹面应将其充填并确保压力垫完全与瘢痕接触。

3. 适合度与韧度　压力垫与体表维持完整接触的能力称为适合度；韧度是指维持形状与抵抗疲劳的能力，是压力垫的重要特点，被认为是能否对瘢痕产生足够压力的标志。两者是对立统一体，不同材料在此方面各有所长，应综合应用，柔软的材料有较好的适合度，多用于快速反应、位于关节附近、活动较多部位的增生性瘢痕。

4. 动力因素　跨活动关节的压力垫应考虑不妨碍关节活动，例如，在肘关节腹侧放置压力垫，应剪一个"V"字形切口，以便屈曲时不受阻；在背侧应垂直剪开，以便牵拉伸时活动不受限。

5. 边缘斜度　斜度不同的边缘对瘢痕压迫的效果不同。斜度小的边缘处压力最大，适用于放置压力衣开口处，因为在该处压力衣产生的压力较弱，衣、垫有互补作用。边缘斜度大的垫下压力是均匀的，由于边缘处压力衣接触不到皮肤，避免了正常皮肤组织受压。

6. 固定　常用的固定方法有尼龙搭扣、扣带、外用弹力带等。用何种固定方法主要由压力垫放置位置决定，如背部用尼龙搭扣，而在需要活动的关节周围则需要扣带或弹性绷带，其次根据患者的喜好及接受水平决定。

五、注 意 事 项

1. 压力垫应覆盖所要加压的整个瘢痕组织，包括瘢痕组织外 3 ～ 5mm。以确保瘢痕的各个部分都能均匀受力，充分发挥加压疗法抑制瘢痕增生的作用。

2. 压力垫不宜过大，过大则不能建立需要的曲度。瘢痕面积较大时可进行分区处理，优先处理影响关节活动的区域和增生明显的瘢痕。

3. 靠近关节的压力垫应结合动力因素进行处理（如表面割出"V"形），以保证不影响关节活动、在关节活动时仍有足够的压力。

4. 压力垫应定期清洁，保持局部卫生。一般同样的压力垫需要有两套，以便交替使用，确保加压疗法的持续性。

5. 确保穿戴位置正确。因压力垫通常不易穿戴，在穿戴过程中易错位，穿戴位置不合适而容易引起局部不适。影响患者的治疗体验和治疗效果。

6. 支架应光滑服帖，不应产生局部压迫，必要时可加用衬垫。避免支架对局部皮肤造成额外伤害，确保患者在使用支架辅助加压疗法时的舒适度和安全性。

六、常用压力垫

1. 头面部压力垫　用于增加对头面部瘢痕的压力，减轻对鼻部、眼部的压力。常见有面部压力垫、鼻部压力垫、下颌部压力垫、耳部压力垫等。

2. 躯干压力垫　因躯干部身体轮廓较为不规整，使用压力垫以增加局部压力，避免在活动中压力减小而失去加压效果。常用的有胸部压力垫、腹部压力垫、背部压力垫、腋部压力垫、会阴部压力垫等。

3. 上肢压力垫　用于协助上肢压力衣使用，增加关节不平整处的压力。常见的有臂部压力垫、肘部压力垫、腕部压力垫、手部压力垫、指部压力垫。

4. 下肢压力垫　作用同上肢压力垫，主要有腿部压力垫、膝部压力垫、踝部压力垫、足背部压力垫。

七、支　具

对于身体表面轮廓较为不规则的部位，如面部、耳朵、鼻部、手、颈部等，为避免因压力作用而产生畸形或影响生长发育，常需要将支具配合压力垫、压力衣使用，支具一般采用低温热塑板材制作，方法和过程与矫形器相同。在制作支具时，需对患者具体部位进行精确测量，确保支具能紧密贴合且能提供适度压力。

随着科技的不断进步，新型材料也在逐渐应用于支具制作，例如智能感应材料，能根据人体受力实时反馈数据，进一步优化压力分布，提升支具的治疗效果。同时，3D打印技术的普及，使得支具制作更加个性化，能在更短时间内为患者提供高度适配的定制产品，为患者的康复之路提供更有力的支持。

常用的支具有以下几种。

1. 鼻部支具　保护鼻部，避免因局部压力过大而导致鼻梁部塌陷。

2. 耳部支具　防止耳郭粘连于头部或耳郭变形。

3. 下颌支具　保护下颌部，避免因局部受压过大而产生变形。

4. 口部支具　用于口部烧伤的治疗或者小儿口部畸形的调整。

5. 手部支具　对于瘢痕增生严重的部位，根据手部的位置，制作支具达到牵引或预防关节挛缩的作用。

？ 思 考 题

1. 简述加压疗法的作用。
2. 简述加压疗法的应用原则。
3. 简述加压疗法的适应证与禁忌证。
4. 简述加压疗法的不良反应及处理方法。

本章数字资源

第九章 职业康复

患者，男性，24岁，专业篮球运动员。比赛中意外扭伤膝盖，导致右侧膝关节内侧副韧带损伤和半月板撕裂。手术后，面临着关节疼痛、肿胀、活动受限等问题，无法正常参加训练和比赛。

问题：1.请问如何对该患者进行职业评定？
　　　2.针对患者的情况，简述如何进行职业训练。

第一节　职业康复的内容与原则

作业治疗的范畴涵盖日常生活活动、工作（生产力）/学业以及休闲三个方面。工作，不仅是个体经济自立的基础，也是社会参与和身份认同的重要来源。伤残者或伤病者可通过职业康复，实现就业或再就业，参与或重新融入社会。作为全面康复不可或缺的一部分，职业康复对伤残者或伤病者恢复就业能力和重建社会角色至关重要。

一、职业与职业康复

（一）职业与工作的概念

1. 职业（vocation）与职业（occupation）　在含义和使用上有显著区别。职业（vocation）通常指个人为了实现内在潜能、对社会做出贡献而从事的工作，其中带有热情、天赋或使命感的意义。职业（occupation）更广泛地指任何一种工作或职业，不分行业或性质，包括脑力劳动和体力劳动，主要强调作为谋生手段的工作，不一定是从业者能够充分发挥自己潜力的职业。

因此，职业（vocation）更多对体现个人对社会的贡献以及内在潜能的挖掘；而职业（occupation）则更加侧重作为谋生手段的工作，不一定与个人的内在兴趣或潜力直接相关。

2. 工作（work）　泛指通过体能或智力的投入，以达成特定目标或产出的过程，主要是指劳动。但不是所有的劳动都是工作，有些劳动是不创造价值的。工作（job）是指个人在社会中扮演的职业角色，通过有目的、创造性的活动来创造价值，不仅为个体提供经济支持，而且构建日常结构、社会网络，是自我认同和社会身份的重要来源。

（二）职业与工作的区别

工作是获取生活来源的一种方式，可以是长期稳定的全职形式，也可以是短期的兼职形式。职业不仅能满足基本生计需求，还能助力个人未来发展。例如，一名医生，其主要职责是治疗疾病，但他同时也可能参与部分教学工作。尽管他参与了教学活动，但他的职业依然是医生，而非教师。

（三）职业康复

依据 1983 年国际劳工组织（international labor organization，ILO）所颁布的第 159 号文件《残疾人职业康复和就业公约》的相关规定，职业康复（vocational rehabilitation，VR）是助力残疾人维持并获取合适的职业，以此推动他们融入社会或者重新回归社会生活。

具体来说，职业康复着重于通过多种方式强化残疾人自身的能力并充分发掘他们的潜能。同时，积极与社会各界展开紧密协作，创造平等的就业机会和就业环境，从而切实促进残疾人实现就业。这一理念在 2008 年香港特别行政区政府制定的康复服务计划中有明确体现。

（四）职业康复的目的和作用

1. 强化躯体功能 职业康复能够有效提升患者的躯体功能，包括增强肌肉力量、提高耐力以及改善活动能力。

2. 改善心理功能 通过职业康复，调节患者的负面情绪，增强其自信心，获取成就感，提高自我认同感。

3. 培养良好的工作习惯 借助模拟工作环境及小组团队互动活动，帮助患者学会遵守职场规则、妥善处理与上级及同事之间的关系，培养团结合作的能力。

4. 提升就业竞争力 针对就业市场的需求提供专门的技能培训，如面试技巧等，以增加就业机会。

5. 获取或维持工作 协助患者就业或再就业，协助他们长期稳定地从事这份工作，确保其职业生涯的发展。

6. 防止二次伤害（职业健康与工伤预防） 结合人体工效学原理对工作场所进行评估和改造，减少因不当操作导致的伤害风险，预防受伤及再次受伤。

链接

虚拟现实（VR）在职业康复中的应用

虚拟现实（virtual reality，VR）技术在职业康复中的应用广泛且多样，为患者提供了更加个性化的康复体验。例如，对于搬运人员，可以在虚拟环境中进行物品抓取、搬运、放置等动作训练；对于机械维修人员，可以进行虚拟的设备拆解、组装和维修训练；对于程序员，可以在虚拟的编程环境进行项目开发训练。这种培训方式可以让患者在安全的环境中反复练习，提高技能水平和熟练度，同时降低了培训成本和风险。

二、职业康复的内容

职业康复主要包括两部分工作内容：一是针对残疾人的职业康复，二是面向伤/病后人群的职业康复。其中，残疾人职业康复主要在残联和民政系统内开展，其工作内容涵盖职业评定、为残疾人提供职业咨询服务、开展各类职业技能培训以及给予专业的职业指导等。而伤病后的职业康复是在卫生系统和劳动保障系统内进行的，工作内容包括对伤/病患者进行职业评定、实施职业训练以及落实就业安置等。

总体而言，职业康复的工作可以概括为职业评定、职业训练、职业培训、职业指导以及工作安置等多个方面。

1. 职业评定 包括功能性能力评定、工作分析、工作模拟评定以及就意愿的评定和职业倾向性评定等。

2. 职业训练内容 包括工作重整、工作能力强化以及现场工作强化训练等。

3. 职业培训　是指通过开展相应培训活动，使病伤残者掌握新的职业技能，促进他们实现就业或者重新就业，例如文员培训和手工艺培训等。

4. 职业指导内容　包括建立职业康复档案、为服务对象提供劳动市场信息、提出就业建议、对工作环境进行改造指导、开展职业健康指导以及跟踪服务等。

5. 工作安置　是指协助康复后的伤残者重返工作岗位或者实现再就业，并为他们进行岗位安置的职业康复服务。工作安置的具体内容包括复工安置和再就业安置两方面。

三、职业康复原则与程序

（一）职业康复的原则

1. 平等原则　无论是何种民族、种族、性别、职业，也无论患有何种疾病，每个人都有工作的权利，都能够并且应当接受职业康复服务。这一原则是职业康复最基本的原则，确保所有个体在追求职业发展和康复的道路上享有均等的机会，不受任何歧视性因素的干扰。

2. 实用原则　在职业康复过程中，所提供的治疗必须紧密结合病伤残者的实际状况，具备高度的可操作性，能够较为准确地解决他们所面临的实际问题，切实满足其在工作和生活中的各种需求，以实现其职业功能的最大化恢复和提升。

3. 个体化原则　在制定职业康复方案时，应充分考虑患者的个人兴趣偏好、职业倾向、自身特长与技能，同时充分整合并利用社会资源以及社区资源，积极协调解决单位安置就业等相关问题，为患者量身定制一套既符合其个人特点又适应社会需求的康复计划，从而实现最佳的康复效果和职业发展。

4. 无伤害原则　职业康复过程中的各项活动，如职业面谈、评估、工作训练及安置等，均需确保不给伤残者带来新的伤害或功能损伤，保障他们在安全环境中接受康复干预。

5. 全方位服务原则　职业康复服务绝非仅仅局限于提高病伤残者的工作技能水平，或者单纯助力其实现就业这一单一目标。它强调的是一种综合性、全面性的服务体系，不仅要通过专业的手段提升病伤残者的职业技能，还需要关注其在工作中的各种需求，包括但不限于提供必要的职业指导和咨询、心理支持等，同时也要致力于帮助病伤残者有效预防职业性伤害，确保其能够在一个健康、安全的职业环境中保持稳定地工作。

（二）职业康复程序

职业康复程序需要康复治疗师与伤残个体的协作，以实现就业为导向，共同制定可行的职业目标（图9-1）。这一过程主要包括以下三个方面。

1. 个体评估和计划制定　治疗师与伤残者进行面谈、笔试，并在真实或模拟的工作环境中进行实际操作性评估。基于评估结果，制定针对性的康复计划。

2. 综合性服务　为伤残者提供咨询、教育、职业培训、作业治疗、物理治疗、认知训练、言语治疗以及辅助技术（AT）的应用等服务。

3. 工作安置　包括在职培训或试工、工作发展、求职训练、辅助就业、工作安置以及就业后的跟踪服务等。

此外，私营的康复机构也为伤残者提供或计划各种服务，如职业评估、工作能力评估、工作分析、工作强化和再调整、职业培训、工作安置、求职技巧、工作实习以及雇主发展等。

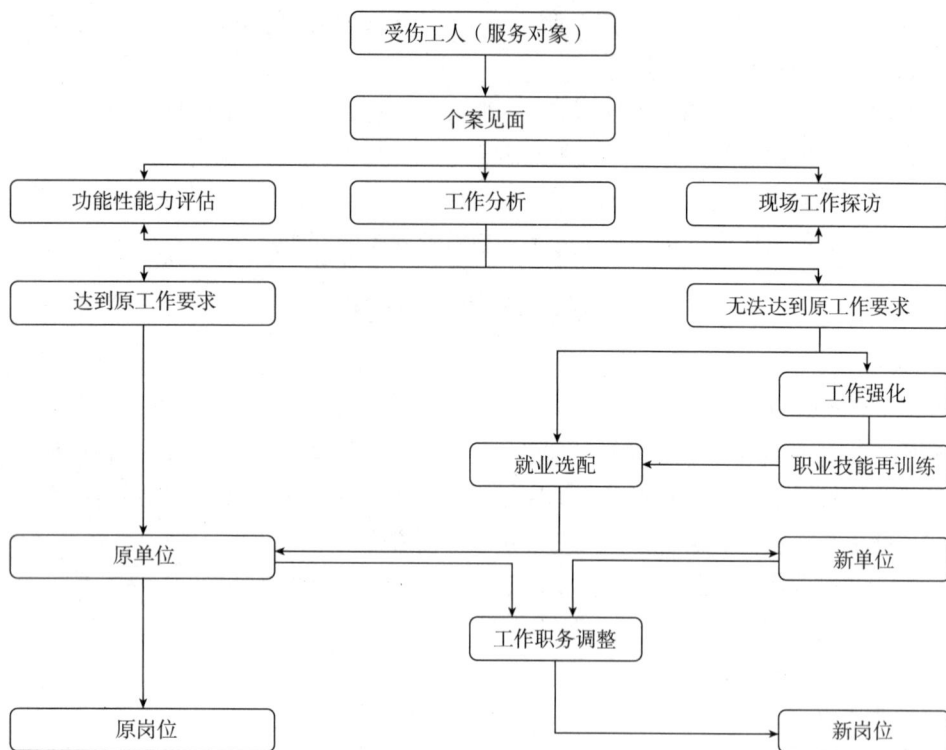

图 9-1 职业康复程序

考点与重点 职业康复的概念及原则

链接

脑瘫洗车行

脑瘫残疾人洗车行是一个为脑瘫等心智障碍者提供就业机会的特殊洗车服务场所。洗车行的员工主要是脑瘫、孤独症（自闭症）、唐氏综合征等心智障碍者，他们面临智力发育落后、社交能力受限等问题。创办者深知这些特殊群体的就业困境，因此希望通过洗车行这一形式，为他们创造就业机会，提高他们的生活质量和自信心。为了确保洗车服务的质量和效率，洗车行通常会对员工进行专业的培训和分工。通过科学评估每位员工的能力和特点，制定个性化的洗车流程和分工方案。脑瘫残疾人洗车行是一个具有社会意义和价值的特殊洗车服务场所，不仅为心智障碍者提供了就业机会和生活保障，还促进了社会融合和相互理解。

第二节 职业评定

由于服务对象的差异，职业评定的内容也各有侧重。对于残疾人群体，职业评定主要涵盖身体功能评定、心理行为评定、职业性评定以及职业适应性评定等方面；而对于在功能障碍发生之前已经工作过的人群，其职业评定则主要包括工作分析、功能性能力评定和工作模拟评定等内容。

残疾人的职业评定多数是在民政部门或残联的专门机构进行的，本章不作详细讨论。本章重点介绍卫生或工伤康复机构中所进行的职业评定工作。

一、功能性能力评定

功能性能力评定（functional capacity evaluation, FCE）是一种系统评估工人体能和功能的方法，以确定其当前的体能状态和功能限制。自 20 世纪 70 年代起，已有作业治疗师开始采用功能性能力评定来评估伤者的职业能力。功能性能力评估有助于确立康复和返工的目标，并能描述伤者的参与能力状态。

功能性能力评定的目的：①比较伤残者现存功能与工作要求的差距；②为制定康复目标和计划提供依据；③为工作场所适应性改造或职业重配提供建议；④为工伤伤残等级评定和赔偿标准提供参考。

功能性能力评定包含身体功能评定、智能评定、社会心理评定和工作行为评定四个方面。

1. 身体功能评定　通过使用不同仪器设备评估一系列与工作相关的功能性能力，包括活动能力、力量、感觉、手部功能及手眼协调、心肺耐力等，部分测评模拟实际工作任务，以全面了解个体的体能状况，并制定相应的职业康复目标。典型的测评工具是 BTE 工作模拟系统，具备模拟多样化工作任务与动作的功能，可以测试伤残者的功能性关节活动度、肌力、工作耐力、手指手腕灵活度和持续被动运动能力等功能。

2. 智能评定　涵盖注意力、记忆力、判断力、思维能力、组织能力、学习能力、任务执行能力、交流能力和问题解决能力的测试，特别适用于脑部损伤患者的康复评估。通常采用韦氏智力测验，并将结果转换为标准分和智商（IQ），用智力剖面图展示被评定者的智力结构特点。

3. 社会心理评定　主要针对评估对象的就业意愿和社交问题处理能力进行评估。心理因素对于伤残者成功就业起着关键作用，例如自我意识是回归工作岗位的重要因素，而不切实际的目标可能导致就业失败。常用评估工具包括残疾人就业意向调查表和残疾人就业动机调查表。

4. 工作行为评定　通过不同方法客观反映评估对象在工作中的行为表现，同时考虑其工作动机和精神状态。结合现场观察，评估内容包括工作积极性、自主性、时间观念、计划性、仪表、自信心、服从指导的能力、接受批评的态度、创造力、抗压能力和行为 – 反应一致性等。

二、工 作 分 析

工作分析（job analysis）是一种集合工作职位信息的方法。它能够识别出构成一项工作的各类细节，包括所需的相关知识、技能，以及工人完成工作任务必备的能力。工作分析还能根据工人的身体功能、工作范围、使用的机器或工具、处理的物料与产品，还有工人的智力与个性特征等因素，有系统地对某项工作进行剖析。

（一）目的

1. 工作任务细化　针对特定职位，如保安员，需将其工作职责细化为一系列具体任务，涵盖监控与巡逻、登记人员及车辆出入、检查消防及门窗安全和应对突发事件等多个环节。

2. 识别指定工作的关键要求　衡量伤残者现存能力与特定工作要求之间的差异。对于上述保安员，需明确其执行各项任务所需的核心能力，包括良好的站立行走能力、足够的肌力和耐力、灵敏的视力和听力、身体协调性和灵活性以及必要的认知功能等。

3. 确定人体工效学压力的来源　可能涉及工作方法的不合理、工作环境的布局问题、工具或设备的设计缺陷等。对于保安员而言，主要压力通常包括在各种恶劣天气下工作以及突发事件应急处理。

4. 探讨改善设备、工作方法或工作环境的可能性　基于上述分析，评估并提出改进设备、优化工作方法或调整工作环境的必要措施，提升工作安全性与效率。例如，优化工作站点设置，建立带有雨棚和防风玻璃的岗亭，以躲避恶劣天气；安装智能监控摄像头，通过图像识别技术自动分析异常情况，协助保安员做好管理。

（二）参考根据

1. 国家劳动部门颁布的《中华人民共和国职业分类大典》等。
2. 工伤或患病员工所提交的相关材料与证明。
3. 用工单位提供的详尽工作描述及资料。
4. 专业人士在工作现场进行实地考察与调研所收集的信息。

（三）常用工作分析方法

1. GULHEMP 工作分析系统　由加拿大博士 Leon F. Koyl 创立，其中 GULHEMP 是该系统 7 个组成部分的英文首字母缩写，G 代表一般体格条件、U 代表上肢功能、L 代表下肢功能、H 代表听力状况、E 代表视力状况、M 代表智力水平、P 代表人格特质。每一部分均构成一个功能区域，并被细分为 7 个等级，从一级（完全适合）至七级（完全不适合）（表 9-1）。此系统便于对比工人的能力水平与工作所需的各项要求。以保安员为例，其最低要求包括：一般体格条件达到 6 级、上肢功能 5 级、下肢功能 6 级、听力 7 级、视力 6 级、智力 4 级以及人格特质 5 级。

表 9-1　GULHEMP 工作分析系统

一般体格情况（G）	上肢功能（U）	下肢功能（L）	听力（H）	视力（E）	智力（M）	人格特征（P）
适合重体力的工作，主要工作包括经常性的挖掘、提拉、攀爬	适合大力提拉物体至肩部或以上水平，主要工作包括挖掘、推或者拖拉重物，如可以驾驶很重的汽车，如推土机	主要工作中可以持续地跑步、爬、跳、挖掘和推，例如，可以驾驶很重的拖拉机和推土机	对于任何职业来说，听力都很好	对于任何职业来说在没有眼镜的帮助下能够看得很清楚，包括即使该工作需要很好的视力	IQ130 或以上，或①优秀的语言技巧，口语和书写能力；②灵活性、有创造性地解决问题的能力；③高级的（或适合的）教育水平；④领导能力的技巧和经验	稳定，可肯定的行为；能够利用智慧和才能做出快速和合理的决定；现实的自我尊重；良好的判断在做出逻辑上的决定和与其他人相处，充满活力取得良好成绩；能够推动雇员做到最好
适合体力工作，包括偶然发生的、类似 G1 的重体力工作，能够交替工作	适合大力提拉物体至肩部或以上水平，挖掘、推或者大力拖拉，适合体力工作，适合偶然地在 U1 中出现的重体力工作	适合重体力劳动，可以完成偶然出现的在 L1 的水平地站立、跑步爬、跳和推	能够适合任何职业，且敏锐的听力不是就业的主要要求	对于任何职业来说在佩戴眼镜的情况下能够看得很清楚，除工作要求需要很好的视力外	IQ110～129 或①良好的语言技巧，口语和书写；②灵活性、有创造性的问题解决能力；③比一般学历更高的学历，有能力根据工作接受高水平的训练	类似以上的 P1，但是可能在生产力上或人际关系上有一些小问题，导致某种程度上的受限；在适合的情况下能够稳定地执行
除了重体力工作外适合所有的职业，有可能恶化（如果因为经常加班工作而导致就餐不规律或者如果休息不够）	适合中等强度的提拉或装载工作，如可以驾驶轻型卡车	适合中等体力劳动，包括推拉和挖掘（长时间的脚部用力有可能出现疲劳），例如，能够驾驶轻型货车	能够就业，即使有中度的听力丧失	使用一个眼睛的视力已可以应付工作，没有要求需要两眼的视力	IQ90～109 或①一般语言技巧；②一般教育水平；③有能力较快地学习一般的工作要求	总体上，可靠和稳定；能很好地承担责任，但是仅限于个人工作，而不是在管理能力层面；由于个性或性格上的原因晋升上受到限制；这是一般员工的分类

续表

一般体格情况 （G）	上肢功能 （U）	下肢功能（L）	听力 （H）	视力 （E）	智力 （M）	人格特征（P）
适合轻便工作，有规律的工作时间和就餐时间	单侧残疾，允许有效率的轻体力工作	严重的单侧残疾或者少于双侧残疾，允许有效率的久坐的或轻便的工作	能够听清楚，虽然有严重的听力丧失，但不妨碍	在佩戴眼镜的情况下使用一个眼睛的视力已可以应付工作，除了近距离的工作；没有快速进行性疾病	IQ80～89，或①能够阅读和书写日常材料；②能够学会简单的日常工作；③智力方面有可能出现恶化	需要鼓励和（或）指引；不能很好地承担责任，对压力过度反应，有时在伙伴或同事之间产生矛盾
适合受限制的工作者兼职工作，有身体残疾的工人在家工作或在外工作	双侧残疾或者完全的单侧残疾，仅仅允许几个粗大或相对低效率的移动，允许担任受限制的或兼职的工作	双侧或严重单侧残疾，允许相当部分工作效率低的移动和允许受限制的工作，只适合久坐的工作	功能上完全聋，但没有额外的症状且能够看懂唇语	在佩戴眼镜的情况下使用一个眼睛的视力已可以应付工作，除了近距离的工作；没有快速进行性疾病	IQ70～79，或①有口语和书写的障碍；②读写能力受限严重；③明显的智力减退，如非常差的记忆能力	需要更多的鼓励，指引和监督；无法抵抗不一般的压力；不能很好适应改变；工作生产力仅仅局限于熟悉的环境和保护上的监督
仅仅适合自我照顾	可以进行部分自理，或许能够自我吃饭	因为严重残疾不能够再就业	功能上完全聋，且有进行性的疾病，不善于看懂唇语	能够模糊看见物体形状，或盲但接受过训练	IQ60～69，或①严重的沟通障碍，例如严重的讲话或语言障碍；严重的学习能力障碍；②几乎具备所有的读写能力障碍	经常受心理影响和（或）情绪上的崩溃；经常和其他同事有严重的冲突；仅仅完成部分工作；在自我挫折或制造麻烦上消耗大部分的精力；严重的性格缺点
卧床不起，不能照顾自己	不能自理	卧床不起	功能上完全聋，且有进行性的疾病，不懂唇语	严重的、进展性的疾病，或盲，且没有接受训练	IQ59或以下，或完全无能力的精神障碍或沟通障碍	由于严重的精神方面的疾病不能再就业

2. 国家职业分类大典（dictionary of occupation titles，DOT） 主要以国家劳动部门所编写的《中华人民共和国职业分类大典》作为主要依据进行工作分析。一般来说，职业分类大典涵盖两部分内容，即工作要求与人员要求（图9-2）。职业能力评定可以来自工作特性和工人特性的任何组合，或是这两者中的任何一个单独的要素。美国国家职业分类大典依据力量要求的差异，把工作体力要求划分成5个等级（表9-2）。

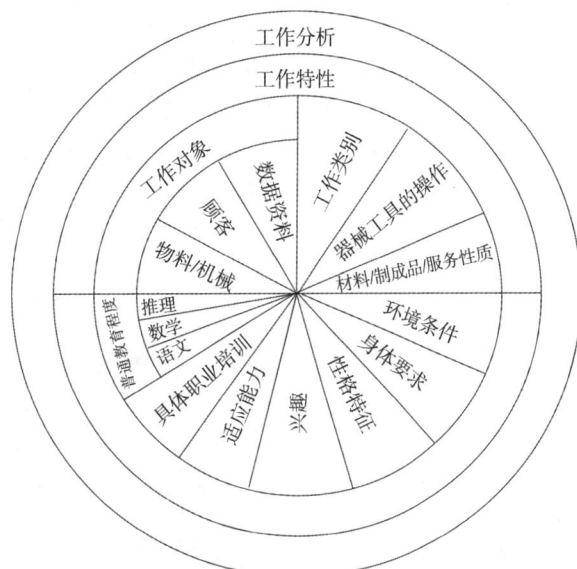

图9-2 DOT 工作分析内容
注：来源《中华人民共和国职业分类大典》。

表 9-2　DOT 中力量的分级说明

等级	标准
极轻（坐位工作）	最大提举 4.5kg 和偶尔提举或运送，例如文件、账簿或细小工具。尽管极轻工作往往定义为经常坐位下的工作，但是一定程度上的步行和站立是必须的。假如一份工作只是偶然需要步行和站立，且符合其他极轻工作的条件，那该份工作可以说是极轻的工作
轻	最大提举 9kg，经常提举和（或）运送 4.5kg 重的物体。轻工作分类为：明显需要步行或站立；大部分时间需要久坐但必须承担涉及手臂和（或）腿的推和拉的动作
中度	提举最大 22.5kg，并且经常提举和（或）运送 11kg 重的物体
重	提举最大 45kg，并且经常提举和（或）运送 22.5kg 重的物体
极重	提举物体重量超过 45kg，并且经常提举和（或）运送 22.5kg 或以上重量的物体

来源：美国劳工局，《工作分析手册》，1972。

　　1988 年 Matheson 博士在职业能力评定过程中运用了该分级，并将其命名为"工作特性身体要求"，详情见表 9-3。

表 9-3　工作特性身体要求

身体要求水平	偶尔 *	经常 *	常常 *	运动耐量（代谢当量）
极轻	4.5kg	–	–	1.5 ～ 2.1METs
轻	9kg	4.5kg	–	2.2 ～ 3.5METs
中度	22.5kg	9kg	4.5kg	3.6 ～ 6.3METs
重	45kg	22.5kg	9kg	6.4 ～ 7.5METs
极重	> 45kg	> 22.5kg	> 9kg	> 7.5METs

　　注："偶尔"代表工作时间占比少于 1/3，"经常"代表工作时间占比在 1/3 ～ 2/3 区间，"常常"代表工作时间占比超过 2/3。

　　此表格凭借其简易与实用性，已在世界各地被广泛应用。它在概述工作对身体需求的同时，也清晰反映了工人与工作之间在身体功能上的匹配度。在美国劳工部工作分析系统的框架内，工作分析还涵盖一系列其他关键因素，包括攀爬、弯腰、跪姿、蹲踞、四肢爬行、平衡、伸手取物、操作设备、精细手指作业、触摸感知、说话、视觉以及听力。

　　3. 职业信息工作网（occupational information network，O*NET）　是美国劳工统计局提供基础工作信息的数据库，涵盖六个部分：职工要求、工作经验要求、职工特性、职业要求、职业特殊要求以及职业特性（表 9-4）。这些工作信息可用于开发新的工作描述、工作说明以及职业机会等信息。O*NET 是工作分析的重要工具，包含广泛的工作信息，从劳动力市场资料、薪资到工作所需的知识、技能和任务。

表 9-4　职业信息工作网

职业特性	职工要求	工作经验要求	职业要求	职业特性	职业特殊要求
能力	理论基础	工作经验	常规工作任务	劳动力市场数据	职业专业知识
爱好	工作技能	职业培训	组织情景	薪资待遇	专业技能
职业价值观	教育经历	资格认证	工作场景	职业发展前景	任务
工作风格	可转移性技能				职责
					器械、工具与设备

　　注：引用美国劳工统计局提供基础工作信息表。

三、工作模拟评估

工作模拟评估（situational assessment，SA）主要基于工作任务涉及的身体活动，通过设计和模拟现实中的真正工作任务评估个体的职业能力。工作模拟评估主要包含以下 3 种形式。

（一）工作模拟器械

应用 BTE 工作模拟系统，根据不同的任务需求选择附件，模拟评估伤残者在工作中的任务或动作。可以根据实际需求设置模拟参数或模式，实现智能化管理，结果可以打印或存储。

（二）Valpar 工作模拟样本

Valpar 工作模拟样本（Valpar component work samples，VCWS）是最为常用的工作模拟评估系统之一，涵盖 20 多种设备，主要用于职业评估和职业培训。这些设备可以单独使用，也可以组合使用，以模拟评估伤残者的肢体功能、认知功能、手眼协调能力和沟通协调能力等，用以评估个人是否具备满足特定工作要求的能力。共有 21 个工作样本，以下介绍几种常用工作样本的作用。

1. VCWS1　评估在精细手部操作及狭小空间内使用工具的技能，是一种机械小工具盒。

2. VCWS4　评估上肢关节活动度，可训练肩、臂、肘、手腕及手指等多个上肢关节。

3. VCWS9　评估全身粗大运动功能，包含躯干、上肢及腿部的活动度、灵活性和耐力。

4. VCWS19　评估综合动态躯体能力，包括力量、耐力、平衡、协调、灵活性、注意力、指令遵从等动态身体能力。

（三）模拟工作场景评定

若没有上述标准评估设备，可采用模拟评估设备创建类似的、与工作相关的环境。在评估之前，可以先探访患者的工作环境，了解详细的工作任务并实地考察工作环境，以便设计更真实的评估场所。

四、工作现场评估

上述提及的工作分析方法无法涵盖所有职业类型及具体情境，因此在某些情况下，需依据对评定对象的详尽工作描述或直接的现场工作观察来执行工作分析（图 9-3）。

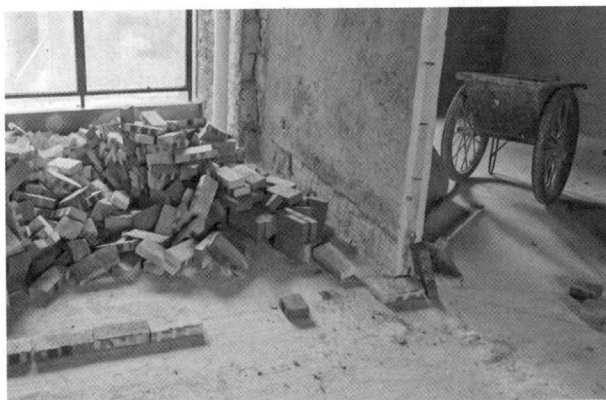

图 9-3　搬运工地现场

工作现场评估（on-the-job evaluations，OJEs）指职业康复工作人员前往伤残者的实际工作场所，对其功能性能力、工作岗位及环境、工序流程、工作方法、时间安排、体能要求、工具与机械设备的使用以及工作配置等进行评估和分析。最后需结合具体的工作要求进行综合分析。

评估的目标是确定伤残者能否重返原单位岗位工作，判断其当前身体功能是否符合或适应原单位安排的过渡期或新岗位要求，并确保其能在真实工作环境中安全且有效地工作。

考点与重点　常用工作分析方法

第三节　职业训练

职业训练是依据伤残人士的职业评估结果和个体的体能需求，通过工作能力调适训练（work conditioning）、工作能力强化训练（work hardening training）和现场工作强化训练（on-site therapy）等（表9-5），帮助其重返工作岗位。

表 9-5　职业训练对比表

项目	工作能力调适训练	工作能力强化训练	现场工作强化训练
时机	医疗康复后期及职业康复初期	职业康复前中期及后期	职业康复后期
性质	按特定身体功能训练	按典型工作任务做训练	按关键任务或尚未完全符合要求的工序做训练
目的	提升工作相关身体功能，包括肌力、耐力及心肺功能；指导正确安全工作姿势	增强与工作相关的体能，促进受伤部位的恢复与应用；训练并掌握正确且安全的工作姿势；辅助个人自我认知，明确自身优势与短板；推动服务对象顺利过渡到"工作者"角色	重新建立良好的工作行为习惯；提高工作能力；协助服务对象尽早进入"工作者"状态
设备	体能训练器材、模拟工作站	模拟工作站	实际工作场地
方法	针对工作体能相关体能渐进式训练	针对工作中既关键又具有一定挑战性的环节，实施逐步升级的渐进式训练计划	针对岗位要求中尚未完成的工序采用渐进式强度训练

一、工作能力调适训练

又称工作重整，主要针对工作岗位对身体功能要求而提升服务对象的躯体功能，包括肢体力量、心血管耐力、肌肉耐力、柔韧性、平衡和协调等一系列功能的训练。工作能力调适训练通常在伤后的3～6周开始，这时损伤大致痊愈且病情趋于稳定，频率为每周3～5次，每次持续时间在2～4小时，整个过程一般会持续4～8周。工作能力调适训练一般是职业训练的第一阶段，该阶段进展到后期且服务对象效果较好时，则考虑进入工作能力强化训练。工作能力强化训练与工作能力调适训练的主要区别在于后者主要集中在伤病的初期阶段，而前者集中于恢复与工作相关的身体功能，并不直接涉及具体的工作任务训练。

二、工作能力强化训练

工作能力强化训练是通过精心设计的、循序渐进的模拟性或真实性工作活动，逐步增强伤残人士在心理、生理及情感上的承受力，协助服务对象逐渐进入工作状态，从而最大限度地提高其工作耐力、生产效率和就业能力的过程。

这一训练的特点在于利用模拟或真实工作环境，通过分级治疗与训练，在一段时间内逐步恢复并重建伤残者与实际工作相匹配的工作能力。通常工作能力强化训练在工作能力调适训练之后进行，持续约6周，每周进行3～4次，每次训练时长为1～2小时。但也可根据伤残者的具体情况制定个性化的训练方案和治疗时间。

在工作能力强化训练之前，作业治疗师的首要任务是仔细分析工伤职工的工作岗位需求，同时深入评估服务对象的功能状况与需求，以确定哪些工作流程可能因伤势而受到影响。基于分析结果，治疗师会挑选适合的工作站及具体任务来制定训练方案。在职业康复的初期，为了制定贴合实际的训练计划，作业治疗师会参考服务对象受伤前的工作岗位要求。随着对服务对象训练后工作能力认知的提高，以及对回归工作岗位后实际安排更加明确地理解，特别是在回归后将调整至新岗位的情况下，治疗师会进一步评估新岗位的具体工作要求，并重新规划具有针对性的训练策略。

工作能力强化训练侧重于提升与实际工作密切相关的多方面能力，包括生产效率、身体能力、组织和决策能力以及安全防患意识等。

工作能力强化训练包含工作强化、工作模拟实训、工具模拟训练以及工作行为指导等方面。

（一）常规工作强化

1. 目标 工作强化的核心目标是最大限度地恢复或提升个体的工作能力，确保他们能够安全、高效地重返工作岗位。这一过程侧重于工作能力的提升。

2. 常用方法及工具

（1）指导技巧：采用正确的身体姿势，结合人体工效学原理，对工作方法进行调整，以克服疼痛或不适对工作过程的干扰。

（2）辅助系统：利用计算机或自动化设备，如 BTE 工作模拟器等，为工作强化提供支持。

（3）模拟工作器具：配备模拟工作台、多功能组装架等器材，模拟真实工作环境中的需求。

（二）工作模拟训练

工作模拟训练主要通过实施一系列模拟或真实的工作场景与活动，增强伤残人员的工作能力，助力他们顺利重新融入职场。

1. 常用器具

（1）多样化工作样本：运用多种工作样本，模拟伤残人员在日常工作中的实际需求。其中，Valpar 工作模拟样本是广泛适用的标准化评估工具。

（2）智能工作模拟器。

（3）利用各种模拟工序，最大限度模拟实际工作中的要求。

（4）与工作单位联系，安排伤残人员到实际工作场地和岗位进行训练。

2. 模拟工作站 模拟工作站是专为工人定制的多样化工作场景模拟空间，如木工、金工、搬运等多种职业环境。这些工作站通过真实或模拟的环境设置，评估并提升参与者的职业潜能与实际操作能力，确保他们能够满足日常工作的各项要求。模拟工作站体系分为两大类别。

（1）一般工作站：此类工作站设计用于基础职业技能的训练与评估，具体包括提举与转移工作站、提举与运送工作站、组装工作站、推车工作站等。

（2）行业工作站：针对特定职业领域设计的专业训练场所，包括建筑工作站、维修工作站、电工工作站、木工工作站、驾驶工作站、厨师工作站、护理工作站、文职工作站等。

（三）工具操作模拟训练

治疗师指导患者使用一些常见的手动工具，如工人经常使用的螺丝刀、扳手、手锤、木刨及钳子等，借助这些真实或模拟的基本工作器具，提升患者操作工具的灵活度和效率，同时帮助患者重温工作中工具使用的技巧和感受，进而协助其"工作者"身份的重建。

工作能力强化训练计划需平衡训练强度与预防训练伤害风险。训练强度过低将无法达到预期效果，而强度过高则可能增加受伤风险。因此，训练项目的焦点与难度需多次调整，以确保训练的有效性。在调整训练强度时，应综合考虑客观评估指标，如最大力量、最高心率、血压监测以及临床观察结果。同时，服务对象的主观反馈同样重要，包括他们感知的训练难度、疲劳程度以及是否愿意加速训练进程等。

鉴于工作能力强化训练的强度往往高于常规医疗康复训练，受训者面临一定的再受伤风险，因此制定训练计划时需格外谨慎。此外，必须建立并严格执行一套关于工作能力强化训练区域安全运作的规章制度，确保训练环境的安全性。

三、现场工作强化训练

现场工作强化训练借助真实的工作场景与任务，重建受伤工人的工作习惯，提升其伤后复工的能力，加速工人向"工作者"角色的顺利过渡，使用人单位能够更及时准确地安排和接纳该员工。该训练的具体内容及实施流程如下。

1. 现场工作评定　进行现场工作评定需了解服务对象和用人单位双方的信息。

（1）服务对象的信息：就业意愿与职业期望、身体状态及其功能情况。

（2）用人单位的信息：对伤残者复工的态度、单位的性质和规章管理制度、工作岗位的具体任务、工作设备及其安全性、工作环境、工作流程及方法等。

2. 评估时至少为伤残者划定一个单独的隔离区域　治疗师需借助专业器材与操作空间，评估工作任务对身体能力的要求。也可借鉴临床上用于评估伤残者工作能力的工具，例如背拉力计、卷尺等。职业康复的一个核心原则是注重功能性，治疗师应着重为伤残者提供辅助工具，以增强其生活能力和工作能力。

此外，现场治疗所采用的器材与场地受若干风险因素的影响。例如，从事重体力劳动的工人其腰部、背部、肩关节及膝盖等受力较大的部位容易受伤，而工作强度相对较轻的生产流水线则可能存在上肢劳损性损伤的风险。

因此，在工作场所应尽量使用工人熟悉的工具，减少传统康复器材在现场强化训练中的使用，治疗师可采用轻便且易于携带的工具，以便在不同地点进行康复训练。

3. 现场工作强化实施　在真实的工作场景中，对受训者实施工作强化培训至关重要。治疗师将挑选工作流程中的核心任务，或是受训者当前体能尚不能完全胜任的环节，经过严格的安全评估后，安排受训者进行针对性练习。培训内容涵盖体力操作技巧、设备使用、正确的工作姿势与方法、工作耐力以及团队协作等多个方面。培训强度需逐步增加，并重视受训者的即时反馈，以确保训练效果。

通过模拟真实工作情境、执行具体工作任务以及实施工作考勤制度，能够显著提升受训者的实际工作能力。现场强化培训期间，伤残者需遵守单位的日常作息规范，培训时长建议为全职或半日工作制。尽管受训者的康复周期因个体差异而异，但每个培训周期应至少持续 1 周以上，以确保训练效果的累积与巩固。

4. 受伤管理与预防　在伤害管理的实践中，工作行为教育的内容是培训工伤工人避免再次受伤，同时也为全体工人提供工伤预防服务。伤害管理服务的内容广泛，受伤管理服务整合了肌肉骨骼系统评估、个性化训练规划及工作行为教育。此外，还涵盖现场实施的功能性能力评估、工作场景分析评估、工作强化训练以及工作适应性调整等关键环节。在特定情境下，治疗师还能够提供个案管理服务，扮演公司、医疗专业人员、社会保险机构及工人之间的沟通桥梁与协调者角色，确保各方有效协作，共同促进工人的健康恢复与职业重返进程。

四、职　业　培　训

职业培训活动通常集中在残联及民政部门开展，而在近年的发展趋势中，工伤康复领域也开始纳入一系列职业培训项目。这些培训是根据伤病残人士的职业规划需求，专注于提升其技能水平、工作效率及职业适应能力等方面。对于残疾人群体，特别是先天性残疾及长期残疾者而言，此类培训不仅能够帮助他们掌握实用的职业技能，还能有效建立自信心、激发就业意愿，并促进他们更好地融入社会。因此，职业培训被视为一种发掘残疾人潜力、促进他们就业的重要途径。

（一）职业培训内容

1. 基础文化 加强基础教育是提升培训效果的关键。

2. 专业技能 针对特定工种，如手工艺制作、家电维修等，需专业人员完成，需转介至专门机构。

3. 职业道德 涵盖道德准则和行为规范，包括职业观、劳动观、法治观念等，培养全面职业素养。

（二）职业培训方法

1. 操作法 强调"做中学"，如电脑培训时边讲边练，即时反馈可提高培训效果。

2. 模拟训练法 在模拟环境中训练，降低错误率。

3. 生产实习法 在实际工作环境中按规范培训，快速适应职场。

4. 模块式技能培训法（modules of employable skill，MES） 将工作流程划分为不同模块，灵活针对性学习。

5. 以能力为基础的教育（competence-based education，CBE） 以能力为基础的教育强调行业需求、自主学习和自我评价，适应职场变化。

> **考点与重点** 职业培训的内容及运用

第四节 重返工作

重返工作是指伤病后经过医疗、康复（含医学和职业）治疗等关键环节后重新投入工作的过程，此过程中慢性疼痛、心理行为因素及工作环境适应性等是伤残者能否成功重返工作的影响因素。

一、疼痛问题的处理

为帮助慢性疼痛患者尽快重返工作，需深化对其心理及社会问题的理解，如抑郁、焦虑等。应对措施如下。

1. 教育普及 提升伤残者疼痛管理能力和预防再伤技巧。

2. 个人心理辅导 引导伤残者构建积极心态。

3. 自我治疗与康复训练 如牵伸训练和放松练习，缓解疼痛，促进康复。

二、心理状态及行为的调整

伤残者经历伤病、停工及生活经济条件变动后，其心理状态与行为习惯常常发生改变。当他们准备重返职场时，除了身体的康复，还需经历从"患者"到"工作者"的心理与行为转变。伤残者自身需进行两个方面的调整。

1. 重建生活规律 停工期间，心理状态和生活节奏也被打乱。因此，回归工作前，需要重建规律的生活方式，确保身心状态良好。

2. 调整生活角色 长期病痛可能使伤残者更多地承担家庭、个人事务或休闲活动的角色。在重返工作前，他们需合理调整这些角色和事务，确保平稳过渡。同时，伤残者应留意自己的情绪变化，保持积极乐观的心态面对新挑战。

三、工作环境改造及适应

伤残者完成职业康复后，最理想的结果是重返原岗位继续原有工作，但若康复后仍难以完全胜任原岗位，可考虑对工作和环境进行人性化调整，以适应其当前能力。

改造工作场所和环境的目的是确保工作要求与工人能力相匹配，改造前需用人单位理解配合，再根据专业康复人士实地评估后提出改造建议并参与调整。改造内容包括降低工作强度、优化工作流程、合理安排时间、使用辅助工具为工人提供支持、应用人体工效学调整工作场所物品或工具，以适应工人身体特点。

四、就 业 辅 助

这是职业康复流程中的最后阶段。在伤残者历经一系列严谨、有序的评估和训练流程之后，康复人员及伤残者本人对当前康复进度及面临的职业障碍均有了深刻且全面的了解。理想状况是，伤残者能够全面复原，顺利回归原先的工作岗位；然而部分工人因受伤遗留的问题，可能无法再回到原先的工作岗位。

对于那些能够回归的工人，康复人员会给予必要的帮助与支持，包括与单位沟通，并为他们的岗位进行全面风险评估，预防再次受伤。而对于那些因各种原因无法回归原岗位的伤残者，康复人员会与原单位展开深入讨论，探讨工作调整或岗位重塑的可能性，从而帮助他们在本单位内找到与其伤病后能力和技能相匹配的新职位；若新岗位的性质与个人能力不相符，则需启动新一轮的定制化训练。

第五节 职业咨询与指导

职业咨询与指导是帮助个体了解自身职业兴趣、能力和价值观的一种专业服务。通过系统评估和辅导，职业咨询能够帮助个体做出明智的职业选择，提升职业满意度和生活质量。

一、定　　义

职业咨询是指通过专业地评估和辅导，帮助个体理解自身的职业倾向、能力及市场需求，从而做出适合的职业选择。

二、目　　的

帮助个体明确职业目标；提供职业信息和资源；增强个体的就业能力；支持个体在职业发展中的决策。

三、作业治疗中的职业咨询与指导

1. 个体化服务 在作业治疗中，职业咨询与指导应根据个体的需求和背景进行个性化设计，确保服务的有效性。

2. 跨学科合作 职业咨询师与作业治疗师应紧密合作，共同为个体提供全面支持，包括心理、社交和职业发展等方面。

3. 职业再培训 对于因伤病或其他原因需要转变职业的个体，职业咨询与指导可以帮助其进行职业再培训，提升就业能力。

4. 促进社会参与 通过职业咨询，帮助个体找到适合的职业，促进其社会参与和自我实现，提升生活质量。

❓ 思 考 题

1. 简述工作分析的目的及内容。
2. 简述职业康复的基本流程。

本章数字资源

第十章 常见疾病的作业治疗

第一节 脑卒中患者的作业治疗

案例

患者，男性，49 岁，工程师。脑出血致右侧肢体偏瘫 1 个月余，Brunnstrom 分期右上肢为 Ⅳ 期，右手为 Ⅱ 期，右下肢为 Ⅳ 期；巴塞尔指数（Barthel index）评分 65 分。

问题： 该患者目前可采取哪些作业治疗评估和治疗方法？

一、病因与流行病学

脑卒中是中枢神经系统常见疾病，俗称"中风"，具有高发病率、高致残率、高复发率和高死亡率的特点，严重影响人类的生命健康，是全球范围内导致成年人致死和致残的主要疾病之一。在我国，脑卒中的发病率正在逐年增加，约 40% 的患者会留有中度残疾，15%～30% 的患者留下重度残疾，严重影响患者的生活质量，同时给家庭和社会带来沉重的负担，是严重的社会问题。

（一）定义

脑卒中又称"脑血管意外"，是指由多种原因导致脑血管病变，产生局灶性或整体脑组织损害，持续时间超过 24h 或引起死亡的临床综合征。临床上分为缺血性脑卒中和出血性脑卒中两种类型。缺血性脑卒中包括脑血栓形成、脑栓塞及腔隙性脑梗死；出血性脑卒中包括蛛网膜下腔出血及脑出血。

（二）流行病学

根据世界卫生组织报告，每年全球约有超过 1500 万人发生脑卒中，其中 1/3 的患者因此死亡，而另外 1/3 的患者将面临残疾。尽管在一些经济发达国家，脑卒中发病率和死亡率有所下降，但在许多中、低收入国家，脑卒中的发病率仍在上升，不仅给公共卫生体系带来了严峻挑战，也加重了社会的医疗负担。在我国，脑血管疾病已成为成年人死亡、致残的首要原因。调查结果显示，我国目前存活的脑卒中患者约 1100 多万例，每年新发（首次）脑卒中病例 240 余万例，每年死于脑卒中约 112 万例。

近年来，我国脑卒中的发病情况发生显著变化，整体新发病率呈上升趋势，发病年龄呈下降趋势，且不同类型脑卒中的发病率呈现出不同的趋势。虽然我国每年卒中死亡人数仍在上升，但是随着医疗水平的不断提高，死亡率正在逐年下降。中国脑卒中流行病学调查（NESS-China）显示，目前我国脑卒中的流行状况存在明显的城乡差别，脑卒中农村发病率（226.6/10 万）、患病率（929.9/10 万）以及死亡率（116.8/10 万）均明显高于城市（168.2/10 万、789.4/10 万、74.9/10 万）。

（三）病因

脑卒中的病因较多，主要病理过程是在血管壁病变的基础上，血流动力学和（或）血液成分的改变，引起急性或慢性脑血管疾病。常见的原因如高血压、糖尿病、动脉硬化、先天性血管病、血管炎、外伤、药物、血液病等。

1. 血管壁病变   血管壁病变是大多数脑血管疾病发生的基础，高血压脑动脉硬化、脑动脉粥样硬化是重要病因，其次是各种感染和非感染性动脉炎、静脉炎，以及先天性发育异常和遗传性疾病、中毒、肿瘤等导致的血管损伤。

2. 血流动力学因素   高血压或低血压、心脏功能障碍、血容量不足等。

3. 血液成分改变   血液黏稠度增高；凝血机制异常，特别是抗凝药的应用、弥散性血管内凝血；纤溶系统功能障碍等。

考点与重点   脑卒中的定义、病因

二、功 能 障 碍

脑卒中后出现的功能障碍与脑损伤的部位、大小、性质有关。大脑半球病变时主要表现有记忆、定向、计算障碍，失认症、失用症，精神异常等。背侧丘脑病变多表现为对侧身体的感觉障碍、自发性感觉障碍和疼痛等。小脑病变常表现为共济失调，如协调障碍、姿势和步态异常、语言障碍等。

（一）运动功能障碍

脑卒中后 70% ~ 80% 的患者存在不同程度的运动功能障碍。最常见的类型是偏瘫，此外还包括单瘫、交叉瘫、四肢瘫等。

1. 肌无力   在发病早期常表现为弛缓性瘫痪，患侧肢体肌张力低下，随意运动障碍。

2. 肌痉挛   上运动神经元损伤后，由于脊髓与脑干反射亢进导致的肌张力异常增高状态。

3. 异常运动   在不同的恢复阶段会呈现不同的异常运动模式，常见的有联合反应、协同运动和异常姿势反射。

（1）联合反应：身体某个部位随意运动时，其他相关联的部位也出现不受随意控制的肌肉收缩和运动。偏瘫时，健侧肢体用力进行随意收缩可引发患侧肢体发生肌肉收缩。

（2）协同运动：指多个关节的共同运动，而不能做单关节的分离运动。偏瘫患者的恢复初期，协同运动常见于刚出现随意运动的初期，表现为患侧上肢或下肢难以出现单关节的独立分离运动。

（3）异常姿势反射：由体位改变导致躯体肌肉张力按一定模式变化而产生的运动。主要包括紧张性颈反射、紧张性迷路反射、紧张性腰反射、翻正反射、抓握反射等。

4. 不自主运动   脑损伤累及锥体外系时常出现不自主运动，例如舞蹈症、手足徐动症等。

5. 平衡功能障碍   人的平衡功能受视觉、前庭、本体感觉等因素的影响，由各种反射活动、外周本体感觉和视觉调整以及肌群间的相互协调共同完成。以上任一环节出现问题都有可能导致平衡功能障碍。

6. 共济失调   共济失调是指由于神经系统损伤而引起的运动不协调和平衡障碍。脑卒中所致的共济失调常见类型有感觉型共济失调、大脑型共济失调、小脑型共济失调、前庭迷路型共济失调。

7. 步态异常   脑卒中后常见异常步态有偏瘫步态、共济失调步态等。

（二）感觉障碍

脑卒中后约 65% 的患者可出现不同程度、不同类型的感觉障碍。脑卒中后感觉传导通路受阻，主要表现为一般感觉障碍，浅感觉（痛觉、温度觉、触觉），深感觉（关节位置觉、运动觉、振动觉），复

合感觉（两点辨别觉、定位觉、实体觉）障碍和特殊感觉障碍（如偏盲）等。感觉功能的缺失或减退将影响信息的传入，从而影响运动功能的恢复。

（三）认知功能障碍

脑卒中后 50% ～ 75% 的患者可出现认知障碍。认知是认识和获取知识的智能加工过程，涉及学习、记忆、语言、思维、精神等一系列随意、心理和社会行为。认知障碍是指上述学习记忆以及思维判断有关的大脑高级智能加工过程出现异常，从而引起的知觉、记忆、注意、执行能力和思维障碍等。在脑卒中的康复过程中，认知功能障碍是影响患者肢体功能和日常生活能力恢复的主要因素。

1. 知觉障碍　知觉障碍常见的表现类型有失认证、失用证、体像障碍、空间关系紊乱。

（1）失认证：包括视觉失认、触觉失认、听觉失认、躯体失认。

（2）失用证：包括意念运动性失用、意念性失用、结构性失用、穿衣失用。

（3）体像障碍：包括单侧忽略、格斯特曼综合征（Gerstman syndrome）、疾病失认、左右分辨困难。

（4）空间关系紊乱：包括空间位置紊乱、对象与背景分辨困难、地理定向障碍、深度和距离感障碍、垂直定向障碍。

2. 记忆障碍　记忆是处理、贮存和回忆信息的能力。记忆的过程包括感觉输入→感觉记忆→短时记忆→长时记忆→贮存信息回忆的过程。记忆包括瞬时记忆、短时记忆、长期记忆。一般脑损伤的患者存在短时记忆障碍，但经常能回忆起几年前发生的事情。

3. 注意障碍　脑损伤的患者，常常难以长时间集中精力，并且难以从周围环境中排除干扰。注意障碍经常影响工作、学习和日常生活活动的能力。尽管注意力降低可随康复进程而改善，但脑卒中患者仍有可能遗留不同程度的注意力障碍。

4. 执行困难和思维障碍　执行功能包括计划和确立目标、理解动作的结果和修改个人行为与环境相适应。思维是人脑对客观事物间接和概括的反映，是认识过程的高级阶段。思维包括分析、综合、概括、判断、推理等过程。

（四）语言功能障碍

脑卒中后语言障碍主要包括失语症和构音障碍等。通常是由于左侧大脑损害造成理解和运用语言符号系统表达的能力受损。

1. 失语症　是由于大脑半球损伤所引起的已获得的语言功能丧失或受损。其功能障碍因脑损伤的部位不同而异，主要表现为听、说、读、写四个方面的障碍。

2. 构音障碍　是由于神经病变导致与言语有关的肌肉麻痹、收缩力减弱、肌张力异常或运动不协调所致的言语功能障碍。患者通常表现为听理解正常，但在发声、发音、共鸣、韵律等方面控制障碍，不能很好地控制语音、语速等。

（五）吞咽功能障碍

吞咽障碍是由于下颌、软腭、唇、舌、食管功能受损所致的进食功能障碍。主要表现为进食呛咳、吞咽困难、流口水等。脑卒中患者吞咽障碍发生率为 70% ～ 75%，是导致吸入性肺炎、气道窒息、脱水、营养不良等并发症的主要原因。

（六）心理障碍

心理障碍在脑卒中患者中很常见，主要表现为情绪和情感障碍，常见的有抑郁症、焦虑症等，常出现情绪低落或情绪控制能力差的情况。

（七）日常生活能力下降

由于肢体运动、认知、语言、心理等功能的障碍，导致患者不同程度的日常生活活动能力下降，严重影响生活质量。因此，在全面康复的过程中应准确地分析影响日常生活自理能力的因素，及时指导患者进行日常生活活动训练，提升生活自理能力，这将有助于患者整体功能的恢复。

（八）其他继发障碍

肩-手综合征、肩关节半脱位、关节挛缩、体位性低血压、深静脉血栓形成、二便功能障碍、心肺功能障碍等。

三、作 业 评 估

作业评定是获取患者作业能力信息、发现存在问题、提出治疗目标和计划的过程。通过对脑卒中患者进行作业评估，可确定患者功能障碍的性质、特点和程度，明确作业治疗目标，以便有针对性地制订科学有效的作业治疗计划，并判断作业治疗效果。阶段性的作业评估对患者的康复进程具有指导性意义，及时监测患者的功能变化和调整作业治疗计划，有利于作业治疗效果的预测。

作业疗法涉及的内容包括患者躯体功能和心理功能的各个方面，其评估内容包括躯体运动、感觉、认知、心理、日常生活活动等；同时，还应关注患者的生活、工作、社会活动环境的评估。

（一）身心功能评定

1. 姿势控制　姿势控制是脑卒中患者康复治疗的重要组成部分，是完成日常生活活动的基础。例如穿脱衣服、床椅转移等活动，都需要在姿势控制稳定的前提下才能完成。偏瘫患者的早期躯干控制能力和主动姿势调整能力受限，需要更多的主观努力维持姿势稳定；因此，在完成具有难度和挑战性的作业活动时，会依靠代偿策略来维持躯干的稳定性。

姿势控制的评估可以在观察日常生活活动，如穿衣、如厕和转移等活动的过程中进行评估。确定姿势控制能力是评定偏瘫患者功能水平的开始，躯干控制直接影响患者的肢体活动能力，当控制能力受限时会增加跌倒风险，也会降低坐位和站立位耐力，影响躯体功能水平的发挥和作业活动的表现能力。

2. 上肢功能

（1）运动功能评定：常用的评定方法有 Bobath 法、Brunnstrom 法、上田敏法、Fugl-Meyer 评估表（Fugl-Meyer assessment scale，FMA）。Bobath 评定侧重于姿势反射，重点检查姿势反射的改变。

Brunnstrom 评定强调偏瘫恢复的 6 个阶段，第一阶段：软瘫期，无随意运动；第二阶段：联合反应期，出现少许随意运动或轻度痉挛；第三阶段：协同运动，痉挛可达高峰；第四阶段：部分分离运动期，痉挛开始减轻；第五阶段：分离运动期，协同运动基本消失，痉挛明显减轻；第六阶段：接近正常。

上田敏法是在 Brunnstrom 法的基础上，将 6 个阶段细分为 12 个阶段。Fugl-Meyer 评估表是基于Brunnstrom 量表六级功能分级进一步量化精确发展而来，是专门为脑卒中患者设计的运动功能评估方法，涵盖运动、感觉、平衡、关节活动度和疼痛 5 个领域的内容，包含了 113 个评估项目，满分为 226分，其中运动方面占 100 分（上肢运动功能 66 分，下肢运动功能 34 分）。

（2）肌力和耐力评定：常用的肌力评定方法有徒手肌力评定（MMT）、等速肌力评定。肌肉耐力直接影响患者参与运动、活动和康复的能力，耐力减弱表现为较难维持一定时间的、具有实用性的运动，是影响偏瘫患者完成活动的一个重要因素。

（3）肌张力评定：肌张力异常是运动功能障碍的常见原因之一。临床上常用的评定方法是改良阿什沃思量表（modified Ashworth scale，MAS）。

（4）关节活动度评定：包括主动或被动的关节活动度测量。

（5）平衡功能评定：常用的评定方法有三级平衡法、Berg 平衡量表等。

（6）协调功能评定：常用的评定方法有指鼻试验、轮替试验、跟膝胫试验等。

（7）神经反射评定：包括各项反射的检查。

（8）功能性活动的评定：偏瘫上肢功能性活动评定非常重要，它能精确反映患者使用患侧上肢完成活动的能力。常用的评定方法有偏瘫上肢功能测试（functional test for the hemiplegic upper extremity，FTHUE）、Wolf 运动功能测试量表（Wolf motor function test，WMFT）、Frenchay 上肢测试（Frenchay arm test，FAT）、手臂动作调查测试（action research arm test，ARAT）等。

3. 感觉功能评定 上肢和手部动作的完成与感觉功能密切相关，感觉功能障碍不仅影响患者的运动功能恢复，而且手的功能性使用也会受到不同程度的影响。感觉评定需要患者具备一定的认知能力，通常在进行感觉检查前，需明确患者理解和交流的能力水平，能通过"是"与"否"进行交流，或者能通过点头、做手势等方式对测试做出应答。临床上感觉检查的主要内容包括触觉、痛觉、温度觉、振动觉、位置觉、运动觉、两点辨别觉、定位觉、实体觉等。

4. 认知功能评定 一般在面谈和观察日常生活活动的过程中能够发现认知功能障碍，在检查前要了解患者的受教育水平、家庭和职业背景、医学信息等相关个人信息。认知功能的评定包括注意、记忆、计算、思维、执行能力等方面的评价。认知功能检查包括图形临摹、划消测验、线段二等分测验、模仿动作等。临床上常用的评分方法有简易精神状态检查表（minimum mental state examination，MMSE）（表 10-1）、洛文斯顿作业治疗用认知评定表（Loewenstein occupational therapy cognitive assessment，LOTCA）、蒙特利尔认知评估表（Montreal cognitive assessment，MoCA）。

表 10-1 简易精神状态检查表

序号	检查内容	评分（1/0）
时间定向力	今年的年份？ 现在是什么季节？ 现在是几月份？ 今天是几号？ 今天是星期几？	
地点定向力	你现在在哪个省（市）？ 你现在在哪个区（县）？ 你现在在哪个乡（镇、街道）？ 这里是什么地方？ 你现在在第几层楼？	
即刻记忆	1. 现在我告诉你 3 种东西，在我说完之后，请你重复一遍这 3 种东西是什么。请记住这 3 种东西，过一会儿我还要问你：皮球、国旗、树木。	皮球 国旗 树木
注意力和计算力	请你算一算 100-7=？连续减 5 次，请你将每一个减 7 后的答案告诉我。	93 86 79 72 65

续表

序号	检查内容	评分（1/0）
回忆能力	现在请你说出刚才我让你记住的那3种东西。	皮球 国旗 树木
命名	（出示手表）这个东西叫什么？ （出示铅笔）这个东西叫什么？	
复述	现在我要说一句话，请你跟着我重复一遍："四十四只石狮子"。	
阅读	出示"请闭上你的眼睛"，请你念一念这句话，并按照上面的意思去做。	
执行命令	我现在给您一张纸，请您按我说的去做，"用右手拿着这张纸（1分），并用两只手将它对折起来（1分），放在您的大腿上（1分）"。（不要重复说明，也不要示范）	
书写	请您现在给我写一个完整的句子（句子必须有主语、动词、有意义）	
临摹	（出示图案）请你照这个样子把它画下来。	
	总分	

（二）作业能力评定

1. 日常生活能力评定　日常生活活动（ADL）是指人们为了维持生存及适应生存环境而每天必须反复进行的最基本的、具有共性的身体活动，如衣、食、住、行及个人卫生等。对患者进行日常生活能力评定，最佳的方法是通过观察或实际操作，应避免通过提问的方式，因为患者主观认为可以完成和实际完成情况之间往往存在差异。ADL包括基础性日常生活活动和工具性日常生活活动。

（1）基础性日常生活活动（basic activities of daily living，BADL）：BADL是指能维持最基本的生存、生活需要所必需的、每日反复进行的活动，包括自理和功能性移动两类活动。自理活动包括进食、修饰、洗漱、洗澡、如厕、穿衣等，功能性移动包括翻身、坐起、转移、行走、驱动轮椅、上下楼梯等。常用的评定方法有巴塞尔指数（Barthel index，BI）、改良巴塞尔指数（modified Barthel index，MBI）、功能独立性评定（functional independence measure，FIM）、Katz指数（the Katz index）等。

（2）工具性日常生活活动（instrumental activity of daily living，IADL）：是指人维持独立生活所必需的一些活动，这些活动需要使用一些工具才能完成，包括使用电话、购物、烹饪、家务处理、洗衣服、服药、外出、处理财务、照顾他人、处理突发事件、乘坐交通工具和休闲活动等。IADL是在BADL基础上实现人的社会属性的活动，是维持残疾人自我照料、健康并获得社会支持的基础。临床上常用的评定方法有功能活动问卷（the functional activities questionnaire，FAQ）、功能状态指数（the functional statue index，FSI）等。

2. 生活质量评定　常用的评定方法有世界卫生组织生活质量–100量表（WHO Quality of Life-100，QOL-100）、生活质量评定量表SF-36等。

3. 职业能力评定　职业评估包括职业能力评估、工作分析、工作模拟评估、就业意向评定。

（三）环境评定

环境评定是通过使用一系列的评估和测量方法来评估影响患者与环境之间关系的物理障碍，比如安全障碍、可及性问题、设计障碍等。环境评定的内容包括家庭环境评定、社区环境评定、工作环境评定。

（四）其他评定

1. 视觉功能　视觉系统是中枢和周围神经系统的综合体，脑部任何类型的损伤都有可能影响视觉功能。脑卒中后常见的视觉障碍有偏盲、复视、忽视等。

2. 知觉功能　知觉评估主要包括躯体构图、视觉识别以及失认症等。

考点与重点　脑卒中后的功能障碍及评定方法

四、作业治疗

作业疗法涉及很多方面，必须根据患者自身特征，制订行之有效的方案。在制订方案时必须考虑患者发病时间，目前所处的恢复阶段，现有的功能水平，患者的年龄、教育、家庭、职业、社会背景、经济状况、个体需求等诸多方面的因素。作业疗法首先是利用具体的作业活动提高上肢功能的治疗，包括完成这些活动所需的姿势控制的治疗、抑制异常反射及异常的运动模式，鼓励患者使用患侧手；其次，需要预测功能障碍、活动能力障碍的程度，在现有功能水平的基础上尽早进行，以提高 ADL 能力为目标的各种作业活动，同时还可以应用辅助器具、环境改造等；必要时还需进行提高社会技能、职业康复为目的的治疗。

针对脑卒中患者进行作业治疗的主要目的在于通过参与作业活动，改善和维持患者身心功能，使患者最大限度地获得生活自理，最终回归社会，重返社会，提高生活质量。具体到脑卒中恢复的不同阶段，治疗目的和治疗方法也会有所不同。治疗师必须根据患者的现状、不断变化和进展的情况，及时调整治疗方案。

基本原则：选择合适的康复时机；治疗计划建立在作业评定的基础上，并在实施过程中酌情调整；治疗要循序渐进，并与健康宣教相结合；积极防治并发症。

（一）急性期的治疗

大量的临床康复实践证明，早期康复有助于改善脑卒中患者受损的功能，有利于提高其日常生活自理能力和生活质量。因此，待患者生命体征稳定、病情不再进一步发展的情况下，应及时实施康复治疗。早期作业治疗的目标是基本动作的改善、早日离床、恢复上肢功能、改善认知功能，以及提供心理支持等。发病初期，由于患者的功能都在下降，因此在设计作业活动时，不仅要考虑个别功能的恢复问题，还要考虑提高患者整体性活动的作业活动。

急性期的主要治疗目的：预防由于身体丧失运动而引起的患侧上肢肿胀和疼痛的发生，如肩 - 手综合征、肩痛；预防肌肉萎缩；预防关节挛缩；预防忽视患侧肢体而引起的身体模式的异常固化；促进随意运动的恢复，将正确的运动模式作为一种运动感觉向患者输入。

具体的治疗措施如下。

1. 皮肤护理　早期尤其是处于昏迷、营养不良或大小便失禁的患者，严重肌肉麻痹或感觉缺失的患者，容易出现皮肤压痛和压伤的情况。治疗师和护理人员应积极采取有效的措施改善此类情况，保持皮肤清洁；床上良肢位摆放；指导患者如何减压，关注皮肤受压情况（如发红、水疱、擦伤、溃疡等），特别注意骨骼突出处；保持正确的床上坐位和姿势、定时翻身，避免长时间保持一种体位；正确的转移技术，减少皮肤刺激，避免过度的皮肤摩擦；为患者选择合适的轮椅。

2. 预防肌肉萎缩和关节挛缩　脑卒中后患者由于长期卧床，肢体长时间不活动，容易导致肌肉萎缩、关节挛缩和粘连的情况，影响功能的恢复。因此，早期应采取合适的手段预防关节挛缩和肌肉萎缩。预防措施有体位摆放、定时体位变换、关节活动度训练。

（1）体位摆放：正确的体位摆放能够预防关节挛缩、肌肉萎缩，防治姿势异常和异常运动模式，缓解肌张力的增高。保持正确的体位，并适时进行体位变化可降低功能障碍的程度，也为日后的功能训练打好基础。

1）患侧卧位：头部应利用枕头支撑，注意枕头的高度要适中。躯干稍向后方旋转，背后用枕头或楔形垫支撑。患侧上肢肩胛骨充分前伸，肩关节屈曲大于90°，肘关节伸直，前臂旋后，腕关节背伸。健侧上肢可放在身体上方。患侧下肢髋关节伸展，膝关节微屈。健侧下肢髋关节屈曲、膝关节屈曲并在下方用枕头支撑。

2）健侧卧位：头部应利用枕头支撑。躯干侧卧于床面。患侧上肢下方用枕头支撑，肩胛骨前伸，肩关节屈曲90°，肘关节、腕关节和手指伸展。患侧下肢屈髋、屈膝，下方用枕头支撑。健侧下肢平放在床上，髋关节伸展、膝关节微屈。

3）仰卧位：头部应利用枕头支撑，面部转向患侧；患侧上肢和肩胛骨下方垫置枕头，防止肩胛骨后撤，上肢高于心脏水平位置，肘关节伸展，前臂旋后，腕关节和手指伸展位；患侧骨盆下方和大腿外侧垫置枕头或楔形垫，使骨盆旋前和防止髋关节外旋。

（2）定时改变体位：原则上应每2～3小时变换一次体位，当患者能自己翻身和在床上移动时，间隔时间可适当延长，直到患者在感到不舒服时能自己改变体位。

（3）关节活动度的训练：长期卧床容易引起关节挛缩，在患病早期，患者尚未出现主动运动时，治疗师应为患者进行关节各个方向的被动活动，进行被动运动和辅助运动为主的关节活动。在不存在其他影响活动的特殊情况下，应做关节的全范围活动，避免关节活动度逐渐缩小。需要注意的是，在进行关节活动度训练时要缓慢、柔和，防止出现关节脱位或软组织拉伤；活动顺序由近端关节至远端关节；活动结束后注意维持肢体正确的体位摆放；鼓励和指导患者用正确的方法进行自我关节活动度训练。

3. 预防和纠正单侧忽略 单侧忽略在临床上比较常见，患者常常忽视自己的患侧肢体，很容易造成患侧肢体和关节的损伤，这对未来的功能恢复十分不利。因此，治疗师应随时提醒患者关注自己的患侧。鼓励患者转动头部，扫视周围环境，并且多关注患侧；治疗师在进行治疗或家属在进行护理和交流时，应尽量在患者的患侧进行，增加患者关注自身患侧的机会；平时注意将患侧上肢放置于患者自己的视野之内，进食时应将患侧上肢放在桌面上；多利用健侧上肢带动患侧上肢进行活动。

4. 床上活动 急性期应尽早进行床上活动，如桥式运动、翻身训练、坐起训练等。

5. 坐位训练 治疗师应尽早指导患者进行坐位训练，过程中需要注意体位性低血压，在患者可以耐受的情况下可反复取坐位，从床上的长坐位开始，逐渐过渡至床旁的短坐位和轮椅坐位。

（1）床上长坐位：髋关节屈曲90°，双下肢自然伸展，背部伸直，必要时可使用被子或枕头在后背给予支撑，但应避免身体斜靠在被子或枕头上，双上肢放在前方的小桌子上。

（2）轮椅坐位：选取适合患者身材的轮椅，合适的宽度和高度，当患者坐在轮椅上时，应保持髋、膝、踝关节90°屈曲位，背部伸直靠在椅背上；患侧上肢要有足够的支撑，双上肢可放置在轮椅前方的桌板上。

（3）椅坐位：左右两肩要对称，避免高低肩，背部伸直，髋、膝、踝关节90°屈曲，双脚分开与肩同宽，双膝并拢，避免髋关节外展、外旋。

6. 日常活动训练 患者能自己完成的动作应尽量自己完成。鼓励患者尽可能利用健侧上肢完成部分日常生活活动，如刷牙、梳洗、进食等动作；如果在辅助下可以坐稳，可以进行穿衣活动，使用坐便器完成二便排泄的活动等。

7. 治疗性作业活动 为提高患者的身体功能和活动性，可以进行简单的作业活动训练。例如，Bobath握手完成木钉的摆放可以尽早改善上肢功能。

（二）恢复期的治疗

恢复期的主要治疗目标是改善功能障碍；基于代偿功能，使患者获得相应的能力；提高日常生活自理能力。

活动的结构具有层次性，不同层次的活动要求不同的功能水平，作业治疗师需要了解患者现有功能水平，分析作业活动的过程，并结合患者的主观意愿，考虑应该采取什么治疗方法。应考虑采用略高于患者现有功能水平、稍微有难度的作业活动，这样更有利于提高患者的功能水平。

1.上肢和手的运动功能　偏瘫上肢功能恢复顺序一般由近端开始，但由于病灶部位的原因，也有一部分患者是从远端开始恢复的。不论是哪种恢复顺序，都要依据患者现有的功能水平，通过具体的作业活动和作业场面的操作及练习等，提高患者对上肢和手的控制能力。训练原则是以改善运动模式为主要目的，而不是提高肌力；训练需要具备准确性、速度、适应性、耐久性；运动过程中要保持正确的体位；手指不能运动时，可利用矫形器或辅助器具进行训练；应该按照运动发育顺序来选择作业活动；动作难度和复杂程度由简单到复杂。

（1）关节活动度训练：无论是急性期还是恢复期，关节活动度训练都非常重要。在还未出现随意运动、患手还处于废用手的阶段，为了防止关节粘连、影响今后的生活自理，必须进行关节活动度的维持训练。

1）改善肩、肘关节活动度的作业活动：磨砂板运动、推滚筒、套圈、木钉摆放、肩梯、体操棒、传统体育项目（包括太极拳、八段锦、易筋经、五禽戏等）、球类运动（包括传球、投篮等）。

2）改善手指关节活动度的作业活动：书法、绘画、插花、泥塑、剪纸、棋牌等。

（2）肌力、耐力训练：在实施作业治疗时，若肌力、耐力有改善的可能，必须积极训练。当肌力达到3+级后可考虑耐力训练。若肌力非常弱，需要长时间恢复者，必须同时进行针对性肌力训练，以及在目标动作上的效能提高。当上肢肌力在3级以下时，可使用三角巾支撑或肩带等辅具就可以做出进食动作，同时也可以进行肌力训练。作业治疗的最终目标是改善目标动作及生活动作，进行治疗时必须兼顾实际生活动作。以上肢为例，上肢的屈肌收缩→产生肘关节的屈曲运动→完成将食物送进口内，此为进食的阶段性。在这个阶段，上肢肌力的增强也能让ADL更独立。

1）增强上肢肌力、耐力的作业活动：推磨砂板、木钉摆放、推举体操棒、提举重物等。

2）手腕部肌力训练：可以借助一些简单的器械进行训练，例如握力器、弹力治疗带、弹簧夹、手指拉力器等。

（3）痉挛的治疗：恢复期的部分患者会出现不同程度的痉挛和联合反应，如果不及时抑制，将极大影响功能的恢复。针对痉挛期的患者，在训练过程中应注意让患者放松和休息，避免快速、过度用力；避免过度使用健侧上肢或健侧过度用力，会加重痉挛程度。针对痉挛，可采用牵拉、挤压、快速摩擦等方法来降低肌张力，临床上常采取的措施有牵伸训练、负重练习或负重状态下进行作业活动，以及降张操训练等；另外，还有矫形器或辅助器具的使用，如佩戴和使用分指板可以有效缓解手的屈肌张力。

链接

降低上肢及手肌张力的训练（降张操）

操作步骤：

①坐位，Bobath握手，躯干向前弯，双手向前伸，直到腰背部感到牵拉感，维持6秒，双手往胸部收回，坐正。每组10次。

②坐位，Bobath握手，双手向前伸，肩关节外旋维持6秒，肩关节内旋维持6秒。每组10次。

③坐位，Bobath握手，肘屈曲平放于桌上，前臂旋后维持6秒，前臂旋前维持6秒。每组10次。

④坐位，Bobath握手，肘屈曲立于桌上，腕关节背伸维持6秒，腕关节掌屈维持6秒。每组10次。

⑤坐位，肘屈曲平放于桌上，掌心向下，健手使患手五指伸直打开，并维持放松状态。每组10次。

（4）基本动作练习：生活中的很多活动是由一系列的动作组合而成的，如物体的搬运、移动，这些操作是肩、肘、腕、手指关节的多关节运动组合，也包括使用躯干和下肢运动的组合。上肢和手的动作中包含的基本要素是将手伸向目标物、抓握、运送、定位、松开。

在日常生活中经常需要两侧上肢和手的配合使用。①双上肢和手的同时使用，动作同步、对称地进行活动。②需要双手配合，但活动要求双手同时完成不同的动作。双上肢和手的协调性和准确性的作业活动训练，有利于提高患者的运动技能；为了提高动作的实用性，还需要针对日常生活中各项具体的日常活动动作进行指导。

（5）任务导向性训练（task-oriented training，TOT）：是以目标任务为导向的活动训练，将运动训练融入特定的任务环境中，注重功能任务的训练及对环境改变的适应性。中枢神经系统损伤后，功能的恢复需要一个学习和再训练的过程，TOT 就是以个体、任务、与环境间的相互作用为基础，通过任务不断训练以提供更多的机会反馈给神经系统，使其在上肢活动训练中体验到真实、重复、与活动相关的重复感觉输入，增强神经可塑性。目标任务需要依据患者的功能水平、主观需求制订。以摆放物品为任务导向的作业活动，可以提高患者的上肢功能；以日常生活活动为任务导向的训练，可以同时改善功能和提高日常生活自理能力。

（6）镜像疗法（mirror therapy，MT）：也称为镜像视觉反馈疗法（mirror visual feedback，MVF），是基于镜像神经元系统理论的治疗方法，可通过视觉错觉促进机体中枢神经系统的重塑，最终改善脑卒中后患者上肢手运动功能、改善单侧忽略和提高日常生活活动能力。在患者前方矢状位放置一面镜子（50cm×60cm），镜面朝向健侧，调整镜子角度使患者可通过镜子观察健侧镜像，同时避免其观察到患侧。患者通过镜面观察健侧上肢和手的运动（如抓握、抬举、移动物体等，以及握、勾、捏等动作），同时指导患者想象自己患侧上肢也在做同样的动作，尽可能实现双侧同时运动。

2. 感觉训练　感觉障碍尤其是触觉、本体感觉的障碍影响运动功能的正常发挥。感觉训练是帮助患者对异常感觉进行正确整合的方法，包括感觉减退训练和感觉脱敏训练。

（1）患侧上肢负重：在支撑手掌下面可以放置一些不同质地和手感的材料，可以同时提供浅感觉和深感觉的输入。

（2）实物训练：选取不同形状的积木、各种材质和大小的球类或棋类游戏的棋子等物品，让患者抓握、触摸，感受不同的刺激。生活中可以接触的各种物体的刺激都可以用于治疗。

（3）辨别物体的训练：从练习辨别物体的一个属性开始，如单纯辨别物体的大小、形状、轻重、软硬等。

3. 认知功能　日常生活中的很多作业活动，都需要认知功能的参与。认知功能的训练步骤由单一到复杂，注意力集中的时间由短到长，对象由一个到多个，从习惯的活动到新的活动。认知障碍的治疗包括失认症、失用症、单侧忽略的训练，以及定向力、注意力、记忆力、执行功能的训练等。

（1）失认症的治疗：包括改善功能的作业活动和功能适应性训练。

1）改善功能的作业活动：①参与法，用视觉来观察身体的位置和运动、偏瘫侧上肢局限诱发动作训练；②提示法，视觉扫描训练、偏瘫感知提示等。

2）功能适应性训练：①功能代偿，在患者穿衣修饰时使用姿势镜；②生活环境调整，日常生活环境中常用物品做好标签说明。

（2）失用症的治疗：结构性失用症训练选择的作业活动要确保对患者有作用和意义。治疗中要用适当的提示，可让结构性失用患者复制治疗师事先示范的、简单的平面图形或立体构图，起初给予较多暗示、提醒，有进步后再逐步减少暗示和提醒，并增加图形或构图的复杂性。而运动失用症训练要加强练习，大量给予暗示、提醒，或由治疗师教患者进行，改善后再减少暗示、提醒等，并加入复杂的动作。意念性失用症的治疗，可选择日常生活中由系列动作组成的完整动作来进行训练，泡茶后喝茶、洗菜后切菜、摆放餐具后吃饭等。

4. 日常生活技能　日常生活技能训练是脑卒中患者作业治疗的重要组成部分，也是决定患者能否回归家庭、回归社会的重要因素。在日常生活活动训练前，需要跟患者及家属进行访谈，告知患者接下来会训练的内容，让患者选择参与活动训练，治疗师与患者对训练的内容以及目的达成共识，有利于调动患者的积极性，提高患者的依从性，提高患者对治疗师的信任感。训练应该从两方面考虑：①在日常生活的环境下进行；②调整日常生活环境，尽量改造居住环境和利用辅助器具，帮助患者最大限度实现生活自理。

（1）身边处理动作：包括床上翻身、床旁坐起、起立、穿脱衣物和鞋袜、床椅转移、进食、洗漱、如厕、入浴等活动。

（2）家务活动：根据患者的年龄、生活环境、家庭角色等，选择不同的活动内容，包括衣、食、住、行的作业活动和活动管理。

5. 心理社会性功能 脑卒中后患者生活中的角色和表现突然发生改变，身心受到重创，需要一个接受、适应的阶段。治疗师必须调整训练方法以适应患者功能水平，帮助患者适应医院生活，适应残疾状态。可以选择让患者进行小组训练，逐渐与他人接触，提高与人交往的能力。

（三）后遗症期的治疗

后遗症期的治疗目标以改善患者的日常生活能力为主。无论是在家里，还是进入不同的场所，都要在患者的功能状态相适应的水平下进行日常生活活动。后遗症期的治疗包括体力的维持，矫形器和辅助器具的使用，ADL 自理的维持，环境改造，社会活动参与，职业指导等。

（四）常见并发症的处理

脑卒中后的并发症以肩关节半脱位和肩 - 手综合征较常见。

1. 肩关节半脱位 是脑卒中早期常见并发症，多在发病后 3 周内发生，严重影响上肢功能的恢复。临床表现为肩周肌群明显萎缩，关节囊松弛，肱骨头向下移位，呈方肩畸形，肩峰和肱骨头之间可触及明显凹陷。

对于肩关节半脱位最主要的是预防：①做好肩关节的保护，避免过度牵拉肩关节；②患侧卧位时间不宜过长，避免长时间挤压肩关节；③在做肩关节的活动时，需配合肩胛骨的活动；④做肩外展上举运动时肩外旋，让肱骨大结节避开肩峰的挤压。

肩关节半脱位的治疗方法：①纠正肩胛骨的位置；②刺激肩关节周围起稳定作用的肌肉；③维持肩关节无痛范围的被动活动度；④保护肩关节。

2. 肩 - 手综合征 是脑卒中的常见并发症，常在发病后 1～3 个月发生。其典型的表现为患侧肩关节和腕关节疼痛、患手肿胀和疼痛、皮温增高，消肿后手部肌肉萎缩，手的关节活动受限，甚至挛缩畸形。

肩 - 手综合征的预防：①避免引起水肿的原因；②注意上肢和手的体位摆放；③患侧负重训练时避免腕关节的过度背屈；④尽量避免在患手上输液。

肩 - 手综合征的治疗方法：①体位摆放；②避免腕关节屈曲；③主动运动；④被动运动；⑤手指向心性加压缠绕；⑥冷热水交替法。

3. 肩痛 肩痛是脑卒中的常见并发症之一，多在发病后很长时间甚至数月之后发生。肩痛的原因很多，主要由于肌痉挛破坏肩关节运动的正常机制，以及患肩处理不当导致肩肱节律紊乱，使肱骨头、喙肩韧带及软组织之间压迫和摩擦，从而刺激软组织中高度密集的神经感受器所致。

肩痛的治疗方法：①纠正肩胛骨的下沉、后缩，纠正肱骨头的内收、内旋，以减轻肩胛带的痉挛；②实施有效的抗痉挛活动，恢复肩周肌群的张力平衡；③注意患侧肩胛带及上肢的体位摆放；④配合针灸、推拿、物理治疗等方法，进行综合治疗。

（五）其他治疗措施

脑卒中患者的功能恢复是一个复杂的过程，通常需要多学科、多领域的协作。随着科技的发展，各种电子生物科技手段在临床康复领域得到广泛应用。目前除了依靠治疗师进行的一些传统的康复训练，机器人辅助训练已经被逐步运用到临床康复。

1. 上肢机器人 上肢康复机器人基于神经可塑性原理，利用肢体运动结合游戏环境的各种变化，通过重复、任务导向性训练，让神经系统能发生结构和功能上的改变，并维持这种变化（图 10-1）。

上肢康复辅助机器人可以根据患者运动功能状态的个体差异性，为患者提供最适宜的康复训练模式，包括被动模式、助动模式、主动模式和脑控训练模式等。可以改善关节活动度、肌力、肌耐力、协调能力、认知功能等。

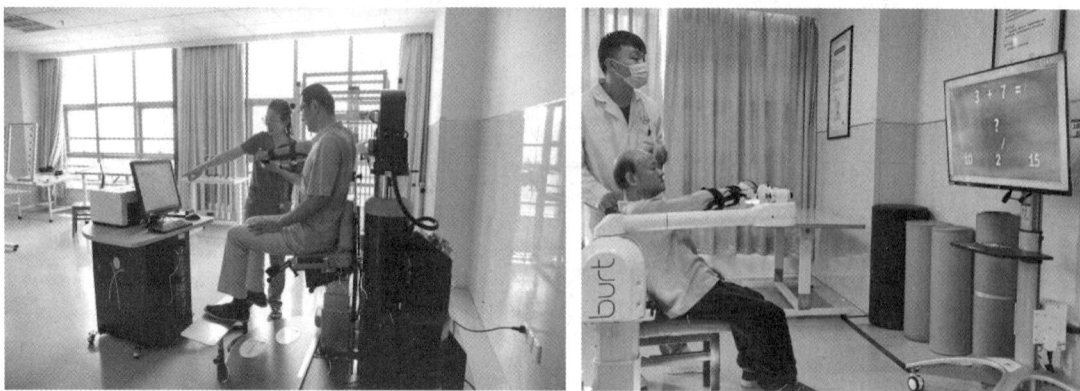

图 10-1　上肢机器人

2. 虚拟现实技术 虚拟现实（virtual reality，VR）技术是一种利用计算机仿真科技构建虚拟三维空间的技术，它所构建的虚拟空间既可以是某种真实场景的再现，也可以是纯粹虚构的场景，具有多感知性、存在感强、交互性以及自主性的特征。VR 技术通过对多种技术的融合增加患者多感官的刺激，如视觉、听觉、虚拟感觉反馈。临床研究表明，VR 技术作为一种新兴的康复治疗手段，能显著改善卒中患者的上肢运动能力及日常生活能力。VR 技术拥有重复、反馈、动机三大技术元素，能为患者提供更接近于生活的训练场景，代入感强，更具有实践意义的训练任务和更个性化的运动学习模式，提高患者的主动性和参与性，激发患者重复练习的兴趣，帮助患者将训练中学习到的运动技能更好地迁移到现实生活中。另外，它还能提供精确的测评、辅助、监控等技术，能操纵反馈和训练的强度，将治疗与功能测评有机结合，提高患者对治疗结果的知晓感，帮助治疗师完善治疗计划。

考点与重点 脑卒中各期的治疗目的和作业治疗；脑卒中患者日常生活动作指导方法；脑卒中常见并发症的处理

❓ 思 考 题

1. 简述脑卒中急性期正确的体位摆放。
2. 简述肩 – 手综合征的临床表现和治疗。
3. 针对脑卒中不同恢复阶段适合的作业活动有哪些？

第二节　脊髓损伤患者的作业治疗

📋 案例

　　患者，男，45岁，工人。因"高处坠落伤后腰部疼痛、双下肢无力2小时"就诊。查体见腰部肿胀、压痛明显，双下肢肌张力降低，肌力0级，腱反射消失，病理反射未引出，初步诊断为脊髓损伤。

问题： 1.请为该病例设计合适的康复治疗计划。

　　　　2.针对患者脊髓损伤情况，简述其作业治疗方法。

一、病因与流行病学

（一）定义

　　脊髓损伤（spinal cord injury，SCI）是指由多种原因导致的脊髓结构与功能受损，进而引起损伤水平以下出现运动、感觉和自主神经功能的障碍。脊髓损伤按损伤程度可分为完全性脊髓损伤、不完全性脊髓损伤和脊髓震荡。按致病因素可分为外伤性和非外伤性脊髓损伤。

（二）流行病学

　　脊髓损伤的流行病学特征复杂多样，随着现代工业和交通事业的发展，其发病率呈逐年上升趋势，且在不同地区和人群中存在显著差异。

　　脊髓损伤在全球范围内较为常见，发病率10～80/100万，患病率为0.1%～0.2%。这一数字凸显了脊髓损伤这一神经系统疾病的普遍性及其对大量人群的影响。在发达国家，如欧美地区，年发病率高达15～40/100万；而在我国，如北京地区的发病率达到60/100万左右。这些差异可能与各地的经济发展水平、医疗条件、生活习惯等因素有关。

　　脊髓损伤的主要原因包括交通事故、跌倒、暴力伤害、运动损伤等，这些原因在不同地区和人群中可能有所不同，但总体上反映了脊髓损伤与日常生活、工作环境中的危险因素密切相关。不同地区的脊髓损伤发病率和患病率存在差异，可能与当地的交通状况、工作环境、安全防护措施等因素密切相关。脊髓损伤的发病以青壮年为主，年龄在40岁以下者约占80%，且男性患病率略高于女性。这可能与男性的职业特点、生活习惯以及从事高风险活动的比例较高有关。同时，流行病学研究发现，新发脊髓损伤患者的平均年龄在不断增长，尤其在发达国家，老年人创伤性脊髓损伤的发病率逐年升高。

（三）病因

　　脊髓损伤的病因主要包括外伤性和非外伤性两大类。

　　1.外伤性脊髓损伤　是最常见的原因，约占70%，主要由以下几种情况引起。

　　（1）高处坠落：从高处跌落时，由于重力加速度的作用，人体受到的冲击力较大，容易导致脊柱骨折或脱位，进而压迫或损伤脊髓。

　　（2）交通事故：车祸中身体受到猛烈撞击，可能导致脊柱骨折、脱位或韧带撕裂，压迫或牵拉脊髓，引起不同程度的神经功能障碍。

　　（3）暴力打击：如殴打、枪击等暴力行为，可能导致脊柱和脊髓的严重损伤。

　　（4）体育运动：剧烈运动中的摔倒、碰撞等，若未做好充分热身准备，易造成脊柱关节错位、软组织损伤，严重者甚至会引起脊髓损伤。

（5）刀枪伤：利器刺入身体可能导致开放性创伤，若伤口位于背部且深度较深，则可能直接损伤到脊髓。

2. 非外伤性脊髓损伤　主要由脊柱或脊髓的病变引起，占30%，可分为先天性和后天性原因。

（1）先天性原因：如脊椎畸形，可能导致脊髓在发育过程中受到压迫或损伤。

（2）后天性原因：包括炎症（如脊髓炎、化脓性脊柱炎等）、血管血行异常（如脊髓出血、动静脉畸形等）、肿瘤（如脊髓肿瘤、脊椎转移癌等）、脊髓变性疾病（如脊髓小脑变性症、脊髓空洞症等）以及脊椎变形性疾病（如后纵韧带骨化症、椎间盘突出症等）。这些疾病可能对脊髓产生压迫、刺激或损害，从而引起脊髓损伤。

此外，高龄人群行动不便时发生的轻微外伤、小儿脊柱活动量大时的过度屈曲或伸展，以及脊髓周围或自身的疾病（如严重的颈椎病）等，都可能成为脊髓损伤的诱发因素。因此，对于存在这些疾病风险的人群，应定期进行体检，及时发现并治疗相关疾病，以降低脊髓损伤的风险。

（四）脊髓损伤的恢复机制

脊髓损伤后神经功能的恢复是一个复杂而多维的过程，主要涉及神经可塑性、康复治疗与训练、药物治疗、神经再生诱导、神经保护等因素。

1. 核心恢复机制　神经可塑性是脊髓损伤恢复的重要基础，涉及神经元的再生、轴突的重新连接或未受损神经元的代偿，使受损的神经系统得以部分或全部恢复功能。

2. 主要恢复途径

（1）康复治疗：包括肌力训练、运动功能训练、平衡训练等，旨在促进神经系统的恢复，提高患者的自理能力和生活质量。这些训练不仅有助于功能的直接恢复，还能通过代偿和替代机制帮助患者完成日常动作。

（2）药物治疗：使用神经营养药物如甲钴胺、维生素 B_{12} 等，以及激素类药物如地塞米松等，有助于减轻炎症、促进神经元的修复和再生，从而加速脊髓损伤的恢复。

（3）神经再生诱导：通过提供适当的环境和信号分子（如神经营养因子和生长因子），促进受损神经元再生和修复。此方法特别适用于急性期脊髓损伤，旨在尽快恢复受损神经的功能。

（4）神经保护：采用非甾体抗炎药、自由基清除剂等药物，防止进一步损害受伤的神经组织。这一策略对于稳定期脊髓损伤患者尤为重要，可减少炎症反应和氧化应激对神经细胞的伤害。

考点与重点　脊髓损伤的概念和病因

二、功 能 障 碍

（一）运动和感觉障碍

完全性脊髓损伤是指损伤平面以下感觉、运动及括约肌功能完全丧失，颈段损伤致四肢瘫，胸段及以下损伤则致截瘫。不完全性脊髓损伤则保留部分运动、感觉和括约肌功能，临床常见六种类型，各有以下特定表现。

1. 中央束综合征　颈脊髓血管损伤常导致中央束综合征，因上肢运动神经偏于脊髓中央，下肢运动神经偏于外周，故上肢功能障碍较下肢明显，但患者多能恢复步行。

2. 半切综合征　刀伤或枪伤常致脊髓半切综合征，损伤同侧肢体运动及本体感觉丧失，对侧痛觉缺失。

3. 前束综合征　脊髓前部损伤，表现为损伤平面以下运动和痛温觉丧失，本体感觉保留。

4. 后束综合征　脊髓后部损伤，表现为损伤平面下本体感觉缺失，而运动及痛温觉保留。患者预后较好，但难以恢复正常的步态。

5.脊髓圆锥综合征　脊髓圆锥损伤，可引起双下肢瘫痪伴有鞍区感觉消失、大小便失禁、性功能障碍等。

6.马尾综合征　马尾神经损伤，可引起膀胱、肠道功能障碍及下肢不对称性损伤。

（二）呼吸、循环功能障碍

呼吸肌主要由膈肌、肋间内外肌和腹肌组成，胸锁乳突肌、斜角肌和斜方肌等也参与呼吸运动。其中，膈肌作为核心呼吸肌，受 C_{3-5} 节段膈神经支配；肋间肌和腹肌则分别受上、下胸段脊髓肋间神经和肋下神经控制。颈胸段脊髓损伤，尤其是 C_6 及以上脊髓受损，会严重影响呼吸功能。因肋间肌、膈肌麻痹，肺容积和气体交换受阻，患者出现呼吸困难、呼吸浅快、咳嗽无力等症状。高位颈髓损伤患者，交感神经受累，迷走神经亢进，气管平滑肌收缩，咳嗽能力进一步减弱，支气管分泌物排出不畅，肺炎发生率增加。

此外，脊髓损伤还直接影响循环系统功能。交感神经信息传递受阻，导致血管扩张、血压下降，引发全身水肿、肺水肿等。循环血液量减少，静脉回流受阻，进一步加剧患者病情。在严重情况下，如 C_{1-4} 节段脊髓损伤，可能导致急性呼吸衰竭，危及患者生命。同时，长期卧床的脊髓损伤患者易并发肺部感染等，进一步加重呼吸和循环功能障碍。

（三）自主神经功能障碍

T_6 或 T_6 以上的脊髓损伤常导致自主神经功能障碍，影响广泛。早期患者可能因交感反射不足而表现出心率减慢、血压偏低、体温调控失常及认知反应迟钝等症状；同时也可能出现交感反射亢进，如阵发性高血压、头痛、大汗、憋气、视物模糊和心动过速等，通常由内脏不良刺激或损伤水平以下的不良因素触发。

1.大小便及性功能障碍　脊髓损伤破坏了控制膀胱、肠道和性器官的自主神经信号传递，导致排尿、排便困难及性功能障碍。

2.体温调节与排汗异常　自主神经系统对体温调节至关重要，损伤后患者可能遭遇高热、体温过低或排汗功能失调，以及体位性低血压等血管运动障碍。

3.内脏器官功能异常　脊髓损伤还可能波及心脏、肺等内脏的自主神经控制，引发血压波动、麻痹性肠梗阻等其他症状，严重影响患者生活质量。

（四）排尿障碍

脊髓损伤会导致不同类型的神经源性膀胱，表现为尿频、尿急、尿失禁、尿潴留等。排尿的脊髓整合中枢位于脊髓圆锥，不同水平的脊髓损伤会导致不同类型的神经源性膀胱。如骶髓排尿中枢完好，反射弧完整，表现为上运动神经源性膀胱。此时，患者可能出现小便次数增多而每次小便量减少，以及尿失禁等症状。这是因为脊髓损伤导致神经传导中断，使得膀胱失去自主控制能力，膀胱肌肉无法正常松弛，导致膀胱容纳能力减弱。若骶髓排尿中枢受损，表现为下运动神经源性膀胱。此时，膀胱容量增大，患者可能出现尿潴留等症状。这是因为脊髓损伤严重，膀胱完全失去对神经信号的感知和反应能力。

> **考点与重点**　脊髓损伤的功能障碍

三、作业评估

（一）损伤平面的确定

1.评估依据　脊髓损伤平面的确定通常依据运动损伤平面；但在 $T_2 \sim L_1$ 节段，因运动损伤平面不易确定，故需依据感觉损伤平面来判定（表 10-2）。

2. 肌力检查　确定脊髓损伤平面时，关键肌的肌力检查至关重要。要求损伤平面关键肌的肌力必须 ≥ 3 级，且该平面以上关键肌肌力需达到 5 级。若身体两侧损伤水平不同，则需分别检查并记录两侧的运动与感觉损伤平面。感觉平面的确定遵循美国脊髓损伤学会（ASIA）2011 版标准，对 $C_2 \sim S_5$ 共 28 个感觉位点进行针刺觉和轻触觉检查。脊髓损伤后，左右侧感觉水平可能存在差异，感觉水平以下的皮肤感觉可能异常或消失。感觉评分采用 2 分制，正常 2 分，异常 1 分，消失 0 分；每一脊髓节段双侧正常共 4 分，正常感觉功能总分为 224 分。

表 10-2　SCI 患者损伤平面的确定

损伤平面 运动平面（3 级及以上肌力）	感觉平面（轻触、针刺）
C_2	枕骨粗隆
C_3	锁骨上窝
C_4	肩锁关节顶部
C_5 屈肘肌（肱二头肌和肱桡肌）	肘前窝外侧
C_6 伸腕肌（桡侧腕伸肌）	拇指近节背侧皮肤
C_7 伸肘肌（肱三头肌）	中指近节背侧皮肤
C_8 中指末节指屈肌（指深屈肌）	小指近节背侧皮肤
T_1 小指外展肌	肘前窝内侧
T_2	腋窝顶部
T_3	第 3 肋间
T_4	第 4 肋间（乳头水平）
T_5	第 5 肋间
T_6	第 6 肋间（剑突水平）
T_7	第 7 肋间
T_8	第 8 肋间
T_9	第 9 肋间
T_{10}	第 10 肋间（脐水平）
T_{11}	第 11 肋间
T_{12}	腹股沟韧带中点
L_1	T_{12} 与 L_2 之间上 1/3 处
L_2 屈髋肌（髂腰肌）	大腿前中部
L_3 伸膝肌（股四头肌）	股骨内侧髁
L_4 踝背伸肌（胫前肌）	内踝
L_5 趾长伸肌（趾长伸肌）	足背第三跖趾关节处
S_1 踝跖屈肌（腓肠肌与比目鱼肌）	外踝
S_2	腘窝中点
S_3	坐骨结节
$S_{4 \sim 5}$	肛门周围

3. 反射检查　包括深反射（如膝腱反射、跟腱反射）和浅反射（如腹壁反射、提睾反射）的检查。反射的变化可以辅助判断脊髓损伤平面，损伤平面以上的反射可能亢进，损伤平面以下的反射可能减弱

或消失。

4. 影像学检查　MRI 或 CT 扫描等影像学检查可以直观显示脊髓损伤的位置和程度。影像学检查为确定脊髓损伤平面提供了重要依据，特别是在感觉和运动功能检查难以确定损伤平面时。

（二）损伤程度的评定

根据 ASIA 的残损分级进行评定（表 10-3）。ASIA 评分系统，根据损伤后感觉和运动功能的丧失程度，将脊髓损伤分为 A 到 E 共 5 个级别。A 级为完全性损伤，E 级为正常，无神经功能缺失；B 级到 D 级为不同程度的不完全性损伤。

表 10-3　ASIA 损伤分级

损伤分级	损伤程度	临床表现
A	完全性	$S_{4\sim8}$ 无运动和感觉功能
B	不完全性	损伤水平以下，包括 $S_{4\sim5}$，有感觉功能但无运动功能
C	不完全性	损伤水平以下，运动功能存在，大多数关键肌肌力 < 3 级
D	不完全性	损伤水平以下，运动功能存在，大多数关键肌肌力 ≥ 3 级
E	正常	运动和感觉功能正常

此外，还可通过辅助检查评估损伤程度。X 线检查用于初步筛查脊柱骨折、脱位等问题。CT 适合评估脊柱骨折、脱位等情况，对定位骨性病变非常有效。MRI 能清晰显示脊髓及周围结构，帮助确定脊髓损伤的位置和程度。电生理检查如体感诱发电位（somatosensory evoked potential，SEP）和肌电图（electromyogram，EMG），用来评估神经传导通路的完整性。

（三）运动功能的评定

1. 肌力　根据 ASIA 标准，需检查躯干两侧 10 对关键肌的肌肉功能（表 10-4）。采用徒手肌力检查法（MMT 法）对肌力进行 0 ～ 5 级评分，并累加各关键肌的分值。正常情况下，左右两侧得分最高各 50 分，总分 100 分，评分越高表示肌肉功能越好。

表 10-4　ASIA 运动评分法（motor score，MS）

右侧评分	平面	关键肌	左侧评分
（0 ～ 5 分）	C_5	肱二头肌	（0 ～ 5 分）
	C_6	桡侧腕伸肌	
	C_7	肱三头肌	
	C_8	中指指深屈肌	
	T_1	小指外展肌	
	L_2	髂腰肌	
	L_3	股四头肌	
	L_4	胫前肌	
	L_5	趾长伸肌	
	S_1	小腿三头肌	

2. 肌张力　通过被动活动患者各关节，观察肌肉产生的阻力来判断肌张力情况。肌张力正常时，能够抵抗一定的外加阻力；肌张力异常时，可能出现弛缓型或痉挛型表现，这有助于评估脊髓损伤对患者

肌肉张力的影响。

3. 关节活动度 测量关节在不同方向上的活动范围，以了解患者的关节活动能力。常用的评定方法包括关节量角器测量和关节活动度测试等。

4. 神经反射 评估患者的神经反射情况，因为脊髓损伤可能导致神经传导异常。神经反射测试有助于了解脊髓损伤对神经传导通路的影响，以及患者神经功能的恢复情况。

5. 步态 通过观察患者的步态特征，评估患者的行走能力和步态异常程度。常用的评定方法包括步态分析系统和步行速度测试等。

（四）感觉功能的评定

1. 针刺觉和轻触觉 采用 ASIA 的感觉评分法（sensory index score，SIS），选取 $C_2 \sim S_5$ 的 28 个节段关键感觉点，检查身体两侧的痛觉与轻触觉。评分标准为：感觉正常 2 分，异常（减退或过敏）1 分，消失 0 分。每侧每点每种感觉最高 2 分，每种感觉一侧最高 56 分，两侧合计 112 分。两种感觉得分之和最高可达 224 分，分数越高表明感觉功能越接近正常。

2. 温度觉 使用不同温度的水或冰块刺激患者的皮肤，观察患者是否能够感知到温度变化，以及感知的准确性和敏感性。

3. 振动觉 使用振动器在患者的皮肤上施加振动刺激，观察患者是否能够感知到振动刺激，以及感知的准确性和敏感性。

4. 两点辨别觉 使用两个刺激点如针尖同时刺激患者的皮肤，观察患者是否能够分辨出两个刺激点的位置和距离。

（五）脊髓休克期的判定

脊髓休克是脊髓受损后，在损伤节段以下立即出现的完全性弛缓性瘫痪状态，表现为感觉、运动、反射及括约肌功能的暂时性丧失。此状态通常在数小时至数天后开始恢复，且恢复时间与预后密切相关，休克时间越长，损害越严重，预后越差。

脊髓休克的重要指征包括球海绵体反射消失，但需注意，该反射在正常人群中约有 15% ～ 30% 表现为阴性，且在圆锥损伤时也不出现。另一个判断休克期结束的标志是损伤平面以下出现任何感觉、运动或肌张力的恢复。电生理检查可评估脊髓损伤的程度，进而辅助判断休克期的长短；损伤轻微者休克期较短，严重者则较长。

脊髓休克期时间受多种因素影响，不仅与脊髓损伤本身的状况有关，还与患者的年龄、是否感染（如压疮、尿路感染）、是否存在严重贫血或营养不良等状况紧密相关。特别是压疮导致的蛋白质丢失以及膀胱、直肠功能不全，均可延长休克期。

（六）脊髓损伤患者日常生活活动能力的评定

四肢瘫患者可用四肢瘫功能指数（quadriplegic index of function，QIF）评定，截瘫患者可用改良巴塞尔指数（MBI）评定和功能独立性测量（FIM）。MBI 包括进食、梳洗、如厕、转移、活动、穿衣、上下楼梯、洗澡等多个项目，旨在全面评估患者的基本生活自理能力。FIM 则不仅评价运动功能损伤导致的障碍，还评价认知功能障碍的影响，从而更精确地描述患者的残疾水平和功能独立程度。

（七）脊髓损伤水平与康复目标

对于完全性脊髓损伤者，其康复目标基于确定的损伤平面；而非完全性脊髓损伤者，则需根据残存肌力功能调整康复目标（表 10-5）。完全性脊髓损伤患者的日常生活活动（ADL）功能预测见表 10-6。

表 10-5　不同脊髓损伤平面康复目标

脊髓损伤平面	基本康复目标	需用支具轮椅种类
C_5	床上动作自理，其他依靠帮助	电动轮椅，平地可用手动轮椅
C_6	ADL 部分自理，需中等量帮助	手动、电动轮椅，可用多种辅助工具
C_7	ADL 基本自理，能乘坐轮椅活动	手动轮椅，残疾人专用汽车
$C_8 \sim T_4$	ADL 自理，轮椅活动，支具站立	同上，骨盆长支具，双拐
$T_5 \sim T_8$	同上，可应用支具治疗性行走	同上
$T_9 \sim T_{12}$	同上，长下肢支具治疗性行走	轮椅，长下肢支具，双拐
L_1	同上，家庭内支具功能性行走	同上
L_2	同上，社区内支具功能性行走	同上
L_3	同上，肘拐社区内支具功能性行走	短下肢支具，肘拐
L_4	同上，可驾驶汽车，可不需轮椅	同上
$L_5 \sim S_1$	无拐足托功能步行及驾驶汽车	足托或短下肢支具

表 10-6　完全性脊髓损伤 ADL 功能恢复预测

四肢瘫					ADL 活动	截瘫				
C_4	C_5	C_6	C_7	C_8		$T_{1\sim4}$	$T_{5\sim8}$	$T_{9\sim12}$	$L_{1\sim2}$	$L_{3\sim5}$
					1.进食					
			+	+	（1）独立进食	+	+	+	+	+
	+	+			（2）利用辅具进食					
					2.穿衣					
			+	+	（1）独立进行	+	+	+	+	+
	+	+			（2）利用辅具和专门修改过的衣服进行					
					3.简单的个人卫生					
			+	+	（1）独立进行	+	+	+	+	+
		+			（2）少部分帮助					
	+				（3）大部分帮助					
+					（4）完全需要他人帮助					
					4.阅读					
			+	+	（1）独立翻书页	+	+	+	+	+
		+			（2）用辅具翻书页					
					5.用手写字					
			+	+	（1）独立进行	+	+	+	+	+
					（2）独立进行但速度和准确性均差					
	+	+			（3）用辅具进行速度和准确性均差					
					6.轮椅					
		+	+	+	（1）用表面有加大摩擦力材料的手轮圈					
	+	+	+		（2）用有突出手柄的手轮圈					
+					（3）气控、手控电动轮椅					

续表

四肢瘫					ADL 活动	截瘫				
C₄	C₅	C₆	C₇	C₈		T₁~₄	T₅~₈	T₉~₁₂	L₁~₂	L₃~₅
+					（4）颏控、舌控、颊控电动轮椅					
					7.站立和步行					
					（1）治疗性站立和步行	+	+	+	+	+
					（2）家中功能性步行				+	+
					（3）社区功能性步行				+	+
					8.文体活动					
					（1）几乎所有的轮椅活动	+	+	+	+	+
		+	+	+	（2）选择性地适合残疾功能的轮椅活动					

考点与重点 脊髓损伤的损伤程度和功能评定

四、作 业 治 疗

（一）治疗原则

1. 早期介入，持之以恒　生命体征平稳后，应在临床治疗的同时启动床旁康复，及早干预以预防并发症，保证康复治疗的持续性。

2. 综合治疗，主动参与　强调患者作为康复治疗的核心，应主动参与而非被动接受。鼓励患者学会自我治疗，通过强化作业训练提升康复效果。

3. 因人制宜，方案个性化　对患者进行全面评估，涵盖身体、心理及日常生活活动能力。针对其具体问题及需求，设计个性化的作业治疗方案，旨在最大限度地改善患者的生活自理、职业活动及社会生活能力。

（二）治疗方法

1. 急性期治疗方法　目的是预防制动综合征，包括肌肉萎缩、骨质疏松、关节挛缩等，为后续的康复治疗打下良好基础。

（1）急性不稳定期（卧床期）：伤后 2～4 周，当患者生命体征基本平稳后，即可开始床边康复训练。此阶段主要采取床边训练法，旨在预防并发症，为后续的康复治疗创造条件。对于颈髓损伤患者，由于多接受牵引或佩戴颈固定架治疗，因此在康复训练时，需特别注意肩关节活动的幅度和强度，避免造成二次损伤或加重原有病情。

1）良肢位摆放：卧床时，应将肢体置于功能位，以预防关节挛缩和畸形的发生。必要时，可选用功能位矫形器，以满足患者的特定功能需求，例如，通过矫形器使踝关节保持背屈 90°，从而有效防止踝关节发生屈曲挛缩。

2）体位变换：为卧床患者定时变换体位，每 1～2 小时翻身一次，以预防压疮。在搬运或转换体位时，需确保身体纵轴的一致性，转向翻身时应由 2～3 人协作完成，避免扭曲、旋转或拖动患者，以减少并发症的发生。

3）维持关节活动度：生命体征稳定后，应尽早于床边进行维持关节活动度的训练，训练需在脊柱外固定或确保脊柱稳定的条件下进行。训练时，应从近端关节至远端关节依次进行，确保每个关节在各轴向的生理活动范围内得到活动，且动作需轻柔、缓慢，每日进行 1～2 次。

4）肌力维持训练：在确保脊柱稳定的前提下，仰卧位时可进行编织、捏黏土、叠纸玩具等活动，以促进肌肉的等长收缩，有效预防肌萎缩。

5）早期坐起训练：为防止体位性低血压，在确保脊柱稳定的基础上，应早期（伤后或术后约1周）启动坐位训练。训练需逐步从卧位过渡至半卧位乃至坐位，通过每天约增加15°的床头抬高角度，直至达到90°坐位并维持30分钟。训练过程中，应确保患者无头晕、心慌、低血压等症状。一般而言，从平卧位过渡至直立位需约1周的适应期，具体时长与损伤平面相关，损伤平面越高，适应时间越长；反之则越短。

6）呼吸及排痰训练：对颈髓损伤或上胸段脊髓损伤致呼吸肌麻痹的患者，应进行系统的呼吸训练、咳嗽咳痰及体位排痰训练，以减少呼吸道感染。训练时，吸气阶段需指导患者用鼻子缓慢深吸气，保持肩部和胸廓平静，仅使腹部鼓起。治疗师可轻压患者胸骨下方，助其专注于膈肌吸气动作。呼气时，患者应有效控制呼气，缓慢排出空气。治疗师双手分置患者胸壁施加压力，并在每次呼吸后变换位置，重复3～4次后休息。针对呼吸困难的患者，可通过吸氧等方式辅助，避免进一步损伤。

7）二便训练：损伤早期常出现尿潴留症状，通常采用留置导尿处理。期间，需根据出入水量判断放尿时机，并确保每日进水量达2000～2500mL，以抑制膀胱内细菌生长。随后，可转为间歇清洁导尿术。对于便秘问题，可采用润滑剂、缓泻药或灌肠等方法缓解。

（2）急性稳定期（轮椅期）：伤后4～8周，脊髓休克期多已结束，损伤水平与程度基本确定，此时应逐步离床，乘轮椅进入治疗室进行训练。

1）站立训练：患者完成坐起训练且无不良反应后，可进行站立训练。训练时需佩戴腰围以保持脊柱稳定。站立床训练初始倾斜30°，每周逐渐增加约10°，每日倾斜角度逐步上升。若出现头晕、视物模糊、面色苍白、出汗等症状，应立即将高度调整至较低。早期利用起立床站立有助于调节血管紧张性、预防体位性低血压、防止骨质疏松与骨折，并能降低泌尿系统与肺部感染风险。

2）垫上训练：可在治疗垫上开展系列康复训练，包括翻身训练以增强身体灵活性，针对下肢的腘绳肌、内收肌和跟腱进行专项牵伸训练以恢复肌肉弹性，进行垫上移动训练以提高身体协调性，以及手膝位负重移行训练逐步加强下肢支撑能力和行走功能。

3）坐位训练：包括长坐位（膝关节伸直）和端坐位（膝关节屈曲90°）训练。①长坐位支撑与平衡训练：患者先以双侧肘关节伸直、双手支撑床面抬起臀部；随后双上肢置身后稍外侧，逐步尝试单手支撑及上肢活动，进而进行双上肢抬起的静态与动态坐位平衡训练。②长坐位移动训练：包括向前方移动，患者双下肢外旋，双手近身、稍前于髋关节来支撑身体，提起臀部并前屈头、躯干移动臀部；以及向侧方（如向左）移动，右手靠臀，左手离臀约30cm处支撑，提起臀部并左移躯干。

2. 恢复期的治疗方法 恢复期为伤后2～3个月以后。在早期康复训练的基础上，着重增强肌力与耐力，熟练轮椅操作，并加强日常生活技巧训练。

（1）肌力训练：为更好地移动身体、驱动轮椅及持拐步行，需着重强化上肢肌力。训练时，完全性脊髓损伤患者应重点加强肩和肩胛带肌力，不完全性损伤者在锻炼这些肌肉的同时需加强其他相关肌肉力量训练。具体训练方法包括上肢支撑力训练、肱三头肌与肱二头肌的强化训练以及握力训练。肌力训练主要包括等长收缩训练、抗阻训练、主动辅助训练等多种方法。

1）等长收缩训练：可以在不改变肌肉长度的前提下，进行肌肉的收缩与放松，增强肌肉的耐力和力量。例如，患者可以进行手臂的弯曲和伸展动作，保持一定的阻力，进行等长收缩训练。

2）抗阻训练：通过增加外部阻力来增强肌肉力量。患者可以使用哑铃、沙袋等物品进行上肢的推举、弯举等动作，或者进行下肢的屈伸等动作。在训练过程中，应根据自身情况选择合适的重量和次数，避免过度训练导致肌肉损伤。

3）主动辅助训练：指借助外力进行主动运动。患者可以通过自身力量尽力抬起上肢或下肢，同时借助悬吊带等工具减轻部分重量，完成动作。这种方法可以帮助患者逐渐恢复肢体的主动运动能力，提高协调性和灵活性。

（2）轮椅训练：脊髓损伤患者必须熟练掌握操作轮椅的技能，以顺利回归社会。轮椅训练包括轮椅坐位平衡训练、减压训练、驱动轮椅训练、移乘训练等。

1）坐位平衡训练：是轮椅训练的基础，需要让患者学会正确的坐姿，避免出现脊柱侧弯等问题。可以通过调整座椅高度、角度等方式进行训练，确保患者在轮椅上能够保持舒适且稳定的坐姿。

2）减压训练：患者用上肢撑起躯干或侧倾躯干，使臀部离开椅面，保持约 15 秒，然后放松还原。减压动作应两侧交替，30 分钟进行一次减压。

3）驱动轮椅训练：包括轮椅的前进、后退、转弯等基本操作。患者需要在训练师的指导下，逐步掌握这些操作技巧，以便在日常生活中能够自如地使用轮椅。

4）移乘训练：指从一种姿势转移到另一种姿势的过程，如从床到轮椅、从轮椅到厕所等。转移训练需要根据患者的具体情况选择合适的转移方式和辅助器具，并逐步增加难度和复杂度，以提高患者的独立生活能力。

5）复杂环境适应性训练：在掌握基本的轮椅操作后，患者还需要进行复杂环境适应性训练，如上下楼梯、越过马路镶边石、通过狭窄门廊等。这些训练有助于患者更好地适应各种环境，提高轮椅使用的安全性和便利性。

（3）步行训练：步行训练方法主要包括平行杠内步行训练和拐杖步行训练，对于恢复和提升步行能力至关重要。在肌力得到一定增强之后，患者还可以进一步练习跨越障碍、上下阶梯、安全跌倒后的重新爬起等训练，以全面提升步行功能和日常生活自理能力。

1）平行杠内步行训练：患者可以在平行杠内，借助杠身提供的支撑，进行站立和步行的初步练习。这一过程中，治疗师会根据患者的具体情况，指导其使用四点步、摆至步或摆过步等步态进行训练，逐步增强患者的平衡能力和步行稳定性。

2）拐杖步行训练：患者能在平行杠内稳定行走后，治疗师会指导其使用拐杖进行步行训练。拐杖的使用可以帮助患者分担体重，提高步行的安全性。在拐杖步行训练中，患者需要掌握正确的拐杖使用方法，如拐杖与下肢的协调配合等，以确保步行的稳定性和效率。

3）复杂的步行训练：随着肌力的进一步增强，患者可以开始练习跨越障碍、上下阶梯等更为复杂的步行训练。这些训练不仅可以进一步提升患者的步行能力，还能增强其对不同地形和环境的适应能力。同时，安全跌倒后的重新爬起训练也是非常重要的，患者在遇到意外跌倒时，迅速且安全地起身，可避免二次伤害的发生。

步行训练目标包括治疗性步行、家庭功能性步行和社区功能性步行 3 种。

1）治疗性步行：适用于 $T_{6\sim12}$ 平面损伤患者。患者佩戴骨盆托矫形器或膝踝足矫形器，借助双腋拐进行短暂步行，虽无实用性，但有明显的治疗价值。对患者有心理支持、减少压疮发生、防止骨质疏松、改善血液循环、防止下肢深静脉血栓形成和促进尿便排出等治疗作用。

2）家庭功能性步行：适用于 $L_{1\sim3}$ 平面损伤患者。患者可在室内行走，但行走距离不能达到 900m。患者步行能力较弱，只能借助支具移动，但是能在室内活动，如如厕、入浴等。

3）社区功能性步行：适用于 L_4 以下平面损伤患者。患者穿戴踝足矫形器后能上下楼，能独立进行日常生活活动，能连续行走 900m。要求终日穿戴矫形器并能耐受。

（4）上肢、下肢作业训练：由于四肢瘫患者通常面临上肢和下肢功能的严重受限，而手功能在日常生活中的作用极为关键，因此，训练应侧重于提高手的灵活性和实用性。

对于不能主动伸腕的患者，应教导他们如何运用支具来完成作业。支具的使用可以弥补手腕功能的不足，帮助患者更好地进行日常活动，如进食、穿衣等。治疗师应根据患者的需求和支具的特点，进行个性化的指导和训练。对于具有主动腕伸展能力的患者，在完成功能性活动时，可以巧妙地运用肌腱固定术来协助腕屈曲，从而更顺畅地松开物体。这要求治疗师根据患者的具体情况，设计合适的训练方案，确保患者在抓握和松开物体时都能保持手腕的稳定性和灵活性。

患者能够在轮椅上坐稳后，可以开始进行一些更为复杂的活动，如使用锤子、锯、手压黏土粉碎机等工具进行手工制作，或者打乒乓球等体育活动。这些活动不仅有助于进一步提高上肢的功能，还能增强患者的心肺功能和耐力。随着下肢功能的逐渐改善，可以逐渐增加一些针对下肢的训练活动，如使用踏板式治疗器进行腿部锻炼，或者使用脚踏式线锯进行精细动作训练。这些活动有助于促进下肢的血液循环和肌肉力量，为将来的行走训练打下基础。在患者进行站立练习时，可以融入一些手工艺和使用上肢的游戏活动。这些活动不仅有助于增强上肢的力量和灵活性，还能提高患者的兴趣和参与度，促进康复进程。例如，可以让患者尝试制作简单的手工艺品，或者使用上肢进行拼图游戏等。

（5）不同损伤水平的功能训练：为确保功能训练有效进行，患者的脊柱需保持稳定状态，能够保持坐姿，并且不出现头晕、心悸等体位性低血压的症状。

1）C_4损伤：①环境控制系统（environmental control unit，ECU）：若患者手无功能或躯干不稳定，可使用ECU来控制居室环境中的各种设施。②颏控或气控轮椅：颏控轮椅通过颏部推动开关，实现轮椅的前进、后退、左转、右转；而气控轮椅则通过吹管变换吹吸次数来控制方向。对于躯干不稳定的患者，应使用安全带固定躯干，以确保安全。

2）C_5损伤：由于三角肌和肱二头肌尚具功能，患者能够自主完成多项日常活动。①辅助进食：借助手支具与C形ADL箍套，患者可将匙或叉柄插入箍套中，利用肱二头肌的屈肘力量将食物送入口中，实现自主进食。②手控电动轮椅：用手拨动扶手上的杆式开关，操纵电动轮椅，提高出行自主性。③辅助下完成床椅等转移：在三角肌及屈肘肌的助力下，患者能在他人适度帮助下完成从床到椅等位置的转移，进一步提升生活自理能力。

3）C_6损伤：患者有伸腕的功能，但不能屈指和握。①穿简制与改制衣物：患者可自行穿戴经过简易改制的宽大衣物。衣扣和带子替换为尼龙搭扣，简化穿衣过程，使患者能够更轻松地独立完成穿衣动作。②利用头上方的三角框架或横木转移：先将上肢屈曲并钩住三角框架或横木，然后借助上臂的内收力量悬空提起臀部，从而平稳地转移到其他位置。③加大手轮圈摩擦力的轮椅：利用屈肘的力量带动伸腕的手，紧握并推动增大了摩擦力的手轮圈。可在推轮椅时佩戴露指手套并用掌根部施力推动，既能增强控制力，又能减少手部疲劳。④手驱动支具补偿抓捏：治疗师示范并指导患者使用手驱动抓捏支具，从抓握简单的泡沫塑料方块起步，逐步过渡到更光滑的方块积木、核桃、螺栓、串珠、钥匙等物品。随后，进行持笔书写训练，先写大字再写小字，以提升手部精细控制力。逐日增加ADL训练以增强灵巧度，但始终确保难度适中，不超出患者能力范围，旨在帮助其树立康复信心。

4）$C_7 \sim T_2$损伤：C_7损伤者虽能伸肘，但手指功能仍需改善。①坐位/轮椅减压：患者能做撑起动作，可以通过躯干左右倾和前后倾将臀部撑离椅面，从而为坐骨结节区减压。②滑板转移：先将轮椅与床平行放置，前轮尽量靠前；然后拆去靠床侧的扶手，架上滑板；接着通过一系列撑起动作，将臀部移至滑板上；再次利用撑起动作，顺畅地将臀部从床转移到轮椅上。③肌力训练：C_7患者应使用背阔肌训练器、人力车训练器或重锤滑车等装置，着重训练三角肌、胸大肌、肱三头肌，其中背阔肌的训练尤为重要。④腕驱动支具补偿抓握：抓握力弱的患者，可学习使用腕驱动抓握支具进行训练，训练方式与C_6损伤患者相似。

5）$T_{3 \sim 12}$损伤：重点在于站立和治疗性步行训练，需使用双腋杖、膝踝足矫形器、腰背部矫形器等辅具。训练包括在双杠内步行训练，穿上支具并在治疗师辅助下进行平衡及迈步训练；在双杠外使用双拐和矫形器重复迈至步和迈越步练习，同时增加向外侧和向后踏步的训练。

6）$L_{1 \sim 2}$损伤：能进行$T_{3 \sim 12}$损伤的所有活动，并可在家中使用踝足矫形器（AFO）及肘拐或手杖进行功能性步行，但户外长时间活动仍建议使用轮椅以节省体力。①步行训练：使用KAFO或AFO进行迈步训练，完成迈至步、迈越步和四点步。②在不平地面行走：可以先从简单的路况开始，逐渐适应不同高度和坡度的路面。患者应时刻注意自己的平衡，避免因为路面不平而摔倒。③上下楼梯：$L_{1 \sim 2}$损伤患者具备抬起骨盆使足跨越楼梯的能力，可借助单侧扶手实现上下楼。④跌倒和爬起：练习需在垫上进行，且需治疗人员监督与辅助，首先要训练好躯干前倾并支于一侧拐杖上的平衡能力，以便腾出另一只手支撑，确保安全。

　　7）$L_{3～5}$损伤：尽管下肢存在麻痹，但患者已能够借助手杖及 AFO，甚至在无须任何辅助用品（L_5以下损伤情况）的条件下，实现社区功能性步行。

　　（6）矫形器及自助具的使用：根据损伤节段的不同，患者可选用抓握矫形器、背支架、膝踝足矫形器、踝足矫形器等辅助器具，在作业治疗中为不同损伤平面的脊髓损伤患者提供技术支持。

　　1）颈髓损伤：针对 C_4 及以上脊髓损伤患者，根据其功能情况，可选配高靠背轮椅或普通轮椅，其中上颈髓损伤者更适宜电动轮椅，并在早期活动时佩戴颈托。C_4 及以上损伤患者还可尝试使用下颌控制的电动轮椅，配合口棒或头棒进行写字、键盘操作等精细活动。C_5 损伤患者可利用前臂平衡矫形器和上肢悬吊装置控制上肢，使用腕关节固定支具保持功能位，以及有齿轮结构的腕手矫形器进行捡拾物品等练习；可配备对掌矫形器、背侧伸腕矫形器等辅助进食。C_6 损伤患者则可使用腕驱动的抓握矫形器或万能袖带等辅助具，以增强抓握功能，独立完成日常活动。$C_{7～8}$ 损伤患者虽生活基本能自理但抓握力弱，可继续使用腕驱动抓握支具并进行耐力训练；同时可根据需要配置 AFO 等辅具以及坐便器、洗澡椅等生活辅助设备。

　　2）$T_{1～4}$ 脊髓损伤：常规配置包括普通轮椅、坐便器、洗澡椅及拾物器，以满足其基本生活需求。针对符合条件的患者，可进一步配备截瘫步行矫形器（RGO）或髋膝踝足矫形器（HKAFO），并结合助行架、拐杖、腰围等辅助器具，以促进治疗性站立和步行功能恢复。此外，多数患者在夜间需使用 AFO 来维持足部功能位。

　　3）$T_5 ～ L_2$ 脊髓损伤：大部分脊髓损伤患者可通过配备 RGO 或 KAFO，结合步行架、拐杖、腰围等辅助器具实现功能性步行。患者夜间需使用 AFO 以维持足部功能位。此外，常规配置还包括普通轮椅，坐便器、洗澡椅等则可根据患者具体情况选用。

　　4）L_3 及以下脊髓损伤：多数患者可借助 AFO、四脚手杖等辅助器具实现独立步行，但部分患者仍需依赖轮椅进行移动，并可能需要坐便器、洗澡椅等生活辅助设备以满足日常需求。

　　（7）日常生活活动训练：在患者已具备移乘、坐位或站位平衡及上肢运动能力的基础上，可通过运用辅助设备进行日常生活活动训练，旨在提高生活自理能力。这些训练涵盖穿衣、洗漱、进食、如厕及床椅转移等基本动作，帮助患者逐步减少对他人的依赖。随着训练的深入，患者能逐步在洗澡椅上独立完成洗澡。训练还应注重个性化调整，例如为可佩戴截瘫行走器的患者增加步行和上下楼梯的练习，以促进其全面康复，提升生活质量，更好地融入社会。

　　（8）家庭回归训练：进一步强化日常生活独立性训练，可开展洗漱、更衣、如厕、洗衣、做饭、整理房间及床与轮椅间转移等全方位训练。早期着重于洗漱、修饰及床上、轮椅上穿脱衣物训练；后期则加强坐位淋浴、轮椅与坐便器间转移及便后清洁等训练，并教授简单的做饭技能。同时，根据患者的功能水平和动作特点，家属需配合治疗师对生活环境进行改造，如调整洗手池高度以适应轮椅使用，选择便于抓握的生活用品等。此外，脊髓损伤恢复期的家庭回归训练还包括呼吸功能、肌力、关节活动范围、肌肉牵伸、坐位及站位平衡等核心训练内容，以及心理康复和饮食护理。

　　（9）职业能力及其他能力的康复训练：包括基本职业能力（如交流沟通、书写、打字、电脑操作、文件处理）、家与单位间的转移能力（含轮椅驱动、汽车乘坐及转移技巧）、公共设施利用能力（如水房、卫生间、餐厅的无障碍使用），以及日常生活技能、手功能、职业性劳动动作的训练。患者需在职业治疗师指导下，逐步掌握生活自理能力，提高手部灵活性和力量，恢复职业技能，为重返社会和工作做准备。同时，心理社会支持也是重要一环，通过心理干预和社会支持服务，帮助患者应对情绪问题，增强心理韧性，重建自信。这一过程需要患者、家属及医护人员的共同努力，旨在促进患者功能独立性的全面恢复，提高生活质量，实现社会再融入。

考点与重点　脊髓损伤的作业治疗方法

从轮椅到舞台的华丽转身

患者是一位因意外导致脊髓损伤的年轻人，曾经对生活失去了信心。在接受作业治疗过程中，她不仅学到了专业的康复知识，更重要的是汲取了无尽的精神力量。在作业治疗师的耐心指导下，她从最初的轮椅生活，逐渐学会了使用各种辅助器具进行日常生活活动，甚至坐着轮椅重新回到了她热爱的舞台。她的故事激励了无数同样遭遇不幸的人，成为他们心中的榜样。她用自己的经历告诉大家，即使身体受限，心灵和梦想也可以自由飞翔。

（三）注意事项

作业治疗师应与康复团队其他成员密切配合，注意以下事项。

1. 定期评估 定期评估是脊髓损伤康复的重要环节，通过评估了解患者的康复进展和存在的问题。评估内容包括功能测试、心理状态、生活质量等多个方面，帮助康复团队及时调整治疗方案。

2. 功能训练 功能训练是脊髓损伤康复的核心内容，旨在帮助患者恢复日常生活能力和提高生活质量。训练内容应包括肢体功能、平衡能力、步态训练等，具体方法可以根据患者的实际情况进行调整。通过系统训练，患者可以逐步提高自理能力，增强肌肉力量和协调性。功能训练还应结合辅助器具的使用，帮助患者更好地适应生活环境，提升独立性。

3. 个体化治疗 脊髓损伤患者的康复应根据其损伤程度、部位和个人情况进行个体化设计。每位患者的功能损失和恢复潜力不同，因此在制定康复计划时，需要综合考虑患者的生理、心理和社会环境因素。康复团队应定期调整治疗方案，以适应患者的康复进展和变化。

4. 心理支持 脊髓损伤患者常常面临巨大的心理压力和情绪波动，心理支持在康复过程中至关重要。康复团队应关注患者的心理健康，提供专业的心理咨询和支持，帮助患者应对焦虑、抑郁等情绪问题。同时，家庭和社会的支持也非常重要，患者在康复过程中需要感受到来自亲友的关心和理解。

5. 营养管理 营养管理在脊髓损伤康复中同样不可忽视，合理的饮食能够促进伤口愈合和身体恢复。患者应摄入足够的蛋白质、维生素和矿物质，以支持肌肉修复和免疫功能。同时，合理的饮食结构可以预防便秘、肥胖等并发症，保持良好的身体状态。

6. 并发症预防 脊髓损伤患者可能会出现压疮、肺部感染、泌尿系统感染等并发症，需注意预防。要保持患者皮肤清洁干燥，定时翻身拍背，促进痰液排出，保持大小便通畅。

❓ 思考题

1. 在进行作业治疗时，为何需要特别关注脊髓损伤患者的皮肤护理？应如何有效预防压疮的发生？

2. 在作业治疗过程中，如何帮助脊髓损伤患者恢复日常生活自理能力？

3. 脊髓损伤患者在进行肌力训练时，应注意哪些事项？

第三节 儿童脑性瘫痪的作业治疗

案例

患者，5岁。诊断为痉挛型脑瘫。表现为肌张力增高，四肢僵硬，行走困难，常跌倒；语言发育迟缓，吐字不清；伴有智力轻度障碍。经康复训练，症状有所缓解，但仍需持续康复治疗以提高生活自理能力问题。

问题： 1. 请问目前治疗师需要关注的问题是什么？
2. 如何进行作业治疗？

一、病　　因

儿童脑性瘫痪（cerebral palsy，CP）简称脑瘫，是一种由于非进行性脑损伤所致的以姿势异常及运动功能障碍为主的综合征，病变部位在脑，累及四肢，常伴有智力障碍、行为异常、精神障碍及视觉、听觉、语言障碍等症状。其常见病因如下。

1. 出生前　染色体异常及基因突变、母亲妊娠期感染风疹、巨细胞病毒、单纯疱疹病毒等病原体、妊娠期接触酒精、毒品、特定药物（如抗癫痫药、抗凝药）及化学毒物（铅、汞等）、孕妇患妊娠期高血压疾病、糖尿病等，是产前脑瘫发病的重要诱因。

2. 围产期　早产是脑瘫的高危因素，尤其在孕 32 周前出生的早产儿，同时难产、胎位异常（臀位、横位等）及急产情形下，胎儿头部易遭受过度挤压、牵拉，引发颅内出血、脑缺氧等严重损伤；产程延长致使胎儿长时间处于缺氧环境，可导致缺氧缺血性脑病。

3. 产后期　婴儿期脑部感染（如脑膜炎、脑炎）、严重心肺疾病等是产后脑瘫发病的重要因素，另外，如长期生活在缺乏必要刺激与关爱环境中，可能影响脑部神经发育，也会阻碍脑部细胞代谢，增加脑瘫发病风险。

二、功　能　障　碍

（一）功能障碍特点

1. 运动障碍　存在运动发育迟缓，运动模式异常，如肌张力异常、不自主运动等，平衡协调能力差，行走有异常，影响活动和日常生活。

2. 感觉功能障碍　存在触觉、本体觉、前庭觉等异常，如触觉过敏或迟钝、本体觉和前庭觉障碍影响运动控制和平衡。

3. 语言功能障碍　存在语言发育迟滞，有构音困难、口吃等问题。

4. 心理行为障碍　因身体障碍和生活学习困难，易出现自卑、焦虑等心理问题，影响康复和生活质量。

5. 日常生活活动能力受限　在穿衣、进食等方面存在困难，影响独立性和自理能力。

（二）临床分型

1. 痉挛型四肢瘫（spastic quadriplegia）　患儿在立位并且足底触及检查床面时将诱发双下肢强直性伸直并交叉呈剪刀状。髋与膝关节屈曲、下肢内旋、剪刀步态，严重者不能独立行走。伸肌和屈肌的双向抵抗，双上肢也具有严重的痉挛，常出现前臂旋前、拇指内收、肩胛带内收内旋等异常姿势。此类患儿往往伴有智力障碍或癫痫。

2. 痉挛型双瘫（spastic diplegia）　症状同痉挛型四肢瘫，主要表现为双下肢痉挛及功能障碍重于双上肢。

3. 痉挛型偏瘫（spastic hemiplegia）　症状同痉挛型四肢瘫，表现在一侧肢体。

4. 不随意运动型（dyskinetic）　以锥体外系受损为主，主要包括：①舞蹈征；②手足徐动；③舞蹈 - 手足徐动；④肌张力障碍。静止时肌张力低下，随意运动时增高，对刺激敏感，表情奇特，挤眉弄眼，颈部不稳定，构音与发音障碍，流涎，摄食困难，婴儿期多表现为肌张力低下。

5. 共济失调型（ataxia） 以小脑受损为主。主要特点为因运动感觉和平衡感觉障碍造成不协调运动。为获得平衡，两脚左右分离较远，步态蹒跚、方向性差、可有意向性震颤及眼球震颤，基底宽、醉汉步态、身体僵硬。肌张力可偏低，运动速度慢、头部活动少，分离动作差。闭目难立征（+）、指鼻试验（+）、腱反射正常。

6. Worster-Drought 综合征 是一种以先天性假性延髓（球上）轻瘫为特征的脑瘫，表现为嘴唇、舌头和软腭的选择性肌力减低，吞咽困难、发音困难、流涎和下颌抽搐。

7. 混合型（mixed types） 具有两型以上的特点。

链接

脑瘫治疗的最新研究进展

　　脑瘫康复治疗涌现多项创新技术。其中，干细胞治疗因具有自我更新和分化成多种细胞的潜能，在改善脑瘫患者运动功能和生活质量方面取得显著成效。此外，周围神经平衡术通过精准评估与调节受损周围神经，促进神经功能恢复与平衡，为偏瘫患者提供了新希望。同时，功能性选择性脊神经后根切断手术（FSPR）在解除肌肉痉挛方面显示出良好的效果和安全性。这些创新疗法不仅提升了治疗效果，还减少了不良反应，为脑瘫患者带来了更多康复选择和希望。

三、作 业 评 估

　　脑瘫患儿的作业评估是制定精准康复计划的基石，旨在全面剖析患儿的功能状态，为个性化治疗方案的制定提供关键依据，对提升康复成效意义深远。本节主要介绍脑瘫作业评估中常用的手功能评估及日常生活活动能力评估。

（一）手功能评估

　　手是人们工作、玩耍和自理的工具，对接触环境、感受外界刺激具有非常重要的作用。精细运动功能障碍的患儿不能进行有效的手的活动。

　　1. 九孔柱测试 准备九孔柱板、适配小柱、容器及秒表。操作时，患儿自拿起首根小柱起始，至拔出末根小柱归位容器终止，全程记录操作时长，先测利手、后测非利手。测试全程维持安静、有序环境，治疗师专注观察患儿动作细节，如抓握小柱姿态、插拔动作流畅度及手眼协调表现等，确保测试结果精准可靠。该测试聚焦手部精细操作能力与灵活性，其结果可直观呈现患儿手功能实际水平，有效弥补神经肌肉测试法在整体功能评估方面的不足，为精细运动训练规划提供关键参考。

　　2. PDMS 精细运动评定 PDMS 即 Peabody 运动发育量表（Peabody developmental motor scales），其精细运动部分适用于评定 6～72 个月所有儿童的精细运动发育水平。该量表可以对运动技能进行定量和定性分析，通过与同龄正常儿童的运动技能水平进行比较，评估患儿的运动发育状况。PDMS 精细运动评定主要关注以下几个方面。

　　（1）手的抓握能力：评估儿童使用单手或双手抓握物体的能力，包括抓握的稳定性、准确性和协调性。

　　（2）手指的灵活性：评估儿童手指的灵活度和协调性，如手指的弯曲、伸展、旋转等动作。

　　（3）手眼协调能力：评估儿童在视觉引导下使用手部进行精细操作的能力，如准确地将物体放入容器中。

　　（4）操作物体的能力：评估儿童使用手部操作物体的能力，如堆叠积木、拼图等。

　　3. 脑瘫儿童手功能分级系统（manual ability classification system，MACS） MACS 适用于 4～18 岁脑瘫儿童，旨在描述其在日常生活中用手操作物体的能力，是目前国际上用来评定脑瘫儿童手功能分级最常见的方法之一。MACS 旨在描述哪一个级别能够很好地反映脑瘫儿童在家庭、学校和社区中的日常表现，评定日常活动中的双手参与能力，而非单独评定某一只手。该系统有助于专业人员、脑瘫儿童家长等了解儿童的手功能状况，为制定康复计划、评估康复效果提供依据。MACS 共有 5 个级别，从 I 级到 V 级，级别越高表示手功能受限越严重。具体分级标准见表 10-7。

表 10-7 脑瘫儿童手功能分级系统评价表

级别	描述	关键特征
I 级	成功操作物品，轻微受限	操作轻易，速度/准确性略受限，不影响独立性
II 级	操作大多物品，质量/速度受影响	能操作，但质量/速度下降，可能需替代方式，独立性未受限
III 级	操作困难，需帮助准备/调整	操作慢，质量/数量受限，经准备/调整可独立操作
IV 级	需持续帮助，参与有限	活动中需持续帮助，部分参与，成功度有限
V 级	不能操作物品，严重受限	无法操作物品，简单活动需完全辅助

4. House 上肢实用功能分级法（House functional classification system，HFC） HFC 是重要的上肢功能评估工具，在脑瘫儿童的康复评估中发挥着重要作用。通过标准化、综合化和动态的评估过程，可以更准确地了解患儿的上肢功能状况，为其制定更合适的康复计划和康复目标提供有力支持。该分级法主要评估患者在日常生活中使用上肢的能力，包括抓握、操作、移动物体等方面的功能。通过观察患者在特定任务中的表现，评估者可以判断其上肢功能的水平和功能基线。

（二）日常生活活动能力评定

1. 儿童功能独立性量表（Wee-FIM） 适用于 6 个月至 7 岁的正常儿童，以及 6 个月至 21 岁的功能障碍或发育迟缓儿童。Wee-FIM 量表涵盖了 18 个项目，分为 3 个区域和 6 个板块，每个项目都被划分为 1～7 级（表 10-8），这些级别依次代表从完全依赖辅助到完全独立的不同程度，Wee-FIM 量表还设定了功能水平，其最高分为 126 分，最低分 18 分。分数越高表示独立性越强，反之则表示依赖程度越高（表 10-9）。

表 10-8 Wee-FIM 量表评估内容

区域	板块	项目	评分标准
自理区	自理能力	进食	1～7 分（完全依赖至完全独立）
		梳洗修饰	1～7 分（完全依赖至完全独立）
		洗澡	1～7 分（完全依赖至完全独立）
		穿上衣	1～7 分（完全依赖至完全独立）
		穿裤子	1～7 分（完全依赖至完全独立）
		上厕所	1～7 分（完全依赖至完全独立）
	括约肌控制	膀胱管理（排尿）	1～7 分（完全依赖至完全独立）
		直肠管理（排便）	1～7 分（完全依赖至完全独立）
移动区	转移	床、椅、轮椅间转移	1～7 分（完全依赖至完全独立）
		如厕转移	1～7 分（完全依赖至完全独立）
		盆浴或淋浴转移	1～7 分（完全依赖至完全独立）
	行走	步行	1～7 分（完全依赖至完全独立）
		轮椅使用	1～7 分（完全依赖至完全独立）
		爬行	1～7 分（完全依赖至完全独立，适用于幼儿）

续表

区域	板块	项目	评分标准
认知区	交流	理解（听觉 / 视觉 / 两者）	1 ~ 7 分（完全依赖至完全独立）
		表达（言语 / 非言语 / 两者）	1 ~ 7 分（完全依赖至完全独立）
	社会认知	社会交往	1 ~ 7 分（完全依赖至完全独立）
		解决问题	1 ~ 7 分（完全依赖至完全独立）
		记忆	1 ~ 7 分（完全依赖至完全独立）

注：①上述表格中的"评分标准"列表示每个项目对应的分数范围，从 1 分到 7 分，分别代表从完全依赖到完全独立的不同程度。②实际应用时，评估者需根据儿童的实际表现，为每个项目打分，并计算总分，以评估儿童的功能独立性水平。③表格中的项目可根据具体评估需求进行适当调整或增减，以确保评估的全面性和准确性。

表 10-9　Wee-FIM 量表分级标准

评分等级	描述	所需帮助程度	努力程度	辅助需求
7 分	完全独立	无需帮助	100%	无
6 分	有条件的独立	条件性辅助	100%	辅助设备或用品
5 分	监护和准备	监护性帮助	≥ 75%	备用、提示或劝告
4 分	少量身体接触的帮助	轻微身体接触	≥ 75%	轻轻接触
3 分	中度身体接触的帮助	中度身体接触	50% ~ 75%	中度帮助
2 分	大量身体接触的帮助	大量身体接触	25% ~ 50%	大量帮助
1 分	完全依赖	完全性帮助	< 25%	完全依赖他人

注：①评分等级：表示从完全独立到完全依赖的不同功能独立性水平。②描述：对评分等级进行简要描述，明确每个等级所代表的意义。③所需帮助程度：儿童在执行活动时所需的帮助程度，从无需帮助到完全依赖他人。④努力程度：表示儿童在执行活动时自己付出的努力比例，从 100%（完全独立）到小于 25%（完全依赖）。⑤辅助需求：列出儿童在执行活动时可能需要的辅助类型，如辅助设备、用品、监护性帮助或身体接触的帮助等。

2. 脑瘫儿童生活质量问卷中文版（cerebral palsy quality of life questionnaire for children，CPQOL）
CPQOL 具有良好的心理测量学特性，涉及生物、心理、社会各种因素，被认为是目前评定脑瘫儿童生活质量最理想的工具。CPQOL 包括家长问卷和自评问卷 2 个版本。家长问卷适用于 4 ~ 12 岁的脑瘫儿童，通过询问家长了解儿童有关家庭、朋友、健康、在学校状况等方面的感受进行评分；自评问卷适用于 9 ~ 12 岁的脑瘫儿童，不包括家长问卷中的获得服务以及家庭健康部分的项目。

3. 儿童生活质量量表脑瘫模块（cerebral palsy module of the pediatric quality of life inventory，PedsQL™–CP） 儿童生活质量量表主要用于测定 2 ~ 18 岁健康或患有某些急慢性疾病的儿童或青少年的生活质量。PedsQL™–CP 量表通常包含多个维度，如生理功能、情感功能、社交功能、学校功能等，量表采用等级评分或连续评分的方式，对每个条目进行评分，最终计算出总分或各维度的得分，以反映脑瘫儿童的生活质量水平。

四、作业治疗

（一）以任务为导向的手功能训练

目标导向性训练（goal directed training，GDT）的作业治疗方法可以提高脑瘫儿童主动运动表现，引导其产生主动运动，帮助其获得解决目标任务的能力。以下是一些具体的训练方法。

1. 手功能操　包括抬手腕、收分手指、大拇指分合、转手腕等动作，旨在增强手指和手腕的灵活性和协调性。

2.玩具 使用大小适中、轻重适中的玩具，鼓励患者主动抓握和放松。

3.游戏 通过拍手、翻书、翻卡片等游戏，帮助患者改善手掌翻转能力。

4.日常生活中的锻炼 利用日常生活中的物体，如积木、纸张、剪刀等，引导患者亲自去摸、捏、抓，增强手的灵活性和实用性。

5.手指动作训练 捏大头钉、彩色小塑料块进行指尖捏物训练。通过捏黄豆、葡萄干、黏土作业等进行指腹捏物训练。

6.双手协调性训练 通过搭积木、大块塑料拼插、拼图等进行双手粗大协调性训练。通过拧塑料螺丝、拆装变形金刚等进行双手精细协调训练。

7.拿起并放下东西训练 通过投掷沙包、套圈游戏等进行此项训练。

（二）脑瘫的感知觉训练

感知觉训练方法是脑瘫康复训练中至关重要的一环，旨在通过刺激患者的各种感官，提高其对环境的感知能力和反应速度。以下是一些具体的感知觉训练方法。

1.视觉训练 使用玩具或其他视觉刺激物诱导患儿用眼追踪，如移动的光源、彩色球等；通过配对、分类、挑选、说出名称等活动，帮助患儿识别和理解颜色。

2.听觉训练 播放各种声音，让患儿寻找声源，提高其定位声音的能力；使用简单明了的指令，如"拍手""点头"等，让患儿根据指令做出相应动作；运用旋律音调治疗（melodic intonation therapy，MIT）和治疗性歌唱的音乐治疗方法，可提高脑瘫儿童语音清晰度，对患儿情感发展也有良好的促进作用。

3.触觉训练 准备不同质地的物品，如柔软的毛巾、较硬的木块等，让患儿触摸并辨别其质地；通过比较不同物品的轻重、大小、冷热等特性，帮助患儿建立触觉感知。

4.本体感觉训练 通过肌肉按摩、挤压等活动，让患儿感知肌肉的活动和变化；进行一些平衡练习，如单脚站立、走平衡木等，以提高患儿的平衡能力和本体觉感知。

5.前庭觉训练 用旋转椅、荡秋千等活动刺激前庭感受器，结合日常头部运动等，提高平衡和协调能力。

（三）日常生活活动能力训练

脑瘫患儿的日常生活活动能力训练是康复治疗的关键环节，旨在提升其自理能力，促进社会融入，减轻家庭与社会负担，需依患儿个体状况与功能障碍特点，实施系统、科学、个性化训练，以下是具体的训练方法。

1.进食训练

（1）采取坐位，头端正，躯干伸直、略向前倾，髋、膝、踝关节均保持屈曲90°，保持坐位稳定；初始宜选柔软、易咀嚼吞咽的糊状或半流质食物，如米糊、南瓜泥等，随能力提升逐渐过渡至软食、固体食物乃至正常饭食。

（2）进食时，治疗师或家长面对患儿而坐，以勺轻压患儿舌头，引导其正确咀嚼吞咽，避免头部后仰，同时在餐盘下垫湿毛巾防滑。针对吞咽困难或流涎患儿，可适时轻叩其上唇、牵伸嘴角肌肉、辅助闭唇及控制下颌运动，强化口腔肌肉控制能力，增进进食效率与安全性。

2.穿衣训练

（1）选用颜色单一、款式简洁且标识明晰的训练服，如在衣服领口、袖口、裤腰等关键部位缝制或粘贴易于识别的标签、图案，帮助患儿清晰辨别衣物前后、上下及正反，降低认知难度。

（2）模仿穿衣阶段，利用布带等道具模拟穿衣动作。正式穿衣练习依患儿能力与体位稳定性逐步进阶，从卧位（俯卧位为佳，可缓解痉挛）起步，过渡至靠坐位、独立坐位，最终达成立位穿衣。

3. 如厕训练

（1）选择后面有靠背、前面有扶手，患儿坐上去双足可平放到地面上的坐便器为宜。

（2）训练患儿手抓握能力，髋、膝、踝关节的协调能力，从站到蹲的重心转移能力等。

（3）如厕过程中体位的训练。

4. 沐浴训练

（1）痉挛型脑瘫患儿可在俯卧位下辅助沐浴，手足徐动型可选坐位，配合使用躯干固定带。

（2）平衡能力和手功能尚可的患儿可进行独立沐浴，在浴盆周围安装扶手及防滑垫。

（四）感觉统合训练

感觉统合训练是一种有效的脑瘫治疗方法，旨在通过丰富的感觉刺激活动，如触觉、听觉、视觉等，提高大脑的信息处理能力。如跳跳床、平衡木、荡秋千、钻滚筒等。临床上可根据患儿兴趣爱好、年龄特点进行选择。

考点与重点 脑瘫的定义、评定及治疗

医者仁心

无畏困难——用知识抗争命运的脑瘫博士

1992 年，谢炎廷出生于甘肃兰州。11 个月时的一场高烧，被诊断为脑瘫，终身伴随运动障碍，但他的父母没有放弃，全身心照顾和教育谢炎廷。谢炎廷行动迟缓，但智力正常。他学得慢但很扎实，别的孩子做一张卷子只需一两个小时，他要花上半天甚至一天。2008 年父亲因病去世，谢炎廷明白自己是家里唯一的希望，更加刻苦学习，用两根手指在键盘上敲字学习，自学完了高中课程。2011 年，18 岁的谢炎廷参加高考，因身体原因只能做选择题，最终考了 262 分。按规则无法进本科，母亲找到兰州大学，希望校方能给孩子一个机会。兰州大学被谢炎廷的事迹深深打动破格，录取他为旁听生。进入大学后，谢炎廷依然刻苦学习，在导师的指导下做学术研究。他发表了一篇又一篇论文，甚至登上了国际 SCI 期刊。2019 年，他攻读了兰州大学的数学博士。2021 年，兰州大学 110 周年校庆，谢炎廷被授予"荣誉研究生"称号。

？ 思 考 题

1. 简述儿童脑性瘫痪的主要病因及其影响。

2. 举例说明在脑瘫儿童日常生活活动训练中具体可以采取哪些训练方法。

3. 在制定脑瘫儿童的作业治疗计划时，如何综合运用不同的评估工具和方法？

第四节   关节炎患者的作业治疗

案例

患者，女，45 岁，职业教师。近 3 个月来，患者常感觉双手手指关节疼痛、肿胀，晨起时手指僵硬明显，需活动 1～2 小时后才能逐渐缓解。起初认为是工作劳累所致，并未在意。但症状逐渐加重，严重影响了日常生活和教学工作，遂前往医院就诊。完善相关检查后被确诊为类风湿关节炎。

问题：1.如果你是一名作业治疗师，可从哪些方面对患者进行评定。

　　　2.结合患者的病情，从作业治疗的角度为其制定康复训练计划。

一、病因与分类

关节炎（arthritis）泛指发生在人体关节及其周围组织，由炎症、感染、退化、创伤或其他因素引起的炎性疾病。涉及关节的滑膜、软骨、韧带、肌肉等多种组织，可导致关节疼痛、肿胀、僵硬、活动受限等症状，严重影响患者的生活质量。关节炎并非单一疾病，而是多种病因引起的关节疾病的统称，根据病因和发病机制的不同，可分为多种类型，如类风湿关节炎、强直性脊柱炎、骨关节炎等，不同类型在临床表现、病理进程和治疗方法上存在差异。

（一）常见病因及发病机制

关节炎的病因复杂，主要与感染、外伤、退行性变、自身免疫反应、内分泌失调、代谢紊乱等有关，并且受遗传、职业、地理、年龄、体质、营养、精神以及社会因素等影响。关节炎的发病机制涉及多个方面，包括关节滑膜的炎症、软骨的破坏、骨赘的形成以及关节周围组织的纤维化等。这些病理变化共同导致关节功能丧失和疼痛。

1.退行性病变　随着年龄的增长，关节软骨逐渐磨损、变薄，关节间隙变窄，关节面不平整，导致关节活动时摩擦增加，产生疼痛。其中退行性变是骨关节炎的主要原因。

2.自身免疫性疾病　如类风湿关节炎，是由于机体免疫系统错误地将自身关节组织视为外来异物而进行攻击，导致关节滑膜炎症、关节软骨及骨破坏。

3.感染　细菌、病毒等微生物感染关节，引起感染性关节炎，如化脓性关节炎等。

4.代谢性疾病　如痛风性关节炎，是由于体内尿酸代谢异常，导致尿酸盐结晶沉积在关节内，引发炎症反应。

5.创伤　关节受到外力损伤，如骨折、关节脱位等，可导致创伤性关节炎。

6.遗传因素　部分关节炎，如强直性脊柱炎，具有一定的遗传倾向。

7.其他因素　如嘌呤代谢紊乱引起痛风性关节炎，服利尿药或使用促尿酸排泄药，可诱发急性痛风；其他部位癌病引起癌病关节炎；接触松毛虫引起过敏性关节炎等。

（二）临床常见的关节炎

1.类风湿关节炎　类风湿关节炎（rheumatoid arthritis，RA）是一种慢性全身性自身免疫病，主要侵袭关节滑膜，致残率较高。发病年龄多在 30 ～ 50 岁，女性患者居多。遗传因素中 HLA-DR4 基因与类风湿关节炎发病的相关性最强。病理表现为滑膜炎，早期滑膜细胞增生、炎症细胞浸润，释放 TNF-α、IL-1 等致炎因子，破坏关节结构。临床症状以对称性多关节疼痛、肿胀起病，常见于双手近端指间关节等部位，晨僵持续超 1h。晚期可出现手指尺侧偏斜等畸形，还可能伴有低热、乏力等全身症状及皮下结节。实验室检查中，70% ～ 80% 患者类风湿因子（RF）阳性；影像学检查早期 X 线可无异常，后期出现关节间隙变窄等，MRI 和超声对早期病变更敏感。治疗目标是缓解症状、控制病情、防止畸形。早期规范治疗可改善预后，否则易致关节畸形和功能障碍，严重影响生活质量。

2.强直性脊柱炎　强直性脊柱炎（ankylosing spondylitis，AS）是一种主要侵犯骶髂关节和脊柱的慢性炎症性疾病，多见于青年男性。多数患者起病隐匿，早期腰部或臀部疼痛为主要表现，疼痛性质多为钝痛，可在夜间或久坐、久站后加重，活动后症状反而减轻。部分患者伴有晨僵现象，晨僵时间可持续数小时，严重影响早晨起床后的活动。此外，少数患者可能出现外周关节疼痛，如膝关节、踝关节等，易被误诊为其他关节疾病。

病理上，炎症起始于骶髂关节，逐渐向上蔓延至脊柱，导致关节周围组织纤维化、骨化，最终使脊柱关节融合，活动度严重受限。脊柱逐渐强直，腰椎前凸消失，患者出现挺胸、驼背等异常姿势，胸廓活动度减小，影响心肺功能。

严重时，整个脊柱如同"竹节"样改变，患者身体活动极为不便，日常活动如弯腰、转头、翻身等都十分困难，极大降低了生活质量。治疗方面，目标是控制炎症、缓解疼痛、维持关节活动度和改善脊柱功能。同时，配合康复训练至关重要，如进行脊柱伸展、胸廓扩张等运动，鼓励患者保持正确姿势，睡硬板床、避免长时间弯腰等不良姿势。早期诊断和积极治疗有助于延缓病情进展，减少脊柱畸形等严重并发症的发生，提高患者生活质量和工作能力，使患者能够更好地回归社会。

3. 骨关节炎　骨关节炎（osteoarthritis，OA）是一种常见的退行性关节疾病，与年龄增长密切相关，中老年人发病率较高。其病因主要是关节软骨长期磨损、变薄，软骨下骨发生硬化、囊性变等改变。肥胖是重要的危险因素之一，过重的体重会增加关节负担，加速关节退变进程。长期从事重体力劳动或频繁进行高强度运动的人群，膝关节、髋关节等部位更易患病。临床表现上，患者常感到关节疼痛，初期为间歇性隐痛，活动时加重，休息后缓解。随着病情发展，疼痛变为持续性，且在夜间或长时间静止后突然活动时尤为明显。关节可有不同程度的肿胀、压痛，活动时还会出现弹响和摩擦感。

关节功能逐渐减退，膝关节骨关节炎患者行走、上下楼梯困难，甚至站立时间稍长也会疼痛难忍；髋关节骨关节炎患者会出现跛行，影响正常的肢体活动。诊断主要依据患者的症状、体征以及影像学检查。X线检查可发现关节间隙狭窄、软骨下骨硬化、骨赘形成等典型特征。在治疗方面，非药物治疗措施中关键是减轻体重，可有效降低关节负荷。

治疗包括使用非甾体抗炎药缓解疼痛、关节腔注射透明质酸钠润滑关节等。同时，适度的运动锻炼有助于增强关节周围肌肉力量，改善关节稳定性，如游泳、骑自行车等低冲击力运动。物理治疗如热敷、按摩等也可缓解症状。对于晚期严重病例，可能需要进行关节置换手术以恢复关节功能，提高患者生活质量。

链接

关节炎的研究进展

近年来关节炎的研究取得了显著进展，特别是在膝骨关节炎的治疗方面，新型细胞疗法如间质干细胞关节内注射已显示出良好效果，临床试验表明其可显著改善患者疼痛和功能，效果长达 12 个月，并可能阻止疾病进展。此外，体外冲击波疗法作为一种无创、精准定位的物理治疗方法，在缓解关节疼痛、延缓关节炎症进程方面表现出良好的潜力。这些新疗法为关节炎患者提供了新的治疗选择，有望改善其生活质量，并为未来的关节炎治疗研究开辟了新的方向。

二、功能障碍

（一）疼痛

关节炎疼痛是一种复杂且具有显著不良影响的症状，给患者的生活带来了沉重的负担。关节炎疼痛不仅局限于身体层面，还会对患者的心理产生深远影响。长期忍受疼痛的折磨会使患者产生焦虑、抑郁等不良情绪，降低他们的生活质量和社会参与度。患者可能会因为害怕疼痛而减少活动，逐渐陷入一种自我封闭的状态，进一步影响身体的康复和功能恢复。同时，疼痛也会干扰患者的睡眠质量，导致睡眠不足或睡眠中断，进而影响身体的免疫力和整体健康状况，形成恶性循环，使患者在疾病的困扰中越陷越深。

类风湿关节炎引发的疼痛通常呈现出对称性分布的特点，多累及双手近端指间关节、掌指关节以及腕关节等部位。患者常感到关节处如被针刺般刺痛，或钝痛，这种疼痛在疾病活动期会持续存在，早晨起床时尤为剧烈，即"晨僵"现象。随着病情发展，关节疼痛程度不断加剧，甚至在轻微触碰或不经意移动时，都会引发难以忍受的剧痛。患者在试图握拳或伸展手指时，可能会因疼痛而被迫中断动作，严重影响手部的精细功能，像书写、扣纽扣、使用餐具等日常活动都变得异常艰难。

强直性脊柱炎的疼痛主要集中在骶髂关节和脊柱区域。早期，患者会感到下腰部或臀部深处隐痛，夜间休息时也常被疼痛困扰，难以获得安稳的睡眠。随着疾病进展，疼痛逐渐向上蔓延至整个脊柱，导致脊柱活动受限，患者在弯腰、转身、抬头等动作时会遭受剧烈疼痛，身体活动范围被极大压缩。严重者，脊柱的疼痛呈持续性折磨，使其日常行走、站立都异常艰难，身体姿势也会因疼痛而逐渐发生改变，出现驼背、脊柱侧弯等畸形，进一步加重了身体的负担和疼痛感受。

骨关节炎的疼痛与关节使用密切相关，常见于膝关节、髋关节等负重关节。患者在行走、上下楼梯、长时间站立或进行其他负重活动时，关节会承受较大的压力，从而引发疼痛。这种疼痛起初可能是一种轻微的酸胀感，但随着关节软骨的磨损和骨质增生的加重，疼痛会逐渐加剧，转变为一种尖锐的疼痛，仿佛关节内有异物在摩擦。膝关节骨关节炎患者在行走时，患者自述会出现"钻心"样的疼痛，不得不频繁停下来休息。在天气变化，尤其是寒冷、潮湿的环境下，骨关节炎患者的疼痛更加明显。

（二）关节活动障碍

1. 关节肿胀　多因关节腔内积液、关节周围软组织炎症及骨质增生引起的骨性肥大。类风湿关节炎患者关节肿胀常见于腕、掌指、膝关节等部位，呈对称性分布。晨僵与肿胀常伴随出现；触诊时，肿胀的关节可能呈现"面团"感，尤其在滑膜增厚的关节部位。强直性脊柱炎肿胀多发生于下肢，且呈现非对称性分布。骨关节炎关节肿胀通常发生在承重关节，如膝关节、髋关节和脊柱关节的远端指间关节，这些关节由于长期承受身体重量和频繁活动，更容易受到磨损和炎症的影响，如关节囊、滑膜或软骨下骨，也可能扩散到整个关节区域，肿胀的关节在触诊时可能呈现肥厚、增生的感觉。关节周围的软组织可能变得紧绷和压痛。

2. 关节主被动活动均受限　类风湿关节炎导致的关节活动受限通常是渐进性的，在疾病早期，患者可能只感到轻微的关节僵硬和不适，但随着病情加重，关节的活动受限变得越来越明显，甚至可能导致关节畸形。强直性脊柱炎在疾病早期，患者可能仅感到轻微的关节僵硬和不适，活动范围略有减小，这种受限可能仅在早晨起床或久坐后起立时更为明显，活动后可逐渐缓解，随着病情进展，关节受限的程度会逐渐加重，患者感到关节僵硬感持续时间延长，活动范围进一步减小。严重的情况下，患者可能无法进行正常日常活动，如弯腰、转身、抬头等。骨关节炎关节活动受限通常也是渐进性的，在疾病早期，患者可能仅感到关节轻微疼痛或僵硬，活动范围略有减小；随着病情进展，关节软骨逐渐磨损，关节边缘出现骨赘，关节间隙变窄，导致关节活动范围进一步受限。这种受限可能逐渐加重，直至严重影响患者的正常生活。

3. 关节不稳　关节周围肌肉乏力，关节囊松弛，关节软骨损伤、退变，骨端变形会导致关节不稳。如强直性脊柱炎患者的脊柱关节在长期炎症刺激下，会发生纤维化和骨化，最终导致关节融合。这种融合不仅丧失了关节的正常运动范围，还导致脊柱的稳定性下降。脊柱的不稳可能会引发持续性背痛、姿势异常等问题，进一步影响患者的生活质量。

4. 关节畸形　膝骨性关节炎可出现膝内翻畸形；手指远端指间关节侧方增粗，形成赫伯登结节（Heberdennod）。类风湿关节炎常出现掌指关节屈曲及尺偏畸形、鹅颈畸形、纽扣花畸形、蛇形手、拇指Z形畸形等；如发生在足趾，则呈现爪状趾畸形外观。强直性脊柱炎常发生于脊柱畸形、外周关节畸形、骶髂关节畸形等。

5. 关节僵硬　关节炎病久，关节周围肌肉、关节囊挛缩，关节内粘连常引起关节僵硬。类风湿关节炎所致的僵硬，晨僵现象最为突出，僵硬程度与病情活动度密切相关，病情越严重，晨僵时间越长、程度越重。患者在清晨醒来后，会感觉受累关节像被"锁住"一样，活动困难，且这种僵硬感往往持续时间较长，通常在1小时以上，部分严重患者甚至可持续数小时；强直性脊柱炎的僵硬主要集中在脊柱和骶髂关节，僵硬感可能出现在多个关节，包括脊柱、骶髂关节以及外周关节如髋关节、膝关节等；骨关节炎可见短时间的晨僵。

6. 关节外病变　类风湿关节炎常伴有皮下结节、肺间质病变、肺结节、胸膜炎、心包炎、全身类风湿血管炎、贫血等。强直性脊柱炎可出现虹膜炎、肾脏损害、心脏损害，肺部有纤维浸润病变及肺功能障碍等。

（三）肌力和耐力下降

关节炎患者为避免疼痛往往会减少关节活动，长期关节活动减少会导致肌肉得不到足够的运动刺激和收缩锻炼，进而出现失用性萎缩，使关节周围肌肉对关节的支持和保护作用减弱。另外，关节炎引发的炎症反应可能会干扰肌肉的正常代谢和营养供应，进一步促进肌肉萎缩和肌力下降。关节炎患者在进行日常活动时，由于关节疼痛和肌肉力量下降，往往容易感到疲劳，这种疲劳感可能出现在活动初期，也可能随着活动的持续而逐渐加重。活动耐力的下降，限制了患者的日常生活和工作能力，降低了生活质量，长此以往，肌力和耐力会持续下降，形成恶性循环。

（四）身体姿势和步态异常

类风湿关节炎患者可能因腰部或背部关节疼痛和僵硬，而呈现脊柱前屈或后仰的姿势，由于关节疼痛和僵硬可能导致行走变得缓慢和困难，出现摇晃或不稳定的情况；强直性脊柱炎患者由于脊柱强直，出现挺胸、驼背、骨盆前倾或后倾等异常姿势，影响身体重心分布和平衡能力，导致步态僵硬、不协调，行走时身体摆动减少，步长缩短；骨关节炎患者为减轻患侧关节压力，行走时改变身体重心，出现跛行，长期异常步态增加其他关节和肌肉负担，引发新问题，如腰部疼痛、健侧关节过度磨损等，加重整体功能障碍。

（五）日常生活活动受限

因上述多种功能障碍，关节炎患者在日常生活的多个方面都受到限制。在自理活动方面，穿衣、洗漱、进食、如厕等基本动作可能变得困难；在移动方面，如从椅子上站起、坐下，上下楼梯，室内外行走等都可能需要他人协助或借助辅助器具。病情严重时，患者可能无独立完成这些活动，生活质量严重下降。

（六）心理及社会功能障碍

长期受关节炎困扰，患者易出现焦虑、抑郁、自卑等心理问题。担心疾病进展、疼痛影响生活以及外貌变化（如关节畸形）等，使患者心理负担加重。这些心理问题会进一步影响患者的康复积极性和治疗依从性。同时，由于身体功能受限，患者参与社交活动、工作、学习的能力下降，社交圈子缩小，职业发展受限，影响其社会角色的正常发挥，导致社会隔离感增强，生活满意度降低。

三、作 业 评 估

（一）关节功能评定

1. 关节活动度测量　运用量角器对受累关节进行精准测量。针对类风湿关节炎的手部小关节、腕关节，强直性脊柱炎的脊柱关节，骨关节炎的膝关节、髋关节等，测定其屈伸、旋转、外展内收等活动范围，与正常参考值对比，判断关节功能受限程度。评估关节活动范围时，以关节被动活动度为准（表 10-10）。

表 10-10　主要关节活动度范围

关节	活动范围及正常值
肩	前屈：0°～180°；后伸：0°～45° 外展：0°～180°；内收：0°～45° 内旋：0°～90°；外旋：0°～90°
肘	屈曲：0°～145° 伸展：0°～5°（过伸）
腕	背伸：0°～70°；掌屈：0°～80° 桡偏：0°～25°；尺偏：0°～35°
髋	前屈：0°～125°；后伸：0°～15° 外展：0°～45°；内收：0°～20° 内旋：0°～45°；外旋：0°～45°
膝	屈曲：0°～135° 伸展：0°～5°（过伸）
踝	背伸：0°～20°；跖屈：0°～45° 内翻：0°～30°；外翻：0°～30°
颈部	前屈：0°～45°；后伸：0°～45° 左侧屈：0°～45°；右侧屈：0°～45° 左旋：0°～60°；右旋：0°～60°
躯干	前屈：0°～90°；后伸：0°～30° 左侧屈：0°～45°；右侧屈：0°～45° 左旋：0°～45°；右旋：0°～45°
掌指	屈曲：0°～90°（近指关节） 屈曲：0°～80°（远指关节）
指间	屈曲：0°～100°（近指间关节） 屈曲：0°～90°（远指间关节）

2. 关节稳定性检查　是评估关节炎病情及制定治疗方案的重要环节。如膝关节的抽屉试验、侧方应力试验，评估前后交叉韧带及内外侧副韧带功能，判断膝关节是否存在异常活动。强直性脊柱炎关节稳定性检查方法有多种，从不同角度评估关节状况，例如脊柱活动度检测，包括 Schober 试验、胸廓活动度测量、枕墙距测量；骶髂关节检查如"4"字试验、骨盆挤压、分离试验。其他辅助检查如 X 线，可观察骶髂关节和脊柱关节间隙是否狭窄、骨质有无破坏及增生、脊柱有无竹节样变等，判断关节结构改变对稳定性的影响；CT 对早期骶髂关节病变的显示比 X 线更清晰，能发现微小的骨质侵蚀和关节面改变；MRI 可检测到关节周围软组织炎症、骨髓水肿等早期病变，有助于早期评估关节稳定性受损情况；肌骨超声检查能清晰显示关节滑膜增厚、关节腔积液、肌腱附着点炎症等情况。

（二）疼痛的评定

1. 视觉模拟评分法（VAS）　使用一条 10cm 直线，两端分别代表无痛（0 分）和剧痛（10 分），患者根据自身疼痛感受在直线上标记，直观量化疼痛程度，便于了解疼痛变化。

2. 数字评分法（NRS）　以 0～10 这 11 个数字表示疼痛程度，0 为无痛，10 为剧烈疼痛，患者直接选择数字描述疼痛，简单易行，常用于评估疼痛强度。

3. McGill 疼痛问卷（MPQ）　从感觉、情感、评价等多个维度评估疼痛，McGill 疼痛问卷简表（SF-MPQ），1～11 项对疼痛感觉程度进行评估，12～15 项对疼痛情感状况进行评估。每个描述程度分为 0 ＝无痛，1 ＝轻度，2 ＝中度，3 ＝重度。同时标准 McGill 疼痛问卷里的现在疼痛状况和视觉模拟评分也可用于对总体疼痛状况进行评估，包含疼痛分级指数、视觉模拟评分、现有疼痛强度 3 部分，能全面获取患者疼痛信息，如疼痛性质、发作频率、加重或缓解因素等（表 10-11）。

表 10-11　McGill 疼痛问卷（简表）

McGill 疼痛问卷（MPQ）	无痛	轻度	中度	重度
I. 疼痛评级指数（PRI）				
A. 感觉项				
跳痛（throbbing）	0	1	2	3
刺痛（shooting）	0	1	2	3
刀割痛（stabbing）	0	1	2	3
锐痛（sharp）	0	1	2	3
痉挛痛（cramping）	0	1	2	3
咬痛（gnawing）	0	1	2	3
烧灼痛（hot-burning）	0	1	2	3
酸痛（aching）	0	1	2	3
坠胀痛（heavey）	0	1	2	3
触痛（tender）	0	1	2	3
劈裂痛（splitting）	0	1	2	3
感觉项总分				
B. 情感项				
疲惫耗竭感（tiring-exhausting）	0	1	2	3
病恹样（sickening）	0	1	2	3
恐惧感（fearful）	0	1	2	3
受惩罚感（punishing-cruel）	0	1	2	3
情感项总分				
以上两项相加（S+A）=疼痛总分（T）				
II. 视觉疼痛评分（VAS）	0 分（无痛）----------------------10（可能想象的最痛）			
III. 现在疼痛状况（PPI）				
0	无痛（no pain）			
1	轻痛（mild）			
2	难受（discomforting）			
3	痛苦烦躁（distressing）			
4	可怕（horrible）			
5	极度疼痛（excruciating）			

（三）肌力的评定

1. 徒手肌力评定（MMT）　根据肌肉收缩产生的力量及所能抵抗的阻力，将肌力分为 0～5 级。0 级为肌肉无收缩；1 级为肌肉有轻微收缩但无关节活动；2 级为在去除重力作用下，关节能做全范围运动；3 级为能抗重力做全范围关节运动；4 级为能抗部分阻力做关节运动；5 级为正常肌力，能抗充分阻力做关节运动。检查时需规范操作，根据关节运动方向和肌肉解剖功能进行测试。类风湿关节炎手指畸形时，一般握力计难以检查，可采用水银液压计预先充气，将血压计袖带褶充气，使汞柱保持在 4kPa 刻度处，再让患者用力握袖带，汞柱增加的数值即为需测定的肌力数值。握测 2 ～ 3 次，取平均值。在对强直性脊柱炎患者进行检查时，医师需根据不同关节所对应的主要肌肉进行测试。例如检查髋关节的肌力，患者取仰卧位，检查者固定其骨盆，让患者做髋关节屈曲动作，感受并判断患者能对抗的阻力大小；检查膝关节伸直动作时，患者同样取仰卧位，检查者一手固定大腿，一手握住小腿远端，让患者做伸膝动作，依据其力量和抵抗阻力的情况进行肌力分级。病情处于不同阶段的强直性脊柱炎患者，肌力评定结果会有所差异。在疾病活动期，患者关节疼痛、僵硬症状明显，肌肉可能因疼痛而出现保护性抑制，导致肌力测试结果偏低。因此，在评定时需充分考虑患者的病情活动度，尽量选择在病情相对稳定时进行测试，以获取较为准确的结果。

2. 等速肌力测试　利用等速运动设备，在预设的恒定角速度下，测定肌肉在不同收缩速度和不同关节角度时的肌力和肌肉耐力。该方法能精确量化肌肉功能，提供更详细的肌肉力学信息，如肌肉的峰力矩、爆发力、耐力比等参数。

（四）步态分析

1. 观察法　直接观察患者行走时的姿势、步幅、步频、足跟着地方式、膝关节屈伸角度等，初步评估患者的步态异常情况。骨关节炎患者可能出现步幅减小、行走速度减慢、膝关节屈曲受限导致的拖步等现象；类风湿关节炎患者手部关节畸形可能影响摆臂动作，进而改变身体的平衡和步态节奏。观察时需在平坦、宽敞的场地进行，患者自然行走，必要时可从不同方向进行观察，以全面了解步态特征。

观察中需注意，当一侧下肢负重关节有疼痛时，为尽量减少患肢负重，避免疼痛而表现出的减痛步态。其特点是患肢站立相缩短，步幅变短。依受累关节不同，表现会有差异，髋关节疼痛者，患肢负重时同侧肩下降，躯干稍倾斜，患侧下肢外旋、屈曲位，足跟尽量不着地；膝关节疼痛者，患肢负重时，患膝稍屈曲，以足趾着地。因负重关节炎症导致单侧或双侧下肢不能负重者，步行时需用拐杖辅助，呈持拐步态，可分为两点步、三点步、四点步、迈至步和迈过步等。

2. 三维步态分析系统　利用红外摄像机、测力板等设备，采集患者行走过程中的运动学和动力学数据，如关节角度变化、足底压力分布、肌肉力量等，并通过计算机软件进行分析和处理，生成详细的步态报告。这种方法能精确检测细微的步态异常，为制定个性化的康复治疗方案提供科学依据，但成本较高，对环境和设备要求严格。

（五）日常生活活动能力评定

1. 巴塞尔指数（Barthel）、FIM 功能独立性量表　Barthel 指数评定能清晰判断患者日常生活活动的依赖程度。FIM 的评定结果能全面反映骨关节炎患者的整体功能状态。与 Barthel 指数相比，FIM 量表不仅关注身体功能，还涉及认知和社会功能。

2. 针对骨关节炎躯体功能活动的评定量表　主要有西安大略和麦克马斯特大学骨关节炎指数（WOMAC），WOMAC 包含疼痛、僵硬和躯体功能 3 个维度。在疼痛维度，评估患者在静息、运动（如行走、上下楼梯）、负重等不同状态下的疼痛程度；僵硬维度则关注患者晨起或长时间休息后关节僵硬的持续时间和严重程度；躯体功能维度涵盖从基本的穿衣、起身、行走、上下楼梯，到复杂的跑步、弯腰拾物等一系列日常活动的受限情况。骨关节炎患者也可采用 Stewart 设计的量表判定躯体活动能力，该量表围绕患者在各类活动中的实际表现展开评估，从多个维度反映患者在日常活动中的受限程度，可为康复方案的制定与治疗提供重要依据。健康评估问卷 – 残疾指数（HAQ–DI）在多种风湿性疾病评估中被广泛应用。其优势在于简洁实用，能快速了解患者的生活自理能力和功能残疾程度等（表10–12）。

表 10-12 西安大略和麦克马斯特大学骨关节炎指数（WOMAC）

维度	问题描述	评分标准
疼痛（5 个问题）	在平地行走时的疼痛程度 上下楼梯时的疼痛程度 夜间休息时的疼痛程度 坐着或躺着时的疼痛程度 站立时的疼痛程度	0：无 1：轻微 2：中等 3：严重 4：极度严重
僵硬（2 个问题）	晨起时关节僵硬的程度 白天关节不活动一段时间（如久坐后）僵硬的程度	0：无 1：轻微 2：中等 3：严重 4：极度严重
躯体功能（17 个问题）	从坐位站起的困难程度	0：无困难 1：稍有困难 2：有困难（需要用手支撑帮助） 3：很困难（需要多次尝试才能站起） 4：极困难或无法站起
	站立时的困难程度	0：无困难 1：稍有困难（可站立 10min 以上） 2：有困难（只能站立 5～10min） 3：很困难（只能站立不足 5min） 4：极困难或无法站立
	行走在平地上的困难程度	0：无困难 1：稍有困难（可步行 1km 以上） 2：有困难（可步行 500～1000m） 3：很困难（只能步行不足 500m） 4：极困难或无法步行
	上下楼梯的困难程度	0：无困难 1：稍有困难（正常上下楼梯） 2：有困难（需扶手或缓慢上下） 3：很困难（一次只能上或下一级台阶） 4：极困难或无法上下楼梯
	弯腰拾物的困难程度	0：无困难 1：稍有困难 2：有困难（弯腰幅度更大或分多次完成） 3：很困难（借助工具或他人帮助） 4：极困难或无法拾物
	进出小轿车的困难程度	0：无困难 1：稍有困难 2：有困难（需要额外的努力或帮助） 3：很困难（无法独自进出） 4：极困难或无法进出
	上公共汽车的困难程度	0：无困难 1：稍有困难 2：有困难（需要他人协助或花费较长时间） 3：很困难（无法独自上车） 4：极困难或无法上车

续表

维度	问题描述	评分标准
躯体功能（17个问题）	从浴缸中进出的困难程度	0：无困难 1：稍有困难 2：有困难（需要扶手或他人帮助） 3：很困难（无法独自进出） 4：极困难或无法进出
	坐的困难程度（坐10分钟以上）	0：无困难 1：稍有困难（可坐10分钟以上但有不适） 2：有困难（只能坐5～10分钟） 3：很困难（只能坐不足5分钟） 4：极困难或无法长时间坐
	从床上起来的困难程度	0：无困难 1：稍有困难 2：有困难（需要用手支撑或分多次完成） 3：很困难（需要他人帮助） 4：极困难或无法起床
	脱袜子的困难程度 穿袜子的困难程度	0：无困难 1：稍有困难 2：有困难（需要更多时间或借助工具） 3：很困难（无法独自完成） 4：极困难或无法脱袜
	起床的困难程度	0：无困难 1：稍有困难 2：有困难（需要用手支撑或分多次完成） 3：很困难（需要他人帮助） 4：极困难或无法起床
	站立10min的困难程度	0：无困难 1：稍有困难（可站立10分钟以上） 2：有困难（只能站立5～10分钟） 3：很困难（只能站立不足5分钟） 4：极困难或无法站立10分钟
	步行500m的困难程度	0：无困难 1：稍有困难（步行500m以上） 2：有困难（步行250～500m） 3：很困难（只能步行不足250m） 4：极困难或无法步行500m
	进行重体力活动（如搬重物、园艺劳动）的困难程度 进行轻体力活动（如购物、家务）的困难程度	0：无困难 1：稍有困难 2：有困难（需要花费更多时间或精力） 3：很困难（只能完成少量或简单任务） 4：极困难或无法进行

（六）生存质量评定

关节炎患者的生存质量评定对于全面了解病情，评估及制定个性化的康复方案至关重要。评定工具涵盖多个维度，从不同角度反映患者的生活状态。常用的量表包括世界卫生组织生存质量测定量表（WHOQOL-100）、健康调查简表（SF-36）、关节炎影响测量量表（AIMS）。

四、作业治疗

作业治疗是关节炎综合治疗的重要组成部分，旨在通过有目的、有针对性的活动，帮助患者恢复身体功能、提高生活自理能力和改善生活质量。

（一）治疗目标

1. 缓解症状与改善功能　首要目标是减轻关节疼痛、肿胀和僵硬等症状。同时，增加关节活动度、增强肌肉力量和耐力，改善关节稳定性，以提升患者的身体功能。

2. 提高生活自理与社会参与度　帮助患者恢复日常生活活动能力，如穿衣、洗漱、进食、如厕等，使患者能够独立生活。此外，重提升患者的社会参与度，让患者能够重返工作岗位、参与社交活动等，恢复其在家庭和社会中的角色功能，增强自信心和自我认同感。

（二）治疗原则

1. 个性化原则　充分考虑患者的关节炎类型、病情严重程度、关节受累部位、年龄、职业、兴趣爱好和生活习惯等因素，制定个性化的治疗方案。

2. 渐进训练原则　治疗过程遵循从简单到复杂、从低强度到高强度的顺序。先进行关节活动度训练和简单的肌肉力量训练，逐渐增加训练难度和负荷。

3. 综合康复原则　结合多种治疗方法，如物理治疗、运动治疗、作业治疗、心理治疗和药物治疗等。

（三）治疗方法

1. 日常生活活动训练

（1）穿衣训练：根据关节炎患者受累关节的部位和程度，制定个性化的穿衣训练方案。对于手部关节受累的患者，由于手部握力下降和关节灵活性受限，穿衣时解扣、系扣、拉拉链等动作会变得困难。训练初期，可选用宽松、开襟、带有大扣子或魔术贴的衣物，便于患者操作。同时，配合手部关节的功能锻炼，如抓握、伸展练习，增强手部力量和灵活性。

（2）洗漱训练：刷牙、洗脸、洗手等洗漱活动对于关节炎患者也具有一定挑战性。若手部关节疼痛、僵硬，难以握住牙刷和毛巾，可选择加粗手柄、带有防滑设计的牙刷和毛巾，方便患者抓握。训练时，治疗师指导患者采用正确的握姿，如将牙刷柄用弹性绷带缠绕加粗，让患者用手掌和手指一起握住牙刷，进行简单的刷牙动作练习。洗脸时，可将毛巾折叠成合适的大小，便于患者抓握擦拭脸部。对于肘关节、肩关节受累的患者，洗漱时手臂抬起困难，可调整洗漱台的高度，或使用辅助工具，如长柄海绵。

（3）进食训练：手部关节病变会影响患者使用餐具的能力，导致进食困难。对于握力较弱的患者，可使用带有大把手、易于抓握的勺子和叉子；对于手指关节活动受限的患者，可选择特殊设计的餐具，如将勺子和叉子的手柄弯曲成适合患者抓握的形状。训练过程中，先从简单的进食动作开始，如用勺子舀起食物，逐渐过渡到用筷子夹取食物。

（4）如厕训练：膝关节、髋关节和脊柱的关节炎会使患者在如厕过程中蹲下、站起和转身等动作变得困难。对于这类患者，首先要确保卫生间的环境安全，如安装扶手、防滑垫等。训练时，指导患者使用坐便器辅助装置，如增高坐便器坐垫、带扶手的坐便器，降低蹲下和站起时关节的负担。患者使用坐便器时，可借助扶手保持身体的平衡，同时起到支撑作用。同时，进行下肢肌肉力量训练，如股四头肌的收缩练习、抬腿练习等，增强下肢力量，提高患者在如厕过程中的自理能力和安全性。

（5）家务劳动训练：对于手部关节受累的患者，传统扫帚可能难以握持，可选择加粗手柄，减轻手部压力；如需进行拖地训练时，可选用轻便的平板拖把，搭配长柄，减少弯腰幅度；洗菜时，若患者手部关节疼痛，可将洗菜盆放置在合适高度的平台上，避免弯腰。总之，在选择家务劳动训练时需结合患者的具体情况开展。

2. 休闲娱乐活动训练

（1）运动类休闲活动：根据患者的兴趣和身体状况，选择适合的运动类休闲活动进行训练，如散步、骑自行车、游泳、传统功法等。

（2）文化艺术类休闲活动：对于喜欢文化艺术类休闲活动的关节炎患者，可进行如画画、书法、音乐演奏等训练，重点在于提高手部和上肢的功能。

（3）社交类休闲活动训练：关节炎患者由于身体功能受限，可能会减少社交活动，导致心理压力增加。因此，进行社交类休闲活动训练对于患者的身心健康非常重要。组织患者参加小组活动，如手工制作小组、阅读俱乐部、志愿者服务等，让患者在活动中与他人交流和互动。

3. 职业技能活动训练

（1）体力劳动类职业技能训练：在职业技能训练中，首先评估患者的身体功能和耐受能力，根据评估结果制定个性化的训练计划。进行力量训练，如使用哑铃、弹力带等器材进行上肢和下肢的力量练习，增强肌肉力量，提高关节的稳定性。同时，进行关节活动度训练，如腰部的扭转、屈伸练习，肩部的旋转、外展练习等，扩大关节的活动范围。

（2）办公室文职类职业技能训练：如打字练习、使用笔进行书写练习等，提高手部的灵活性和准确性。根据患者的工作内容，模拟办公室场景进行训练，如处理文件、接听电话等，提高患者的工作效率和适应能力。

（3）手工艺制作类职业技能训练：对于从事手工艺制作的患者，如珠宝制作、刺绣、陶艺等，手部精细动作至关重要。以珠宝制作中的镶嵌工艺为例，使用镊子、钳子等工具进行微小物品的操作训练，从夹取较大的珠子开始，逐渐过渡到夹取细小的宝石，练习手部的稳定性和精度。

4. 辅助器具使用

（1）助行器具：包括各种拐杖（腋杖、肘杖等）、轮式助行器及各类轮椅。

（2）关节矫形器：包括依托性手夹板、鹅颈矫形器、纽扣矫形器、矫正鞋、踝足矫形器、Swedish膝架、颈托、胸腰椎支具和腰骶椎支具等。

（3）生活类辅具：包括穿衣辅助器具（如穿衣钩、鞋拔等）、进食辅助器具（如加粗手柄餐具、带腕托餐具和特殊设计的勺子、叉子）、洗漱辅助器具（如长柄牙刷、带吸盘的肥皂盒、防滑垫和增高坐便器等）。

5. 环境改造 关节炎患者常因关节疼痛、活动受限，在日常环境中面临不便。必要时应对其生活和工作环境进行合理改造，增强安全性与舒适性，减轻患者痛苦，提高生活质量与自理能力。如对卧室进行改造时可配备高度适宜、软硬合适的床，以保证脊柱的生理曲度；对卫生间进行改造时，淋浴区可设置座椅，使患者能坐着淋浴，避免长时间站立导致关节疲劳；厨房台面高度可根据患者身高和使用习惯进行调整，一般以手肘自然下垂时，操作台面高度略低于手肘为宜，减少弯腰和抬臂动作。水槽可选台下盆，方便清理，水龙头更换为感应式或杠杆式，便于手部抓握操作。同时公共设施的设计也应当符合无障碍性、安全性等原则，便于包括关节炎患者的出行。

考点与重点 关节炎的评定及治疗

医者仁心

医心为民——致力于骨关节炎防治的骨科医生

张还添教授是暨南大学附属第一医院的骨科医生，在临床工作中经常接触到骨关节炎患者。张教授深知骨关节炎对患者生活质量的影响，因此他不仅在专业上精益求精，致力于骨关节炎的防治和研究，还积极参与科普事业，提高公众对骨关节炎的认识和防治意识。

他组建的"医心为民"科技志愿服务团队,深入社区、校园以及偏远山区农村,开展义诊、疾病筛查、赠医施药等公益活动,为基层群众提供医疗帮助。同时,他还利用互联网平台进行骨科知识科普,通过推文、视频等方式向公众传播骨关节炎的防治知识,受到了广泛好评。

❓ 思 考 题

1. 关节炎患者的作业治疗的主要目标是什么?
2. 在制定关节炎患者的作业治疗方案时,需要考虑哪些个性化因素?
3. 如何通过环境改造来提高关节炎患者的生活质量与自理能力?

第五节 手外伤患者的作业治疗

📋 案例

患者,男,31岁,工人。因"右手切割伤后出血、疼痛3小时"就诊。查体见右手掌侧有一约5cm长的伤口,出血不止,伤口周围皮肤挫伤,局部压痛明显,手指活动受限。X线片示:右手未见明显骨折征象。临床诊断:右手切割伤。

问题:1. 请问该病例可能存在哪些功能障碍?
      2. 针对患者右手伤口情况,简述其伤口处理及康复锻炼的方法。

一、病因与流行病学

手外伤是指手部遭受外力撞击、压迫、拉伸或其他外部力量造成的损伤。这些损伤可能包括切割伤、挤压伤、撕裂伤、骨折、脱位、软组织损伤等,可能影响皮肤、肌肉、骨骼、神经和血管等组织,导致疼痛、肿胀、出血、瘀伤、功能障碍等症状,并可能需要进行紧急处理和长期康复。

手作为人类进化过程中分化形成的独特运动与感觉器官,其重要性不言而喻。一切活动几乎都离不开手的参与。然而,手在劳动过程中也最易遭受损伤,其发病率占创伤总数的1/3以上。手外伤可能导致功能障碍,与创伤类型、程度及后续因素如瘢痕挛缩、肌腱粘连等密切相关。1959年,我国创建了第一个手外科,随后手康复专业也应运而生。目前,国内手外伤康复治疗多从手术后开始,且越来越强调早期康复治疗的重要性。作业治疗是手外伤康复治疗的核心内容之一,针对外伤手的功能障碍,从日常生活活动、手工操作劳动和文体活动中选取训练项目,逐步恢复受伤手的最大功能。作业治疗过程分为早期、中期和后期3个阶段,需详细进行手功能评定,并根据评定结果设定治疗目标和方案,旨在提高手术效果,促进手功能恢复,帮助患者早日重返家庭和工作岗位。

(一)流行病学

手外伤的流行病学主要关注手外伤在不同人群、年龄、性别、时间及致伤原因等的分布情况。手外伤在职业人群中尤为常见,特别是在生产劳动过程中,由各种急性事件或瞬时因素引起的手部创伤,是一种常见的职业伤害。手外伤在急诊就医的外伤中占比6.6% ～ 28.6%。从原因上看,手外伤的损伤原因多种多样,主要包括外伤、锐器伤、钝器伤、挤压伤和火气伤等,可能与工作环境、操作规范、个人防护意识及意外事件等因素有关。从年龄分布上看，手外伤患者以中青年为主，18～45岁者占较大比例，同时也有部分儿童因爆炸伤等原因导致手外伤。在性别方面，某些特定研究中发现男性患者多于女性，如儿童手外伤流行病学调查中，男性占比高达73.08%。在时间分布上，手外伤的发生具有一定的季节性，如每年6～9月发病率较高，具体到每天则11～19时是手外伤的高发时段，季节性、时间段的特点可能与人们的生产活动、生活习惯及天气等因素相关。

（二）病因

手外伤的病因极为复杂，主要包括以下类型。

1. 刺伤　由尖、锐利物造成，如钉、针、竹签等。其特点是伤口小但深，容易伤及深部组织，并可能将污染物带入造成感染，同时可引起神经、血管损伤。

2. 切割伤　由刀、玻璃、电锯等利器所致。伤口较整齐，污染较轻，但若伤口过深，可造成血管、神经、肌腱断裂，严重者甚至导致断指或断掌。

3. 钝器伤　如锤打击、重物压砸等导致。可引起皮肤裂伤，严重者甚至造成皮肤撕脱、肌腱、神经损伤和骨折。

4. 挤压伤　由门窗、车轮、机器滚轴等挤压造成。可引起局部肿胀、甲床破裂，严重者可致骨折、关节脱位，甚至手部毁损。

5. 火器伤　由雷管、鞭炮和枪炮等所致。伤口极不整齐，损伤范围广泛，常致大面积皮肤及软组织缺损和多发性粉碎性骨折，污染严重，坏死组织多，易发生感染。

（三）手外伤的恢复机制

手外伤的恢复是从止血、炎症反应到组织增生和重建的复杂过程。

1. 止血阶段　受伤后，血管迅速收缩以减少出血，血小板聚集在伤口处形成血栓，进一步阻止血液流失。这个过程通常在几分钟内完成。

2. 炎症反应阶段　炎症细胞，如白细胞，会在伤口处聚集以清除可能的感染源。这个阶段通常持续几天至1周，期间伤口可能会出现红肿、疼痛和发热的症状，这是身体修复机制启动的信号。

3. 组织增生阶段　从受伤后1周开始，持续到几个月。成纤维细胞产生胶原蛋白等材料，形成新的组织以取代损伤的部分。创口逐步愈合，可能会有瘢痕组织生成。在这一时期，受伤部位的活动度和力量可能仍然受限，需要适当的康复训练。

4. 组织重建阶段　一般从伤后数月开始，可能持续到1年甚至更久。新生成的组织逐渐成熟，瘢痕组织重新排列，变得更加接近正常皮肤组织的结构和功能。在此期间，通过物理治疗和康复训练可以帮助恢复手部功能，减少瘢痕对手部活动的限制。

考点与重点　手外伤的概念

二、功能障碍

1. 肿胀　手部软组织损伤常导致局部肿胀，肿胀可能会在受伤后的数小时内明显加重，并且在按压伤处时会有压痛感。肿胀部位常位于皮下组织、筋膜间隙等处，由于渗出液不能及时清除，可能造成肌肉和结缔组织粘连、僵硬。

2. 疼痛　手部受到外力伤害后，由于各组织受到损伤，会引起明显的疼痛感。这种疼痛感可能在受伤后的几分钟内逐渐加重，尤其是在尝试移动手指或手掌时更为显著。

3. 关节僵硬　手外伤后纤维蛋白沉积与长期制动共同作用，导致关节活动范围显著减少，这是关节僵硬的主要成因。掌指关节过伸及近端指间关节屈曲挛缩畸形尤为常见。

4. 运动功能障碍　由于疼痛和肿胀，手指或手掌的活动可能受限。如合并伸屈肌腱断裂，将会有手指的屈伸功能障碍；如合并掌骨或指骨骨折，则会出现活动功能障碍。

5. 感觉障碍　外伤可能造成感觉减退、感觉异常、感觉过敏等表现。感觉障碍直接影响手的各项功能，应予以重视。

6. 营养障碍　表现为手部血运紊乱、骨质疏松、肌萎缩等症状，严重者可引发反射性交感神经营养不良综合征。

7. 日常生活、工作能力障碍　手外伤所引发的综合功能障碍，直接表现为患者日常生活活动（如自理、家务等）及工作能力显著下降。

8. 心理障碍　手部畸形与功能受限易诱发自卑、焦虑、依赖以及社交恐惧等多重心理障碍。这些心理障碍往往较为隐蔽，不易被察觉，需给予充分关注与及时干预。

考点与重点　手外伤的功能障碍

三、作 业 评 估

（一）临床检查

1. 病史采集　在采集患者信息时，需详细记录其主要症状体征，包括疼痛、麻木、活动受限等，并深入了解与手功能密切相关的病史信息，如患者的利手习惯、生活及职业特点。还应全面收集受伤的具体情况，包括受伤时间、原因、机制、范围、程度以及既往接受的治疗情况等，以确保病史资料的全面性和准确性。

2. 望诊　细致观察并记录患者皮肤的整体营养状况，包括其色泽是否正常、纹理是否清晰，以及是否存在瘢痕或伤口。注意检查皮肤有无红肿、溃疡或窦道等异常表现，以确保对皮肤状况的全面评估。

（1）皮肤及指甲：应仔细观察患者皮肤的外观、色泽及营养状况，注意有无缺失、伤口、瘢痕或变薄等异常。检查皮纹、横纹是否对称且正常，以及大、小鱼际的形态与轮廓是否保持正常状态。

（2）姿势：观察手的姿势（图10-2）。

1）手"休息位"：是指手处于自然静止状态时的位置，呈半握拳姿势，手的内在肌肉和外在肌肉的张力处于平衡状态。具体表现为：腕关节背伸 $10° \sim 15°$，并有轻度尺偏；拇指轻度外展，指腹接近或触及示指远节指尖关节的桡侧；其余手指的掌指关节及指间关节呈半屈状态，屈曲程度从示指到小指逐渐增加。

2）手"功能位"：是类似手握杯子或小球时的姿势，此位置可以使手部发挥最大功能，能够快速张开手掌、进行握拳持物等动作。具体表现为：腕背伸 $20° \sim 25°$，拇指处于对掌位，掌指关节及指间关节微屈；其他手指略分开，掌指关节及近侧指间关节半屈曲，远侧指间关节微屈曲。

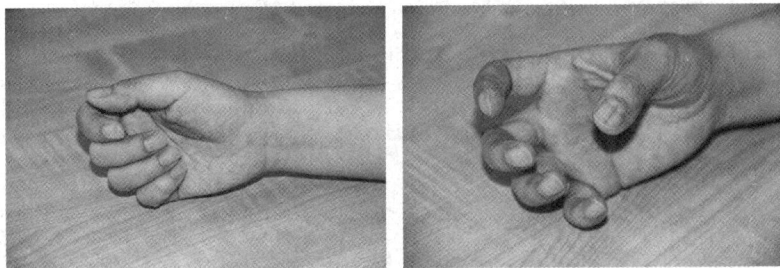

图10-2　手的姿势

考点与重点　手的"休息位"和"功能位"

（3）畸形：组织损伤可破坏肌力平衡，或直接损害皮肤、肌肉、神经、骨骼及关节等结构，在外观上引发形态改变，呈现特定的畸形特征。

1）猿手：由正中神经损伤引起的手部畸形，主要表现为大鱼际肌萎缩，拇指不能对掌，手部整体功能受限，形似猿类手部未充分发育的状态。

2）爪形手：由尺神经损伤导致的手部畸形，小鱼际肌和骨间肌等肌肉萎缩，主要表现为掌指关节过伸、指间关节屈曲，形似鸡爪。

3）垂腕：由桡神经损伤引起的手部畸形，表现为手腕下垂、无法伸直，并伴有手指伸展困难。

4）锤状指：锤状指是由于手指伸肌腱止点处撕裂或撕脱性骨折导致的手指末节屈曲畸形，表现远端指间关节屈曲，不能主动伸直，形成锤状。

5）鹅颈指：手指伸直活动时近侧指间关节过伸，远侧指间关节屈曲的一种综合畸形。

（4）围度和体积：通过对比伤手与健手的围度和体积，可以初步评估手部肿胀的程度、软组织损伤的情况以及可能的血液循环障碍。

3. 触诊

（1）使用挤压法、叩击法等触诊技巧，检查手部骨骼是否存在骨折或脱位情况。特别注意指骨、掌骨和腕骨等部位的压痛、异常活动及骨擦感等体征。

（2）通过触摸和按压，检查手部肌肉是否有萎缩、紧张或痉挛等现象。评估肌腱的完整性，如屈指肌腱、伸指肌腱等是否存在断裂或损伤，以及手指的休息位和主动活动功能是否改变。

（3）触诊时注意观察手指的感觉功能，如麻木、感觉消失等，以判断是否存在神经损伤。检查肢端的血运情况，如颜色、温度、毛细血管充盈时间等，以评估血管是否受损。

4. 动诊   进行关节活动检查，评估关节活动范围和功能状态。详见功能评定章节。

5. 量诊   为准确评估手部肿胀状况，临床通常通过测量手部的体积或围度来实现，通过与健侧对比，可有效判定肿胀程度，为治疗与康复方案的制定提供重要依据。

（1）体积的测量：将手伸入装满水的特定内横档处，确保每次测量位置一致，随后用量筒收集并测量排出水量，得出手部体积。通过与健侧手部体积对比或治疗前后比较，可准确反映手部体积的变化情况。

（2）手指围度测量：选取周径变化最显著的部位，将双手置于同一平面，并确定腕横纹、掌横纹、虎口及指尖等明显体表解剖标志作为起点。再测量从此起点至手指围度变化最大处的距离，并在相同水平位置测量双侧手指围度，通过对比两侧围度差异，可准确反映手部肿胀或萎缩的情况。

（二）功能评定

1. 运动功能评定

（1）关节活动度评定：使用量角器分别测量手指的掌指关节（MP）、近侧指间关节（PIP）及远侧指间关节（DIP）的主动与被动活动度，以全面评估手指关节活动范围。

（2）肌力评定：可使用捏力计和握力计测量手指的捏力与握力。捏力包括二指尖捏力、三指尖捏力和侧捏力等。

2. 感觉功能评定   如触觉、痛觉、温度觉、运动觉、振动觉、两点辨别等。

（1）测定手指的浅感觉和深感觉。

（2）两点辨别觉检查：是神经修复后常用的评估方法，通过测量患者对手指皮肤上两点刺激的最小辨别距离评估感觉恢复程度（图10-3）。正常情况下，手指末节掌侧皮肤的两点辨别距离为2～3mm，中节为4～5mm，近节为5～6mm，辨别距离越小且越接近这些正常值范围，表明该区域的感觉恢复得越好。

（3）Moberg 拾物试验：要求患者在一定的时间内拾取和放置一系列具有不同大小和形状的小物体来评估手指的功能。这些物体

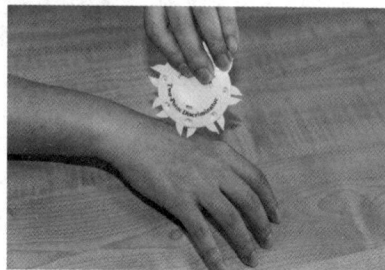

图10-3   两点辨别觉检查

是常见的日常生活用品，如纽扣、硬币、铅笔等，以评估手指的触觉、定向感、移动能力和精细动作功能。

（三）影像学检查

X 线检查可以评估手部骨骼结构，发现骨折或关节损伤的范围和程度。CT 能提供手部软组织和骨骼的详细图像，有助于发现细微的损伤。MRI 则可提供更详细的软组织信息，如神经、血管和肌肉，有助于发现神经损伤、血管损伤或肌腱撕裂等严重问题。

（四）电生理检查

包括肌电图、神经传导速度及体感诱发电位等检查，精确评估手部神经肌肉损伤程度、功能状态及恢复潜力。

（五）灵巧性和协调性评定

手部活动的灵巧性和协调性依赖于健全的感觉与运动功能，也受视觉等感觉灵敏度的影响，主要通过一系列功能测试和观察来评定。

1. Jebsen 手功能测试　通过一系列模拟日常生活活动的任务，量化评估手部的运动功能、协调性、灵活性和速度。这些任务包括书写文字、翻卡片、小物件提升摆放、模拟进食、堆积棋子、提升并摆放大型轻质罐以及提升并摆放大型重质罐 7 个测定手不同活动的计时测验，每个测验均是模拟日常生活中的常见动作。

2. 明尼苏达协调性动作测试（MRMT）　主要评估手部及上肢粗大活动的协调与灵活性。该测试由五部分组成，包括上肢和手部前伸放置物件、翻转物件、拿起物件、单手翻转和放置物件、双手翻转和放置物件。测试结果以操作的速度和放置物件的准确性来表示。

3. Purdue 钉板测试　测试套件由测试板、插钉、螺丝套筒和螺丝垫片构成。受试者需要根据指示完成插钉子、放铜圈等行为，评估手部、手指、手臂的运动功能，以及灵巧性和协调能力。

（六）职业评估和活动评估

1. 职业评估　常用标准模拟职业设备对由上肢和手参与的职业能力进行科学评估，如专业的机械操作模拟器、精细动作测试装置等。这些设备能够模拟真实的工作场景，全面而精确地评估个体的操作能力、协调性和效率，准确判断个体在特定职业中的潜能和适应性。

2. 活动评估　常用标准环境模拟日常生活活动的动作或 Valpar 工作模拟样本评估进行评定。Valpar 工作模拟样本评估包含多个评估套装，主要评估小工具使用能力、尺寸鉴别能力、数值排序分类归档能力以及上肢活动能力等。

（七）综合评估

采用标准化单项评估方法组合评分，操作简便、成本经济，易于推广使用，包括断指再植后功能评定、拇（手）指再造后功能评定、上肢周围神经损伤后功能评定等。

考点与重点　手外伤的康复评定

四、作 业 治 疗

（一）治疗目的

通过功能性作业活动训练、矫形器辅助及适应性代偿策略，恢复并增强患者手和上肢功能，减轻创伤或疾病影响，使患者肢体功能最大化，从而尽快融入家庭、工作与社会生活。

（二）治疗原则

手外伤作业治疗需遵循修复重建与补偿适应原则，旨在促进组织愈合与功能恢复，同时积极融入职业治疗与社会康复，以全面提升患者手部功能并助其重返正常生活与工作。

1. 修复重建　修复手部的肌腱、神经、血管、骨等关键组织，重建生理、心理和社会活动等功能，提高患者的生活质量。

2. 补偿适应　充分考虑患者的职业需求和生活习惯，制定个性化的康复计划。通过作业活动增强手部灵活性、手眼协调性以及对动作的控制能力和工作耐力，帮助患者重新掌握生活和工作技能。

（三）治疗方法

1. 维持和扩大关节活动度　运用被动运动、主动运动、关节松动术及矫形器等综合技术，有效维持并增加手部关节活动度。

（1）被动运动：当神经损伤导致主动活动能力丧失，或疾病早期禁止主动活动时，可采取被动活动训练，确保患手安全。训练可由他人辅助或利用健手固定关节进行，也可在矫形器保护下实施。此外，连续被动运动可通过被动关节训练器（CPM）实现。

（2）主动运动训练：为预防手外伤早期的肌肉萎缩、肌腱粘连和关节挛缩，维持关节活动度，在固定或保护条件下进行主动活动训练至关重要。伤情稳定后，应尽早开展包括肌肉等长收缩和小范围等张收缩在内的主动运动，具体涉及腕关节、掌指关节、指间关节的多方向活动训练，如抓握、对捏及屈肌腱滑动训练（直拳、勾拳、复合握拳）等，训练阻力需视实际情况而定。以屈肌腱滑动练习（图 10-4）为例。

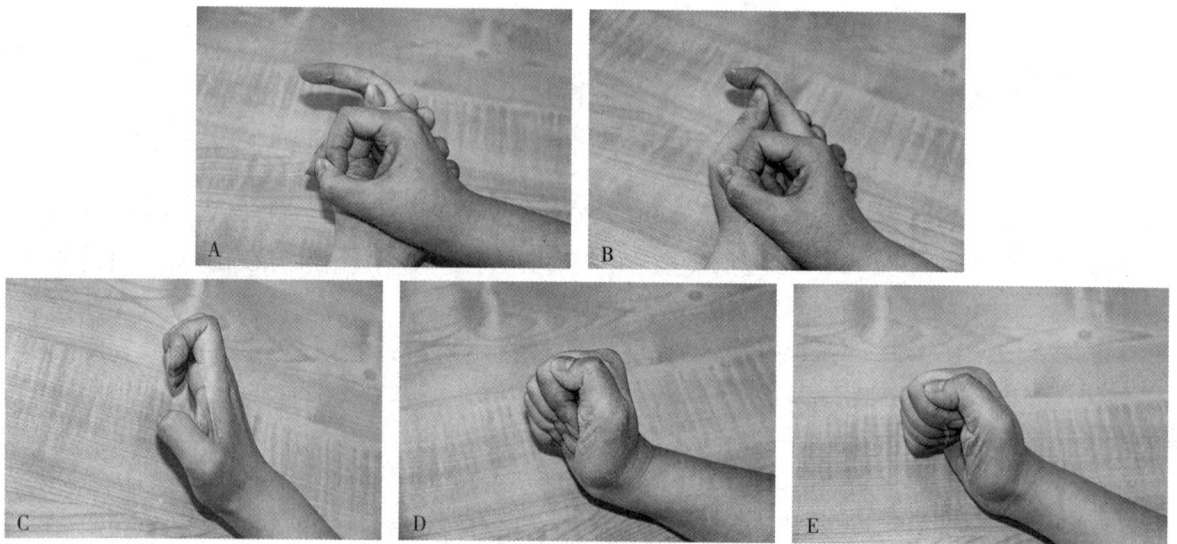

图 10-4　屈肌腱滑动练习
A. 指浅屈肌腱滑动；B. 指深屈肌腱滑动；C. 勾拳；D. 直拳；E. 复合握拳

1）指浅屈肌腱滑动练习：保持 MP 关节伸直，固定 PIP 关节近端，主动屈曲 PIP 关节，并确保 DIP 关节处于伸直位置。

2）指深屈肌腱滑动练习：保持 MP、PIP 关节伸直，固定 DIP 关节近端，主动进行 DIP 关节的屈曲训练。

3）勾拳练习：屈曲 PIP 和 DIP 关节，同时保持 MP 关节伸直，以确保指深屈肌肌腱能够获得最大范围的活动。

4）直拳练习：屈曲 MP 和 PIP 关节，并维持 DIP 关节伸直，可实现指浅屈肌腱的最大活动范围。

5）复合握拳练习：屈曲 MP、PIP 及 DIP 关节，以实现指浅屈肌与深屈肌的最大活动范围。

（3）关节松动技术：针对因疼痛或僵硬而活动受限的患者，可采用关节松动技术，包括牵引、滑动、滚动、挤压及旋转等手法。

（4）矫形器的应用：矫形器具有多种作用，稳定与支持、固定与矫正、保护与免负荷、代偿与助动等。如帮助患者改进抓握功能的腕手矫形器，改进其日常生活自理能力。

2. 减轻水肿

（1）抬高患手：将患肢抬高超过心脏水平位置，利用重力作用促进血液和淋巴液回流，减少手部的血液淤积，从而减轻肿胀，但需注意高度应以高于心脏 10 ～ 20cm 为宜，避免过高造成缺血。行走时可使用三角巾将患肢悬挂于胸前，并确保手的位置高于肘部。

（2）冷敷与热敷交替使用：在手外伤后的初期，采用冷敷的方法使局部血管收缩，减少出血和渗出，从而减轻肿胀；之后则改为热敷，以促进局部血液循环，加速淤血和渗出液的吸收，有助于消肿。

（3）被动和主动运动：在神经损伤或疾病早期，主动活动受限时，应进行被动运动训练，由他人或健侧肢体辅助。此时，可同时抬高患肢并进行向心按摩，力度需适中，有效促进血液循环、减轻水肿症状。随着病情好转，应逐渐过渡到主动运动训练，如握拳、捏取物品、指屈肌腱滑动等，进一步加速水肿消散及功能恢复。

（4）加压疗法：可选用宽约 3cm、长度约为手指两倍长的弹力绷带，从指尖开始向心缠绕至指根部，或者使用压力指套、压力手套等进行治疗。也可采用充气气囊进行间歇性加压，每日 1 ～ 2 次，每次持续 15 ～ 20 分钟。在使用过程中，需密切观察指尖的血供情况，以防绷带缠绕过紧造成缺血症状。

（5）药物治疗：使用消炎药物，可以缓解疼痛和肿胀。抗组胺药物则能抑制肥大细胞释放炎症介质，从而减轻局部过敏反应引起的肿胀。这些药物的使用应遵循说明书或医生的建议，避免过量或不当使用。

（6）手术：当手指严重肿胀，导致皮肤损伤无法自愈时，可考虑行植皮术以恢复皮肤功能和外观。若肿胀伴有感染迹象，则需进行清创术，包括移除坏死组织、清洗伤口并评估是否需要缝合。

3. 增强肌力　肌力训练应循序渐进，抗阻力主动运动需从无到有，逐渐从轻度增加至中重度。训练时，既可徒手施加阻力进行对抗，也可借助专业的作业治疗设备来完成。

（1）黏土作业活动：采用橡胶黏土进行作业治疗时，可根据患者手功能的恢复情况灵活调整黏土的软硬度，以增强手指的肌力与耐力，并有效改善手指的灵活性和协调性（图 10-5）。

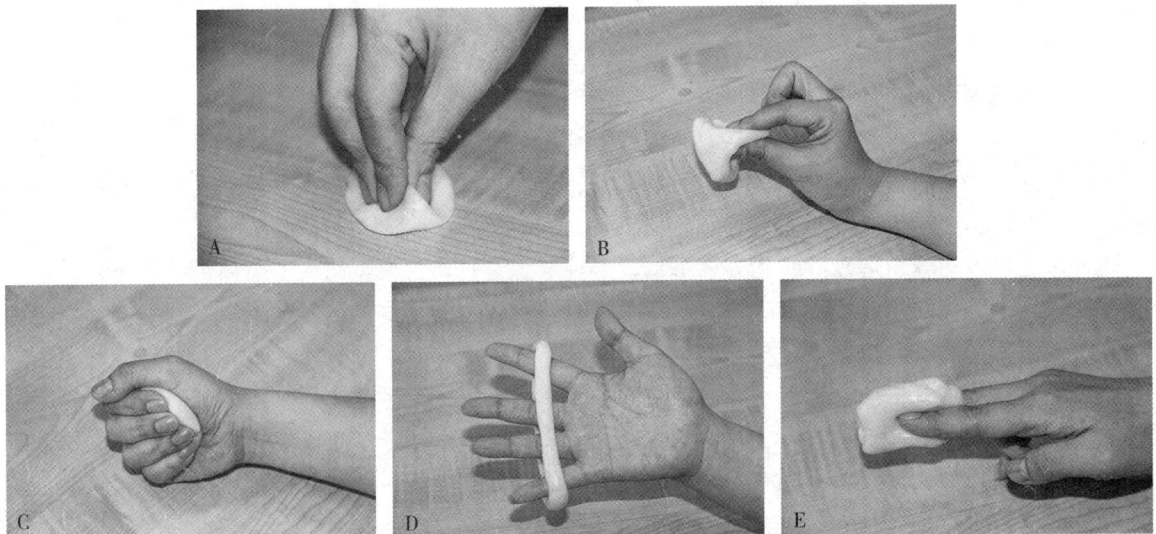

图 10-5　黏土作业活动
A、B. 对指活动；C. 指屈曲活动；D. 指外展活动；E. 指内收活动

1）对指活动：将黏土塑形成锥体并固定于桌面，随后将手指及拇指插入黏土中，使五指在锥体表面聚拢。将球状黏土置于拇指与示指间，用力捏压至两指相触，随后用其余手指依次进行对指捏压活动。

2）指屈曲活动：将黏土置于掌心，通过屈曲手指并用力握拳，将其捏成球状。

3）指外展活动：将黏土做成圆环，套于第2指至第4指近端及远端指间关节处，然后尽力外展手指以撑开圆环。

4）指内收活动：将黏土置于两指间，并拢手指以夹紧黏土。

（2）弹力带活动：根据弹力带的弹力强度，可进行不同级别的抗阻练习，以提升肌力、耐力、协调性及关节活动度（图10-6）。

1）伸腕活动：把弹力带套在患手手背，背伸腕关节，健手向相反方向拉紧弹力带。

2）屈腕活动：把弹力带套在患手手掌，掌屈腕关节，健手向相反方向拉紧弹力带。

3）拇指外展活动：把弹力圈套于拇指与示指间，进行拇指的外展活动。

4）拇指对指活动：把弹力带套在拇指上，拇指做对指动作，健手向相反方向拉紧弹力带。

5）分指活动：把弹力圈套在示指至小指上，或每相邻两指间，进行分指活动。

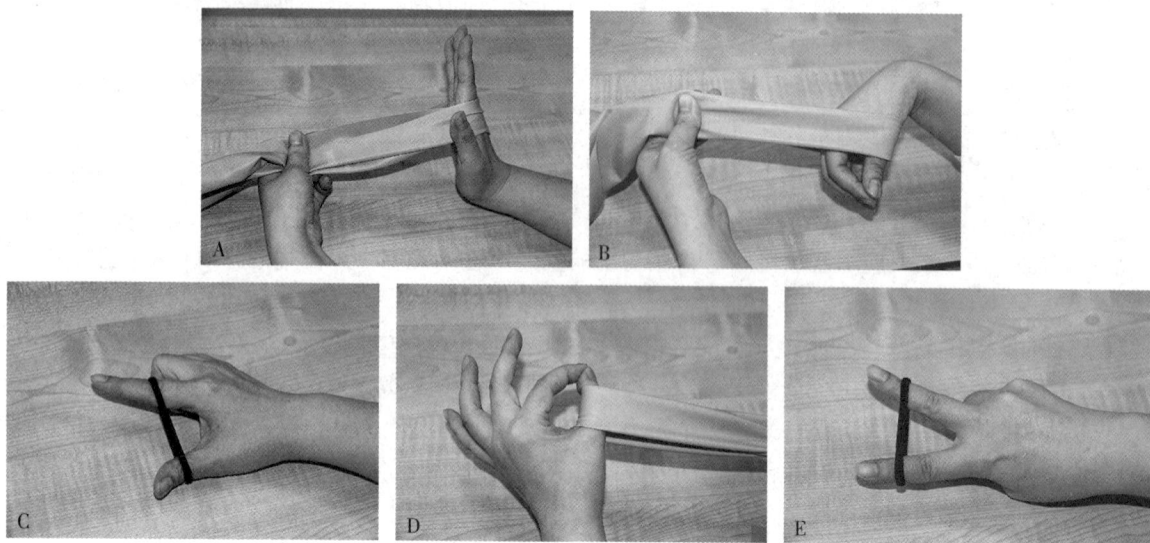

图10-6 弹力带活动
A.伸腕活动；B.屈腕活动；C.拇指外展活动；D.拇指对指活动；E.分指活动

（3）橡皮筋网训练：橡皮筋可以被固定在某个位置，或者通过特定的装置来提供阻力。治疗师可以根据需要调整橡皮筋的张力，以适应不同的训练强度。

（4）重锤式手指肌力训练桌：训练桌通常配备有不同重量的重锤，根据手指肌力情况选择合适的重锤进行训练，以循序渐进提升肌力。

此外，还有握力球、握力圈、指力训练器等多种训练工具，可根据患者的具体情况和康复需求，因地制宜地设计个性化的作业治疗方法，以实现手指肌力的有效提升。

4. 改善手指灵活性、协调性

（1）插孔板活动：将插孔板置于桌面或斜面上，依次将木棒插入孔中后再逐根拔出，并计算完成时间（图10-7）。为强化训练效果，可采取多种措施：减小木棒直径以专注于示指训练，增加木棒重量以提升训练难度，将插孔板置于不同方向以锻炼肩关节的内外旋能力，或蒙住眼睛以增加感觉刺激，从而全面提升训练效果。

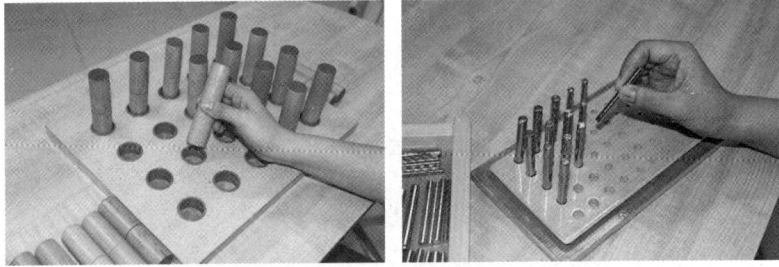

图 10-7 插孔板活动

（2）系扣子训练：可以使用不同样式和大小的衣服扣子，以增加训练的多样性和挑战性（图 10-8）。例如，可以先从简单的按扣开始练习，逐渐过渡到更为复杂的纽扣。

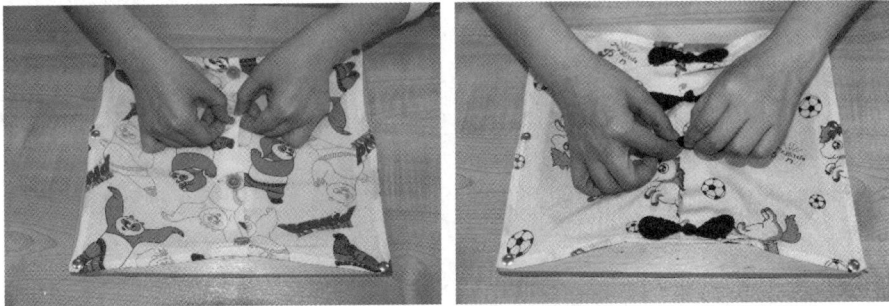

图 10-8 系扣子训练

（3）拧螺丝训练：可用螺丝箱进行练习，锻炼手腕动作控制、手眼协调性和专注力（图 10-9）。

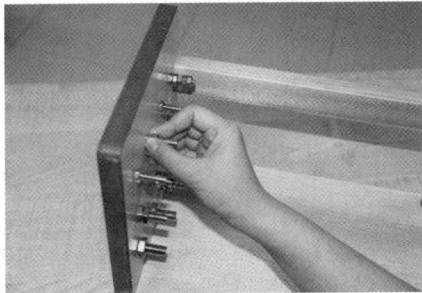

图 10-9 拧螺丝训练

（4）指尖捏小物品训练：可从拇指、示指、中指 3 指尖捏跳棋或黄豆开始练习，逐步增加难度，过渡到仅使用拇指和示指两指指尖进行精细捏取，以提升手指的灵活性、协调性（图 10-10）。

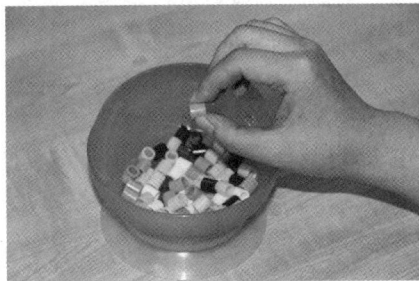

图 10-10 指尖捏小物品训练

（5）平衡滚珠迷宫训练：通过操作滚珠在迷宫轨道中移动，提高手眼协调能力、专注力和逻辑思维，难度相对更高（图 10-11）。

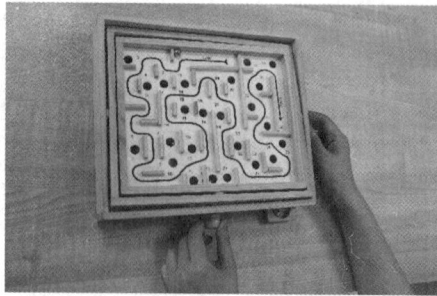
图 10-11 平衡滚珠迷宫训练

5. 控制瘢痕

（1）加压疗法：是目前公认的治疗瘢痕最有效的方法之一，通过持续施加局部的机械压力，不仅能有效预防或抑制皮肤瘢痕增生，还能防止肢体肿胀。该治疗方法包括压力衣、压力垫、压力手套、弹力绷带等多种组件。持续施加压力，压力强度约 3.3kPa。每天除梳洗的时间均应佩戴压力手套，佩戴时间 12 ～ 18 个月，直至瘢痕成熟。期间每 3 个月重新测量瘢痕局部压力，压力不够则重新制作压力手套。

（2）按摩：在瘢痕部位实施推、压、环形按等按摩手法，随瘢痕组织老化逐渐增加力度，每次操作约持续 15 分钟。

（3）功能训练：采用主动活动训练、牵伸技术等手段，实施有助于松解瘢痕的技术措施。

（4）矫形器的使用：可以借助矫形器的支撑和牵引作用，松解挛缩的瘢痕组织，促进功能恢复。

（5）物理因子治疗：可运用超声波、蜡疗和水疗等，有助于减轻组织粘连。如利用超声波的机械按摩作用和理化作用，使坚硬的结缔组织延长、变软，促进药物进入机体，从而抑制瘢痕增生，减轻瘢痕的厚度和硬度。

（6）药物治疗：抗瘢痕药物含具有抗炎和抑制成纤维细胞过度增长的活性成分，能有效控制瘢痕的发展进程。

6. 防治关节挛缩

（1）矫形器的使用：可以提供稳定支撑，防止挛缩进一步加重，并帮助恢复手部功能。对于存在轻微挛缩但希望改善手部功能的患者效果较好。

（2）功能训练：为预防关节挛缩，应尽早开始主动活动与肌力训练。若因损伤致主动活动受限，可及时采用 CPM 及其他被动运动方式，以维持关节活动度并促进恢复。

（3）物理因子治疗：通过热敷、冷敷、超声波等手段促进血液循环，缓解肌肉紧张和挛缩症状。

7. 感觉障碍治疗

（1）感觉脱敏技术：初始阶段，以棉花轻柔摩擦敏感区，每日 5 次，每次持续 1 ～ 2 分钟。待患者适应后，逐渐过渡至使用棉布或质地更粗糙的毛巾布进行摩擦。随后，采用分级脱敏疗法，如应用振动器刺激局部组织，或利用旋涡水疗从缓慢到快速逐步进行，以实现脱敏。

（2）感觉重建训练：对于手部感觉丧失的患者，需进行安全教育，指导其运用视觉及常识规避日常风险，保护患手，并开展系统的感觉再训练，旨在重建受损神经通路联系，恢复受损区域感觉功能。

8. 智能技术 科技进步推动了手外伤康复治疗的创新发展，众多新技术、新方法的涌现，使得康复训练告别了单一枯燥的传统模式，变得更为丰富有趣。

（1）上肢康复机器人：通过实时模拟人体上肢运动规律，使患者在计算机虚拟环境中实现多关节或单关节的精准康复训练。该技术能长期、稳定地提供重复训练，最大限度减少人为因素干扰，同时实时、详细、准确地记录治疗数据，为治疗效果的客观分析提供支持。

（2）虚拟现实系统（virtual reality system，VR）：通过创建逼真的虚拟环境，实现上肢的多样化训练，提供实时反馈，借助多种感觉刺激促进患者上肢功能的全面恢复。能够模拟各种日常生活活动，如做饭、购物、抓取虚拟物体或进行拼图游戏等，这些任务导向的训练有助于患者练习复杂的动作序列，提高神经可塑性。

考点与重点 手外伤的作业治疗方法

（四）手外伤作业治疗实施

手功能康复的作业治疗在手损伤后或手术后的介入时机越早越好，临床通常将其分为早期、中期和后期3个阶段。早期康复（损伤或术后至第3周）主要目标是消炎、消肿、镇痛，促进创面愈合，预防粘连和软化瘢痕，实施内容包括物理治疗、压力疗法、按摩及早期彻底清创和组织修复。中期康复（损伤或术后第3～9周）旨在增加运动功能，预防关节软组织挛缩，通过各种运动改善肌力、关节活动范围和协调性，辅以被动伸展运动、手夹板牵拉及中频电治疗等。后期康复（损伤或术后第9周以后）则注重最大程度增加关节活动幅度和肌肉力量，处理瘢痕，恢复日常生活及工作能力，此阶段需继续进行功能锻炼，提高感知功能和手眼协调性，并根据患者具体情况制定个性化康复计划。

医者 仁心

重握希望

患者，25岁，工人，右手拇指掌骨基底骨折，经作业治疗重获新生。在作业治疗师的精心指导下，患者从最初的手指关节活动度训练，到肌力恢复练习，每天坚持，哪怕是最简单的弹指、握拳动作，他也做得一丝不苟。随着时间的推移，患者的手部功能逐渐得到恢复。他开始尝试进行更复杂的动作，如拿笔写字、用筷子夹菜，甚至练习穿衣、洗澡等日常活动。每一次小小的进步，都让他倍感欣慰，也更加坚定了他康复的信心。面对困境，他凭借顽强毅力坚持康复，从简单动作到日常活动，手部功能逐渐恢复。数月后，他重返工作岗位，用受伤的手再次创造价值。患者的故事，是身边人的励志传奇，证明了坚持与希望的力量。

（五）作业治疗在手功能康复中的具体应用

1. 神经损伤的作业治疗

（1）固定与矫形器应用

1）正中神经损伤：修复术后，腕关节需屈曲位固定，之后逐渐伸展至正常位。矫形器可使拇指呈对掌位，手指及掌指关节呈屈曲位，利于抓握。情况稳定后，可用动力型矫形器主动伸展示指与中指IP关节。拇指虎口挛缩可通过静态矫形器对抗矫正。

2）桡神经损伤：伸肌群麻痹或肌力低下，可使用静态的腕背伸矫形器，或桡神经麻痹矫形器，利用钢丝弹簧或橡皮筋辅助腕关节、手指的伸展。

3）尺神经损伤：手指内在肌麻痹，MP关节无法伸展时，可使用MP屈曲辅助矫形器。此外，手指静态矫形器适用于尺神经损伤引起的爪形手及第4、5指的MP关节过伸、IP关节屈曲进行矫正。

（2）作业活动

1）正中神经损伤：由于正中神经损伤可能导致拇指的稳定性及掌侧外展功能丧失，力性抓握受到影响，因此在选择作业活动时，应考虑包含整个上肢参与的活动。随着功能进展，大口径物体的多点抓握和两点抓握应成为作业治疗的重点。对指书写辅助器具、抓握辅助器具（如"C"形把手）可以帮助书写及端杯子等活动，预防挛缩，维持对指抓握功能。

2）桡神经损伤：治疗性作业活动可以包括制作手工、打字、桌面游戏等，有助于促进手部肌肉和关节的功能恢复。在进行抓握训练时，重点在于保持腕关节的稳定性，同时实现腕关节与手指的同步伸展，以此改善手部的协调性并增强肌力。肌贴作为一种辅助手段，能有效帮助腕关节背伸：使用I形贴布从前臂背侧中 1/3 处以 50% 的拉力延伸至手背中上部，或者利用扇形贴布自肘关节外侧沿前臂、手背无拉力地贴至手指根部，从而提升训练效果。

3）尺神经损伤：可包括圆柱形抓握、拇指侧向揉捏和手掌对手掌、IP 关节伸展、手指内收、外展等动作要素，以提高抓取能力、抓取力、手指协调性和灵活性。患者通过主动或被动的方式，如借助外力或弹力带，进行手指的分开和并拢运动，以增强手指的肌肉力量。也可将扇形贴布自尺侧腕横纹近端无拉力贴至掌指关节。

（3）感觉重塑：可以采用感觉重塑训练恢复其功能，也可以用视觉保护感觉丧失区。

（4）手术：无可能恢复者，可考虑功能重建术。

2. 手部骨折的作业治疗

（1）固定与矫形器应用

1）掌骨骨折：进行 3～6 周固定，腕关节维持在 15°～20° 伸直位，MP 关节 70° 屈曲，IP 一般不固定，以防止畸形。

2）指骨骨折：近节指骨折复位后，应将该 MP 关节屈曲 45°，PIP 关节屈曲 90° 固定 4～6 周。中节指骨折复位后，向掌侧成角者 DIP 关节屈曲位 30° 固定；向背侧成角者 DIP 关节伸直位固定 4～6周。末节指骨折复位后，将 PIP 关节屈曲 90°，DIP 关节伸直位固定 4～6 周。

3）拇指掌骨基底骨折：不经关节的拇指掌骨基底骨折，复位后固定 3～6 周。通过关节的拇指掌骨基底骨折，常需手术内固定，固定 3～6 周。

（2）作业活动

1）掌骨骨折：1 周内健指只进行被动运动；1 周后健指可主动运动，伤指的 DIP 和 PIP 关节可以被动运动；6 周后伤指 MP 关节才能开始运动，先被动后主动训练。逐步进行手的握力、手指伸展能力、手指灵巧性及工作能力等训练。

2）指骨骨折：手关节活动度和肌力有一定恢复后，可进行手指弹、勾、拉、抓、握、捏等细小动作，逐渐过渡到拿放笔、筷子、钥匙等精细协调运动，再练习梳头、进食（图 10-12）、洗澡、如厕、穿衣等日常活动。

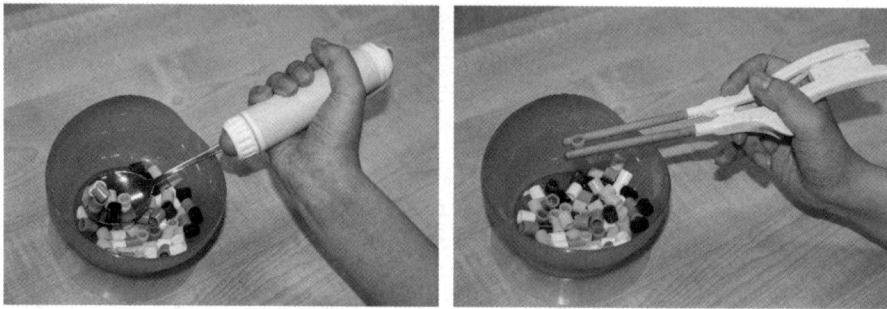

图 10-12 进食训练

3）拇指掌骨基底骨折：促进拇指对指、对掌抓握功能；促进拇指伸展运动；改善手的协调性和增强肌力。

（3）感觉重塑：合并神经损伤时可以实施感觉重塑训练，合并感觉过敏者需脱敏训练。

（4）手术：粉碎性骨折、骨旋转畸形或成角畸形，必须先行手术治疗。

3. 韧带损伤的作业治疗

（1）固定与矫形器应用

1）指间侧副韧带损伤：伤指 PIP 关节 15°～20° 屈曲位固定 2 周，使损伤的关节囊及侧副韧带得以愈合。

2）MP 关节侧副韧带损伤：MP 关节 45°～50° 屈曲位固定 2～3 周。佩戴支具或夹板固定拇指关节，限制其活动，为韧带修复提供良好的条件。

3）拇指 MP 关节侧副韧带损伤：拇指 MP 关节屈曲位固定 5～6 周，固定最好包括腕关节。

（2）作业活动

1）指间侧副韧带损伤：在固定期间，可以进行肌肉等长收缩练习，以维持肌肉力量。随后开展 PIP 关节屈伸训练，肌力、手指灵巧性及工作能力等训练，逐渐增加关节活动范围，避免过度使用或再次受伤，以促进韧带的完全恢复和关节功能的重建。

2）MP 关节侧副韧带损伤：当疼痛和肿胀缓解后，开始进行有针对性的康复训练，如 MP 关节伸展关节活动度训练、肌肉力量训练等，以增强关节的稳定性，提高日常生活活动（ADL）及工作能力。

3）拇指 MP 关节侧副韧带损伤：进行拇指 MP 关节运动训练并逐步增强肌力，以提升手指功能，通过提高 ADL 及工作能力促进全面康复。可使用肌贴，以痛点为中心，呈"X"形贴紧，各方向施以 75% 拉力，有效减轻疼痛。

（3）手术：若韧带完全断裂或损伤严重影响关节功能，需进行手术修复或重建韧带。

4. 肌腱损伤的作业治疗

（1）固定与矫形器应用

1）伸指肌腱损伤：使用低温热塑矫形器等辅助器具保护受伤部位，同时允许进行适度的活动。这种保护性的早期活动有助于维持关节的活动范围，减少僵硬的风险。

2）屈指肌腱损伤：伤后 1～5 周，固定 DIP、PIP 关节 20°～30° 屈曲位；MP 关节 45°～50° 屈曲位，受控制活动。5 周开始间歇固定；6 周以后去除矫形器。

（2）作业活动

1）伸指肌腱损伤：去除矫形器后，设计主动伸指练习。包括关节活动度训练、力量训练、协调和感觉训练等多个方面，旨在全面恢复手的功能。使用不同强度的橡皮泥、海绵球等进行抓握练习，以提高握力和手指的屈曲活动度；也可利用镊子、衣夹等工具进行对指练习，以增强手指的协调性和灵活性。

2）屈指肌腱损伤：术后 5 周开始间歇性主动屈伸伤指关节，以促进关节活动度的恢复。术后 6 周逐渐强化 ROM 训练，以进一步改善关节功能。术后 8 周增强肌力训练，如使用橡皮筋、弹力带等进行拉伸和力量训练，以及进行手部精细动作的训练，如系鞋带、系纽扣等。术后 12 周可进行功能性活动和渐进性的抗阻力练习，以增强肌力、改善关节灵活性。

5. 断指再植后的作业治疗

（1）早期（术后 2～4 周）：由于再植手指需要稳定的环境以促进愈合，作业治疗主要以被动活动为主。可进行手指被动屈伸活动，以促进血液循环，防止关节僵硬和肌腱粘连。治疗师会帮助患者未加制动的关节做轻微的屈伸活动，同时鼓励患者对肩、肘关节进行主动活动练习。

（2）中期（术后 5～8 周）：逐渐过渡到主动运动阶段。患者需要在治疗师的指导下，练习手指的屈、伸、钩指、握拳等主动动作，以促进手指功能的恢复。动作应轻柔，以免拉伤修复的组织。患者还需学会用视觉代偿皮肤感觉的丧失，防止因感觉丧失造成的损伤。

（3）后期（术后 9～12 周及以后），当骨折已愈合，肌肉、神经、血管、肌腱也愈合牢固时，作业治疗的重点是功能活动训练。包括主动关节活动度练习、抗阻力运动以及精细活动训练等，以进一步恢复手指的功能和灵活性。患者可以使用筷子夹小球、用橡皮泥捏人或动物等灵活性动作进行练习，也可以使用计算机打字及上网等活动来锻炼手指的协调性。

6. 手烧伤的作业治疗

（1）体位摆放与保护：手部烧伤后，应将烧伤部位置于"保护位"，即手背烧伤时，腕部保持掌屈，掌指关节屈曲，指间关节伸展，拇指外展；掌侧烧伤时，腕部、掌指间关节保持伸展。在急性期，抬高患肢有助于减轻水肿。

（2）加压疗法：是预防和治疗烧伤后瘢痕增生的有效手段。通常在创面愈合后开始，持续使用压力衣、压力套或弹力绷带等，每天佩戴时间需达23h以上，持续至瘢痕成熟。

（3）矫形器应用：烧伤后1～3周，伸腕30°，MP关节屈曲70°～90°，PIP和DIP关节伸直位，拇对掌位；3周后，间歇固定2周。早期可保护创面，协助肢体保持正确姿势，预防挛缩。中期可对抗挛缩，改善关节活动度。后期可矫正畸形，恢复手部功能。

（4）作业活动：情况稳定后，可开展包括洗漱、进食、穿衣、如厕等基本生活技能训练，必要时可使用辅助工具。通过手指伸展、握力练习、使用工具（如手持锤子敲打）等活动，增强手部力量、灵活性和协调性。通过轻柔按摩，促进淋巴和血液循环，减轻水肿。逐步进行针对性的职业技能培训，帮助患者恢复工作能力，重新融入社会。

（5）感觉再教育与脱敏训练：烧伤后皮肤感觉可能受损或异常敏感，通过触摸、轻拍、使用不同质地的物品接触皮肤等方式，帮助患者恢复感觉功能，减轻对触觉的敏感性。

（6）心理支持：烧伤患者常伴有心理压力，作业治疗师需提供心理支持，帮助患者重建信心，恢复正常生活。

（7）手术：必要时行植皮或分解粘连手术。

❓ 思 考 题

1. 手外伤后，为什么需要进行作业治疗？作业治疗的主要目的是什么？

2. 手外伤作业治疗中，常用的治疗活动有哪些？请举例说明。

3. 在手外伤作业治疗过程中，患者应注意哪些事项？

第六节　烧伤患者的作业治疗

📋 案例

　　患者，女，35岁。天然气爆炸致全身95%面积烧伤，伤后行多次植皮手术，2个月后入住康复中心。入院情况：全身约10%散在未愈合创面，其他创面已愈合，瘢痕色红、质软、微高出皮面。由于伤后一直卧床，全身关节活动范围明显受限，以肩、肘、腕、掌指及膝、踝关节活动受限明显。

问题： 1. 请问目前治疗师需要关注的问题是什么？

　　　　2. 需要进行的作业治疗是什么？

一、烧伤的流行病学

烧伤（burn）是因热力（火焰或灼热的液体、气体、固体等）、电流、化学物质、激光或放射性物质等作用于人体皮肤、黏膜、肌肉等造成的损伤。烧伤主要是皮肤和（或）黏膜损害，严重者可伤及皮下或黏膜下组织、肌肉、骨骼、关节、神经、血管甚至内脏，可发生一系列的局部和全身性反应或损伤。

根据全球疾病负担（GBD）数据库1990—2019年的数据显示，我国2019年的烧伤标准化发病率为87.08/10万，我国烧伤标准化死亡率几乎持续下降，从1990年的1.90/10万下降至2019年的0.72/10万，总体下降62.1%。我国烧伤发病主要集中在40岁以下人群，应注意该年龄段人群的安全教育及环境安全管理。

据统计，至少有1/3的烧伤患者由于伤后瘢痕增生及挛缩等影响，遗留不同程度的功能障碍和毁形，如肌腱挛缩、关节脱位、运动功能障碍、职业及心理障碍等，不仅导致患者生活质量降低，而且增加了治疗费用。导致功能障碍的主要原因是烧伤后肿胀、疼痛、瘢痕增生、挛缩、制动等。及时开展康复治疗有利于这些症状的控制、缓解或消除，最大限度地减轻功能障碍的影响，促进肢体功能的恢复，提高生活自理能力和职业能力，促进烧伤患者重新参与社会。

二、功能障碍

1. 运动功能障碍　是烧伤后最常见、对患者影响最大的障碍。因烧伤部位和程度的不同，可表现为关节活动障碍、肌力下降甚至肌肉萎缩、平衡协调障碍、步行障碍、手功能障碍等。

2. 感觉障碍　感觉障碍的程度与烧伤深度、瘢痕增生程度有关，主要原因为神经末梢破坏、瘢痕增生等。表现为感觉减退、感觉过敏、疼痛、瘙痒等，并严重影响情绪和睡眠。

3. 心肺功能障碍　长期卧床、缺少主动活动导致基础心率加快，心排血量减少，心肌收缩力减弱；由于呼吸量不足，大量呼吸道分泌物不易排出，易并发坠积性肺炎；患者在烧伤过程中由于吸入性损伤，表现为会厌水肿、气道阻塞，出现气短、气促等阻塞性通气障碍的表现；胸部烧伤的患者，由于焦痂收缩和水肿，可造成限制性通气障碍。

4. 生活自理能力障碍　根据烧伤部位和程度的不同，可导致穿衣、进食、步行、如厕、洗澡等日常生活活动能力受限。

5. 工作能力障碍　表现为工作能力下降，甚至完全不能参加工作。主要原因是运动功能障碍、容貌受损、心理障碍等。

6. 心理障碍　烧伤后，患者由于疼痛、隔离、不能自理、毁容和身体畸形、损伤时的惊恐场面、经济上的压力等原因感到极度痛苦，产生强烈的情绪反应。早期表现为焦虑、恐惧、失眠、头痛等；随后进入恢复心理平衡、控制情绪紊乱的稳定阶段；之后患者将注意力转向设法处理烧伤对自己的影响上，如关注创面瘢痕对个人容貌的影响，以及烧伤对肢体功能、生活能力和工作、社交能力的影响。由于存在不同程度的躯体和精神创伤，患者的自尊心、自信心都会受到一定的损害，丧失生活信心，表现出较强的依赖心理。

> **链接**
>
> ### 烧伤治疗的最新研究进展
>
> 　　2024年烧伤治疗领域在新型生物材料与敷料、创面细胞治疗、新型抗菌手段、抗生素骨水泥的应用、异种皮肤移植和显微外科技术等方面取得显著进展，为烧伤患者的治疗提供了更多选择。如创面细胞治疗国内进展主要包括陆军军医大学西南医院烧伤研究所开发的自体表皮/表皮干细胞及膜片、解放军总医院第四医学中心研发的包括汗腺和毛囊的三维打印组织工程皮肤、海军军医大学第一附属医院（上海长海医院）烧伤科采用的自体表皮细胞膜片移植等。然而，部分技术仍面临标准化和安全性挑战，未来需进一步优化后推广。

三、作业评估

（一）临床评定

烧伤后的临床评定主要指烧伤面积、深度、严重程度等方面的评定。

1. 烧伤深度评定

（1）Ⅰ度烧伤：伤及表皮，生发层健在。局部出现红斑，轻度肿胀，表面干燥，有疼痛和烧灼感，皮肤温度稍高。3～5天脱屑痊愈，不留瘢痕，不需要加压疗法。

（2）浅Ⅱ度烧伤：伤及生发层，甚至真皮乳头层。出现较大水疱，渗出较多，去表皮后创面红肿、湿润，剧痛，感觉过敏，皮肤温度增高。若无感染或受压，1～2周痊愈，可有色素沉着，但一般不留瘢痕。

（3）深Ⅱ度烧伤：伤及真皮深层，尚存留真皮、内毛囊、汗腺等皮肤附件，水疱较小，去表皮后创面微湿，浅红或红白相间，可见网状栓塞血管，感觉迟钝。若无感染或受压，3～4周痊愈，留有瘢痕，基本保存皮肤功能。

（4）Ⅲ度烧伤：伤及皮肤全层，甚至皮下组织、肌肉、骨骼。创面无水疱，蜡白或焦黄甚至炭化，干燥，皮肤如皮革样坚硬，可见树枝状栓塞血管，感觉消失，愈合缓慢，3～4周后焦痂脱落，形成肉芽创面，创面修复依靠植皮或周围健康皮肤长入，愈后留有瘢痕或畸形。

2. 烧伤面积评定　烧伤面积通常是指Ⅱ度以上烧伤部位的面积总和。关于烧伤范围占全身体表面积的百分数，常用评定方法有中国九分法（表10-13）和手掌法。手掌法是指无论年龄和性别，将患者自己的手指五指并拢，手掌加手指的表面积约为体表面积的1%。可通过患者手掌表面积大致评估小面积或不规则的烧伤。

表 10-13　烧伤面积中国九分法

部位	成年人各部位面积（%）	儿童各部位面积（%）
头颈	9×1=9（发部3、面部3、颈部3）	9+（12- 年龄）
双上肢	9×2=18（双手5、双前臂6、双上臂7）	9×2
躯干	9×3=27（躯干前13、躯干后13、会阴1）	9×3
双下肢	9×5+1=46（双臀5、双大腿21、双小腿13、双足7）	46-（12- 年龄）

3. 烧伤严重程度评定　评定烧伤严重程度的目的是计算烧伤患者的营养及补液量需求，为相应的医学处理决策提供依据，预测患者需住院时间及预后转归。

（1）轻度烧伤：Ⅱ度烧伤面积在9%以下。

（2）中度烧伤：Ⅱ度烧伤面积在10%～29%，或Ⅲ度烧伤面积不足10%。

（3）重度烧伤：烧伤总面积在30%～49%，或Ⅲ度烧伤面积10%～19%，或烧伤面积虽小于上述数值，但已发生休克等并发症，或合并有呼吸道烧伤或较重的复合伤。

（4）特重度烧伤：烧伤总面积在50%以上，或Ⅲ度烧伤面积在20%以上，或已有严重并发症。

（二）功能评定

烧伤的功能评定包括肌力评定、关节活动度评定、手功能评定、ADL评定、职业能力评定、生存质量评定及精神心理评定等。具体方法见《康复评定技术》及本书相关章节。

（三）烧伤瘢痕评定

烧伤瘢痕的形成过程大致可分为增生期、稳定期、消退期。烧伤后的瘢痕处理以预防增生性瘢痕为目的，努力避免或减少瘢痕增生和由此引起的挛缩畸形，并促使瘢痕成熟，缩短增生期。增生期持续时间从3个月至2年不等，大多数在6个月左右，但溃疡、疼痛或治疗方法不当等常引起瘢痕增生与挛缩。根据病理学特点将烧伤瘢痕分为表浅性瘢痕、肥厚性瘢痕、萎缩性瘢痕、瘢痕疙瘩、瘢痕癌。

1. 表浅性瘢痕　多见于浅Ⅱ度烧伤、皮肤表浅擦伤或表浅感染，皮肤平软，仅外观较粗糙，有时留有色素沉着或色素脱失。

2. 肥厚性瘢痕　见于深Ⅱ度以上烧伤、切取中厚皮片后的供皮区以及切割伤、感染等，瘢痕突出于正常皮肤表面，局部增厚变硬。在早期，因有毛细血管充血，瘢痕呈红色或紫红，这一阶段伴有痒和痛的症状，经过一段时间后，充血减轻，表面颜色变浅，瘢痕逐渐变软、平坦，痒痛减轻或消失。增生期的持续时间因人和烧伤部位不同而不同。

3. 萎缩性瘢痕 也称扁平瘢痕，表面平滑光亮，有明显的色素减退或沉着，瘢痕稳定且基底较为松动，与正常皮肤边界清楚，一般不会引起功能障碍。

4. 瘢痕疙瘩 是以强大增生能力为特点的瘢痕，并向四周皮肤呈蟹足样浸润，又称为蟹足肿，常见于青壮年，病变高于皮肤，呈紫红色，质地硬，有痒感。

5. 瘢痕癌 是在烧伤瘢痕处因损伤出现溃疡，或先为小丘疹，发痒，增大成溃疡，长期不愈，继而出现表皮增生→假性上皮瘤样增生→癌变的移位过程。

烧伤瘢痕的评定内容主要包括颜色、弹性质地、厚度、面积、疼痛、瘙痒程度等。主观评定临床上常用温哥华瘢痕量表（Vancouver scar scale，VSS）（表 10-14）进行评定，或应用目测类比法（VAS）对疼痛和瘙痒情况进行评定。VSS 是临床上最常用的瘢痕评定量表，主要评估瘢痕与正常皮肤的分别，内容包括色泽、血液循环、柔软程度及瘢痕厚度 4 项。除肉眼观察和照相比较瘢痕治疗前后的变化等临床评定方法外，还可应用超声测量和经皮氧分压测定等仪器评定。客观测量评定包括应用颜色辨别系统分析瘢痕颜色，应用软组织触诊超声系统测定瘢痕的厚度，应用硬度检测系统检测瘢痕的硬度，采用激光多普勒血流测定仪测定瘢痕血流情况等。

表 10-14 温哥华瘢痕量表

色泽（M）	瘢痕厚度（H）	血管分布（V）	柔软度（P）
0：颜色与其他身体正常部位的皮肤颜色接近	0：正常	0：颜色与其他身体正常部分肤色近似	0：正常
1：色泽较浅	1：0＜H≤1	1：肤色偏粉红	1：柔软的——在最小阻力下皮肤能变形
2：混合色泽	2：1＜H≤2	2：肤色偏红	2：柔顺的——在压力下能变形
3：色泽较深	3：2＜H≤4	3：肤色呈紫色	3：硬的——不能变形，移动呈块状，对压力有阻力
	4：H＞4		4：弯曲——组织如条索状，瘢痕伸展时会退缩
			5：挛缩——瘢痕永久性短缩引致残疾与扭曲

四、作业治疗

（一）作业治疗目标及原则

烧伤作业治疗原则为"早期介入，全程服务；预防为主，重点突出；团队合作，全面康复"。对烧伤患者进行作业治疗以预防瘢痕增生和关节挛缩为主，重点为提高日常生活活动能力和工作能力，促进患者重返家庭和社会。

1. 早期介入 烧伤后应尽早开展作业治疗服务，作业治疗的介入应从受伤当天开始，而不是等到创面愈合，甚至出现瘢痕增生、关节挛缩后才启动治疗。例如，烧伤早期的体位摆放、矫形器应用等措施都应在烧伤后早期及时跟进，以预防并发症的发生，促进患者的功能恢复。

2. 全程服务 作业治疗应贯穿烧伤治疗的全过程，而不仅仅是烧伤后期。服务内容涵盖早期的良姿位摆放、矫形器应用，中期的功能性活动、日常生活活动（ADL）训练、加压疗法，后期的职业康复、出院前环境改造等，以及出院后的家庭康复指导和跟踪随访。

3. 预防为主 作业治疗应以预防瘢痕增生和关节挛缩为重点，避免出现功能障碍，而不是等发生功能障碍后再进行治疗。一旦出现瘢痕增生或关节挛缩、脱位，治疗将变得十分困难，且疗效远不及早期预防。

4. 重点突出　烧伤后作业治疗的重点应放在控制瘢痕增生和关节挛缩、提高 ADL 能力和工作能力、促进患者重返社会生活等方面。

5. 团队合作　作业治疗师应与烧伤科医生、康复医生、矫形师、护士等专业人员紧密合作，全面考虑患者需求，共同完成康复治疗。

6. 全面康复　烧伤后的作业治疗不仅关注患者肢体功能的康复，更应提供心理、职业和社会功能等多方面的全面治疗服务。

（二）作业治疗方法

烧伤患者在康复过程中常用的作业治疗手段涵盖健康指导、体位管理、矫形器装配、加压疗法、ADL 训练、功能性作业活动练习、职业技能培训、社会适应能力训练、环境调整以及辅助器具的选用与使用训练等多个方面。

1. 健康指导　烧伤早期就应针对患者进行烧伤康复知识教育，让患者全面了解伤后创面的愈合过程，清楚瘢痕的生长过程，对可能出现的瘢痕增生、瘙痒等症状有基本的认识，清楚康复治疗方法及注意事项，更重要的是让患者建立信心、积极参与康复治疗过程。

2. 体位管理　为预防瘢痕增生和关节挛缩，伤后早期应将烧伤肢体放置于对抗可能出现瘢痕挛缩的位置。如颈部烧伤应为去枕仰卧位，或将枕头置于颈后部而不是头部；颈后部烧伤则将枕头置于枕后部；肘部屈侧烧伤应将关节置于伸直位；肘部伸侧烧伤应将肘关节置于屈曲位；肘部屈侧、伸侧均烧伤，则应将肘关节置于功能位。

3. 矫形器的装配　矫形器用于保护关节和肌腱，预防畸形，促进创面愈合。浅Ⅱ度以上烧伤累及关节时应使用矫形器，如颈托、肩外展矫形器、肘关节伸展矫形器等。

4. 抬高肢体　将患肢抬高至心脏水平以上，促进静脉回流，减轻肿胀，但需注意避免臂丛神经牵拉损伤。

5. 功能锻炼　尽早对受累关节及皮肤进行主动或被动活动，轻柔活动关节，保持关节活动范围，预防挛缩和僵硬。功能锻炼应遵循少量多次原则，每个关节每次至少重复 10 次，每日 3～4 次。

6. 加压疗法　加压疗法是抑制烧伤后增生性瘢痕的最有效方法之一，主要用于抑制增生性瘢痕，缓解疼痛及瘙痒症状，预防及治疗肢体肿胀。一般来说，对于Ⅲ度烧伤及 21 天以上愈合的创面应进行预防性加压，深Ⅱ度烧伤瘢痕应进行加压疗法，对已增生的瘢痕更应该及时进行加压疗法。

烧伤加压疗法主要采用绷带加压和压力衣加压。绷带加压操作简单，适合早期使用，但压力难以精准调控，多用于短期治疗；压力衣加压则压力稳定、贴合度高，适合长期使用，不过制作要求高、工艺复杂。除绷带和压力衣外，加压疗法常需配合压力垫以增强局部压力，并使用支架保护肢体，防止长期加压引发畸形。加压疗法应持续至瘢痕成熟，通常需半年至 1 年，除洗澡及特殊治疗外，每天需保持 23h 以上有效压力，理想压力为 24～25mmHg，但临床中 15～20mmHg 的压力已能有效抑制瘢痕增生。

7. 日常生活活动（ADL）训练　根据患者评定结果，进行针对性的日常生活活动训练，包括床上活动、穿衣、进食、转移、如厕等，并为有需要者制作生活自助具。

8. 手功能训练　手部是最易发生烧伤的部位，烧伤后功能影响显著，需进行加压疗法、矫形器应用及功能性活动训练，以恢复手部功能。

9. 功能性作业活动训练　通过生产性活动、手工艺活动、艺术活动等，提高肢体运动和感觉功能，减轻疼痛和瘙痒，改善心理状态，促进患者融入社会。

10. 社会适应能力训练　烧伤后因肢体功能障碍、心理障碍，加上容貌的毁损，患者大多担心参与社会生活。因此，需要对患者进行伤残适应、社会适应训练，早期可采取小组式活动和集体社会适应性训练，待患者适应后再介入个别性的训练。

11. 职业训练　根据职业评定结果，进行体能强化、工作模拟、职业培训等，帮助患者早日重返工作岗位。

12. 其他治疗　包括辅助器具选配、感觉脱敏训练、出院前环境改造指导、家庭康复指导等。

（三）作业治疗实施

烧伤后康复治疗应尽早开始，如条件允许，伤后在不影响抢救的情况下第一时间即可介入作业治疗。烧伤后生命体征平稳后应立刻进行冷疗，早期可抬高肿胀肢体，伤后 24～72 小时使用矫形器将患肢（尤其是手部）固定于正确位置，对未受伤肢体（或关节）进行主动活动等。

1. 早期作业治疗（植皮前）　早期为烧伤后 24～48 小时，受伤开始至创面愈合的时期。作业治疗目标：预防挛缩、畸形；保持关节活动范围；促进创面愈合，减轻肿胀、疼痛。

2. 中期作业治疗（植皮阶段）　中期为创面愈合至瘢痕成熟的时期，伤后约一两个月至一两年。作业治疗目标：控制瘢痕增生；预防挛缩、畸形；保持和增加关节活动范围；增强肌力或耐力；提高生活自理能力；提高工作能力。

（1）植皮术后 5～7 天：为了提高植皮成活概率，接受植皮的部位禁止关节活动训练，应利用矫形器固定，直至移植皮肤着床。每日应两次去除矫形器，以观察创面愈合情况。但为了维持植皮部位的肌力，应教会患者自行进行等长收缩练习。

（2）植皮术后 5～7 天后：患者可开始进行缓慢的主动运动，逐步恢复关节活动能力。

（3）植皮术后 7～10 天后：可开展抗阻运动练习，结合日常生活活动或趣味活动，将康复训练融入日常，促进患者体力和耐力的提升。

3. 后期作业治疗（植皮成活后）　后期为瘢痕成熟后，伤后 1～2 年以上。作业治疗目标：重返工作岗位及重新参与社会生活。

（1）加压疗法：具体措施是让患者穿戴由弹力材料制成的压力衣或弹力套，持续施压以抑制瘢痕增生。

（2）矫形器应用：对于部分严重烧伤的患者，当挛缩和畸形不可避免时，装配和使用合适的矫形器或辅助用具是恢复功能的有效途径。

（3）日常生活能力训练：对大面积烧伤后创面愈合的患者进行 ADL 能力训练，包括翻身、转移、洗漱、进食、穿脱衣裤、如厕、洗澡等，对于完成活动有困难者可提供辅助工具。如上肢烧伤的患者，在创面愈合、肘关节屈曲达 90° 时开始进食训练，若患者握匙有困难，可将餐具用绷带固定于手上或用 C 形夹练习进食。

（4）职业能力训练：对于需要工作的患者，根据职业能力评定结果，选择适宜的工作，提供模拟的工作环境，并进行针对性的职业训练，提高患者的职业能力。

考点与重点　烧伤的加压疗法、烧伤的正确体位摆放

医者仁心

无私奉献、团队协作——严重烧伤的救治奇迹

1958 年，上海上钢三厂某工作人员因一次意外事故全身遭受严重烧伤，烧伤面积达 89.3%，其中Ⅲ度烧伤面积达 23%。当时，医学界普遍认为烧伤面积超过 80% 的患者难以生存，该患者的伤势被认为几乎无生还可能。在上海交通大学医学院附属广慈医院（现瑞金医院），以王振义教授为代表的医护人员和上海第二医学院的师生，在各级党委的坚强领导下，迅速组建了专门的救治团队。他们日夜奋战，密切协作，克服了重重困难，采用当时最先进的烧伤治疗技术和护理方法，成功将患者从死亡线上拉了回来。这一壮举不仅创造了世界大面积烧伤救治的奇迹，还奠定了中国烧伤外科治疗水平在国际上的领先地位。

❓ 思 考 题

1. 烧伤的定义是什么？
2. 简述烧伤后加压疗法的具体实施方法。
3. 烧伤的作业治疗原则是什么？

第七节   精神疾病患者的作业治疗

📋 案例

患者，女，33 岁。2013 年，由于情感与工作问题，开始出现入睡困难，睡时经常惊醒，经常无缘无故地哭闹，有被监视感，感觉有人要害她。病情逐渐加重后，经常在家撕剪衣物，声称父母不是自己的亲生父母并且要加害于她。后来在民警和居委协助下，送至精神卫生中心住院治疗，经医生诊断，确诊为"精神分裂症"。

问题：1. 请为该病例设计合适的康复治疗计划。
2. 针对患者病情，简述其作业治疗方法。

一、流行病学与分类

精神疾病（mental disease）又称精神障碍（mental disorder），是指在内外各种致病因素影响下，大脑功能活动发生紊乱，导致患者认知、情感、行为和意志等精神活动发生不同程度障碍的疾病。精神疾病的致病因素包括多方面，如遗传因素、个性特征、躯体因素、重大刺激、环境因素等。

（一）流行病学

随着社会经济的快速发展，生活节奏加快，竞争压力增大，现代人的精神压力显著增加，精神心理问题日益突出，精神疾病的发病率逐年上升。精神疾病不仅是公共卫生问题，而且已经成为比较突出的社会问题。

《2023 年度中国精神心理健康》蓝皮书显示，我国精神障碍的终身患病率为 16.6%，抑郁症患者人数超过 9500 万例，成年人群抑郁障碍 12 个月患病率为 3.6%。焦虑障碍是我国成年人最为常见的精神障碍类型，其终身患病率约 7.6%。近年来国民对于精神疾病的关注度也越来越高，政府投入也越来越大。中央财政投资 106 亿元，改扩建 540 余所医疗卫生机构，为 600 余所医疗卫生机构配置精神专科基本医疗设备。组织制定《精神障碍治疗指导原则》《心理治疗规范》，建立健全医疗质量管理控制体系，加大日常监管力度，提高精神障碍诊疗规范化水平。精神障碍的康复医疗日益受到重视，作业治疗的介入，对于改善精神障碍患者的健康状态具有重要意义。

（二）分类

《中国精神障碍分类与诊断标准》（第 3 版，CCMD-3）中将精神障碍分为 10 类：①器质性精神障碍；②精神活性物质或非成瘾物质所致精神障碍；③精神分裂症和其他精神病性障碍；④心境障碍（情感性精神障碍）；⑤癔症、应激相关障碍、神经症；⑥心理因素相关生理障碍；⑦人格障碍、习惯与冲动控制障碍、性心理障碍；⑧精神发育迟滞与童年和少年期心理发育障碍；⑨童年和少年期的多动障碍、品行障碍、情绪障碍；⑩其他精神障碍和心理卫生障碍。本节主要介绍临床常见的精神分裂症和情绪障碍。

二、功 能 障 碍

（一）认知功能障碍

1. 感知觉障碍　包括感觉过敏和感觉迟钝。例如，患者可能对轻微的声音或光线感到难以忍受，或者对疼痛等强烈刺激反应迟钝。此外，还可能出现错觉或幻觉，如幻听、幻视等，患者会看到或听到不存在的事物。

2. 思维障碍　思维形式障碍表现为联想过慢、反应迟钝，难以思考问题；思维内容障碍则包括强迫观念、妄想等，如被害妄想、关系妄想等。患者的思维可能缺乏逻辑性，难以理解。

3. 记忆障碍　表现为记忆衰退、记忆错误、记忆增强或减弱等。患者可能对近期发生的事情记忆模糊，但对较远的事情记忆相对完好。

4. 注意力障碍　患者注意力不集中，容易分心，对日常活动难以集中注意力。

（二）情感功能障碍

1. 情感平淡或冷漠　患者对周围事物缺乏兴趣和情感反应，对亲人的关心也表现出漠不关心。

2. 情感暴躁或不稳定　患者情绪波动较大，容易激动或发怒。

3. 抑郁或焦虑　抑郁症患者常表现为情绪低落、失去兴趣或愉悦感；焦虑症患者则过度担忧、紧张和恐惧。

（三）意志行为功能障碍

1. 意志活动减退　患者表现为缺乏动力和积极性，生活懒散，不注意个人卫生，对自身的行为和人格表现出反感和不满，但又无法控制。

2. 行为退缩或回避　患者可能回避社交活动，与社会环境的关系出现不协调。

3. 冲动行为　部分患者可能出现冲动控制问题，表现为冲动、伤人、毁物等行为。

（四）社交功能障碍

1. 社交退缩　患者可能逐渐减少与他人的交往，甚至完全孤立自己。

2. 社交技能受损　由于情感和行为障碍，患者在社交场合中可能表现出不恰当的行为或言语，导致人际关系紧张。

（五）自知力障碍

患者对自己的精神症状缺乏认识和判断能力，否认自己有病，拒绝治疗。

这些功能障碍特点因精神障碍的类型和严重程度而异，对患者的日常生活、工作和人际关系都产生显著影响。

三、作 业 评 估

精神疾病的作业评估是为了找出患者存在哪些方面的问题，并试图对这些问题进行一定程度的量化，从而为制订作业治疗计划提供依据。主要包括以下几个方面。

1. 观察患者　如表情、神色、行为和姿势、说话方式、身体反应等，初步评定患者的感知觉功能（感觉、知觉、认识）。

2. 与患者面谈收集信息　比如患者目前最想解决的问题是什么，当下是如何考虑的，将来又有何打算等。同时治疗师要介绍自己及作业治疗方案，取得患者的信任，争取让患者主动参与治疗。

3. 精神症状评估　可选用简明精神病评定量表（brief psychiatric rating scale，BPRS）（表 10-15）。

表 10-15　简明精神病评定量表（BPRS）

评估项目	无	很轻	轻度	中度	偏重	重度	极重
1. 关心身体健康							
2. 焦虑							
3. 感情交流障碍							
4. 概念紊乱							
5. 罪恶观念							
6. 紧张							
7. 装相和作态							
8. 夸大							
9. 心境抑郁							
10. 敌对性							
11. 猜疑							
12. 幻觉							
13. 动作迟缓							
14. 不合作							
15. 不寻常思维内容							
16. 情感平淡							
17. 兴奋							
18. 定向障碍							

4. 抑郁症状　可选用汉密尔顿抑郁量表（Hamilton depression scale，HAMD）、抑郁自评量表（self-rating depression scale，SDS）。详见《康复评定技术》。

5. 焦虑症状　可选用汉密尔顿焦虑量表（Hamilton anxiety scale，HAMA）。详见《康复评定技术》。

6. 社会功能的评估　可选用社会功能缺陷筛选量表（表 10-16）、社交恐惧自评量表（表 10-17）进行评估。

表 10-16　社会功能缺陷筛选量表

项目	内容	1 分（轻度缺陷）	2 分（重度缺陷）
职业和工作	指工作和职业活动的能力、质量和效率，遵守劳动纪律和规章制度，完成生产任务，在工作中与他人合作等	水平明显下降，出现问题，或需减轻工作	无法工作，或工作中发生严重问题。可能或已经被处分
婚姻职能	仅用于评估已婚者。指夫妻间相互交流，共同处理家务，对对方负责，相互间的爱、支持和鼓励	有争吵，不交流，不支持，避免责任	经常争吵，完全不理对方，或夫妻关系濒于破裂
父母职能	仅用于评估有子女者，指对子女的生活照顾，情感交流，共同活动，以及关心子女的健康和成长	对子女不关心或缺乏兴趣	不负责任，或不得不由别人替他（她）照顾孩子
社会性退缩	指主动回避和他人交往	确有回避他人的情况，经说服仍可克服	严重退缩，说服无效

续表

项目	内容	1分（轻度缺陷）	2分（重度缺陷）
家庭外的社会活动	指和其他家庭及社会的接触和活动，以及参加集体活动的情况	不参加某些应该且可能参加的社会活动	不参加任何社会活动
家庭内活动过少	指在家庭中不做事也不与人说话的情况	多数日子至少每天2h什么都不干	几乎整天什么都不干
家庭职能	指在日常家庭活动中应起的作用，如分担家务，参加家庭娱乐，讨论家务事等	不履行家庭义务，较少参加家庭活动	几乎不参加家庭活动，不理家人
个人生活自理	指保持个人身体、衣饰、住处的整洁，大小便习惯，进食等	生活自理差	生活不能自理，影响自己和他人
对外界的兴趣和关心	了解和关心单位、周围、当地和全国的重要消息和新闻	不太关心	完全不闻不问
责任心和计划性	关心本人及家庭成员的进步，努力完成任务，发展新的兴趣或计划	对进步和未来不关心	完全不关心进步和未来，没有主动性，对未来不考虑

表10-17　社交恐惧自评量表

问题	1	2	3	4
1. 我怕在重要人物面前讲话				
2. 在人面前脸红我很难受				
3. 聚会及一些社交活动让我害怕				
4. 我常回避和我不认识的人进行交谈				
5. 让别人议论是我不愿的事情				
6. 我回避任何以我为中心的事情				
7. 我害怕当众讲话				
8. 我不能在别人的注目下做事				
9. 看见陌生人我就不由自主地发抖、心慌				
10. 我梦见和别人交谈时出丑的窘样				

7. 人格诊断法　可选为明尼苏达多面人格目录量表（Minnesota multiphasic personality inventory，MMPI），详见《康复评定技术》。

8. 智力评估　可选用韦氏智力量表（Wechsler adult intelligence scale-revised，WAIS-R），详见《康复评定技术》。

9. 日常生活活动能力评估（FIM）　详见《康复评定技术》。

10. 社会生活活动能力评估　可选用精神障碍者社会生活评估量表（life assessment scale for the mentally ill，LASMI），详见《康复评定技术》。

四、作业治疗

（一）作业治疗目的

作业治疗的主要目的是协助训练及支持精神功能障碍者恢复生活和工作的信心，参与有意义的活动，以及积极适应和融入生活环境，从而回归家庭和社会。具体包括减轻病情，维持和促进患者的身体健康状态；恢复或改善患者的心理与躯体的功能。

链接

《精神分裂症维持治疗中国专家共识（2024）》

精神分裂症是一种慢性、致残性疾病，维持治疗是全病程管理的重要组成部分。维持治疗可有效降低复发率、减少再住院率、改善社会功能和生活质量。《精神分裂症维持治疗中国专家共识（2024）》是由中华医学会精神医学分会精神分裂症协作组和中国神经科学学会精神病学基础与临床分会精神分裂症临床研究联盟共同制定的指南，旨在规范我国成年精神分裂症患者的维持治疗。该共识主要内容包括药物选择、药物剂量、维持治疗时间、特殊症状处理、心理及社会干预。

（二）常见精神疾病的作业治疗

1. 精神分裂症　精神分裂症分为急性期、巩固期、恢复期、维持期4个阶段，康复治疗的目的是使患者与现实生活联系起来，开始自我认识，提高他们生活的安全感、安定感、安心感。

（1）急性期的作业治疗：急性期的主要目标是控制症状，包括幻觉、妄想及行为异常等，避免患者出现自伤或伤人的行为，同时搭建患者与家庭之间的治疗联盟。治疗主要依靠药物，从低剂量起始，逐步调整至有效剂量，通常需持续6～8周。作业治疗的侧重点主要包括以下几个方面。

1）安心、安全的保障：急性期的患者需要长时间保持安静状态，微小刺激都可能会引起患者情绪的波动和混乱，进而导致活动能力下降。此阶段的治疗重点是维持安静状态，治疗环境需保持安静，避免患者受到干扰。

在患者病情基本稳定后，可选择一些休闲的作业活动进行作业治疗训练，例如让患者聆听自己喜欢的音乐；医患之间保持一对一的互动，可短时间进入病房看望患者，缓解患者的不安感，为其提供安心、安全的环境。

2）身体感觉的恢复：患者为了不受到伤害往往会把自己封闭起来，使身体各种感知退化、忽视自己身体。这个时候非常有必要让患者通过作业活动一点点地、自觉地感受身体各种感觉的恢复过程。

治疗师选择的治疗活动可以是让患者参观其他人完成活动的过程，又或是让其自己完成较简单的日常生活活动中的简单部分。通过治疗，让患者正确意识、接纳自己的身体和自己是一体的感觉。治疗中要让患者有意识地感受到在使用自己的身体，同时要有意地感受他人和自己以外的事物，慢慢地了解、认识身体是自己的一部分。

（2）巩固期的作业治疗：主要为接纳、接受的体验。巩固期的治疗目标是维持症状缓解，防止复发，并进一步改善症状。通过训练使患者恢复基本的生活规律、归属感。患者通过自己正在做的或已经做过的事情，体会被他人接纳、接受的各种感觉。在自己感觉无能为力的时候可以从他人那里体会到对自己的理解、接纳的情感。作业治疗从个人作业过渡到小组作业，也可以鼓励患者尝试为他人做些简单的事，逐渐产生和他人之间相互信任、依赖的感觉。

（3）恢复期的作业治疗：恢复期的重点是进一步改善患者的社交功能和生活质量，帮助患者逐步回归社会。这一阶段对患者情绪的整理和准备至关重要。

1）开始自我认识：这是一个持续探索的阶段。患者处于情绪相对稳定的状态，通过具体活动了解自身能力，逐步恢复自信心，并适当经历挫折。让患者正视自己的病情和功能障碍，积极主动地寻找解决办法。

作业治疗师在训练后与患者共同讨论和评价完成作业的能力；帮助患者明确"自我"概念；与患者共同分析在活动中遇到不喜欢或难以完成的问题时的应对策略。

2）针对自立的准备：为使患者顺利回归社会，需让他们掌握必要的技能。作业治疗师应通过作业活动帮助患者体验和学习生活技能，特别要关注以下几点：①在日常生活中的交流能力；②自己的健康管理；③重要物品的管理；④有效利用社会资源；⑤合理膳食；⑥遇到困难懂得如何寻求帮助。

3）自律生活：真正开始社会生活时，患者需保持良好心态，面对挫折时保持冷静、不恐惧。学会沟通，并掌握正确缓解压力的方法。

（4）维持期的作业治疗：维持期的目标是预防疾病复发，持续维持症状缓解并提升生活质量。对于生活在医疗机构、无明显症状但活动性匮乏的患者，作业治疗师需提供非语言性、充满关怀且贴近现实的作业活动。

考点与重点 *精神分裂症的作业治疗*

2. 情绪障碍

（1）抑郁症的作业治疗：抑郁症作业治疗的目标是改善情绪状态，例如通过学习自我放松和减压技术缓解紧张和焦虑；恢复日常生活能力，如借助作业活动恢复基本生活节律，提升自我照顾能力；增强社会功能，比如提高社交技能，学会有效利用社会资源；促进职业能力恢复，如开展职业准备训练，帮助患者逐步适应工作环境；提升自我效能感，例如通过完成具体的作业活动，增强患者的自信心和成就感。

1）认知行为治疗：通过认知行为疗法识别并改变消极的认知偏见，恢复患者参与活动的积极性，提高活动参与度和解决问题的能力。具体步骤包括：建立良好的医患关系，掌握患者基本信息；与患者讨论，明确问题和目标；记录、讨论、例证，识别并矫正患者不合理的认知观念和应对方法；通过鼓励和行为强化巩固治疗效果。

2）娱乐活动治疗：常用方法包括动态的音乐疗法、舞蹈治疗、体育疗法，以及静态的阅读和影视治疗等。

3）支持性就业：治疗内容涵盖引荐患者、建立关系、职业能力评估、制定个体求职计划、协助患者获得工作及提供就业跟踪支持等。

4）家庭治疗：抑郁症的诱发因素复杂多样。研究表明，和谐的夫妻关系和家庭关系有助于抑郁症患者的康复。因此，家庭治疗可作为改善抑郁症状及家庭关系的有效手段。

5）治疗性作业活动训练：包括缠线、拆毛衣、撕碎旧报纸、简单的编织活动和串珠活动等。

6）注意事项：治疗过程中，除必要交流外，治疗人员应尽量减少言语干扰；根据患者反应及时调整治疗活动；注意防范患者自杀风险；避免过度表扬。

（2）躁狂症的作业治疗：躁狂症作业治疗的目标是稳定患者情绪和行为，例如在急性期以休养为主，减少外界刺激，帮助患者稳定情绪；增强自我控制能力，帮助患者学习自我情绪控制，避免冲动行为带来的不良后果；比如通过集体作业活动增强患者的社交互动能力；促进职业康复，在恢复后期进行职业准备训练，帮助患者逐步回归工作环境；维持生活质量，在维持期帮助患者保持规律的生活节律，提高生活质量。

躁狂症患者情绪波动较大，对刺激多呈现过度反应、多动或好争辩等特点。其治疗通常包括药物治疗、心理治疗和生活方式调整等方法，同时可结合作业治疗进行训练。心理治疗主要采用认知行为疗法，帮助患者识别和改变负面思维模式，增强自我控制能力；心理教育可增强患者及家属对疾病的了解，提高治疗依从性；家庭干预可改善家庭环境，增强家庭成员对患者的理解和支持。生活方式调整包括规律作息、增加运动和饮食调整等。作业治疗方法多样，例如艺术治疗（通过绘画、音乐、舞蹈等形式帮助患者表达情感、缓解压力）、日常生活技能训练（如自我照顾、家务管理等）、治疗性作业活动（如园艺活动中的浇水、陶艺活动中的捏黏土、室内物品摆设、阅读、练字等）以及职业康复训练，帮助患者恢复工作能力，更好地适应社会生活。但在作业治疗过程中需要注意以下内容。

1）设计和选择作业活动时尽量将患者多余的、无目的的动作集中到一个作业中；通过完成作业的质量与数量让患者认识自己，建立自信心并保持；根据患者病情及症状，治疗师可在任何时候重新开始简单的作业任务。

2）治疗过程中时刻检查，防止患者自杀，不要过度表扬，活动结束时认真清点工具及材料等。

❓ 思 考 题

1. 精神疾病的定义是什么？

2. 精神疾病作业治疗的目的是什么？

3. 精神分裂症如何进行作业治疗？

本章数字资源

参考文献

[1] 窦祖林.作业治疗学［M］.北京：人民卫生出版社，2019.

[2] 吴淑娥.作业治疗技术［M］.北京：人民卫生出版社，2019.

[3] 闵水平，孙晓莉.作业治疗技术［M］.北京：人民卫生出版社，2020.

[4] 陆建霞，章琪.作业治疗技术［M］.北京：中国医药科技出版社，2019.

[5] 杨延平，黄毅，盛幼珍.作业治疗技术［M］.武汉：华中科技大学出版社，2021.

[6] 梁娟.作业治疗技术［M］.北京：中国中医药出版社，2018.

[7] 闫彦宁，黄富表.作业治疗技术［M］.北京：科学出版社，2024.

[8] 董继革，张艳明.作业治疗技术［M］.北京：中国医药科技出版社，2020.

[9] 吕晶.作业治疗技术［M］.长沙：中南大学出版社有限公司，2021.

[10] 刘尊，陆建霞.作业治疗技术［M］.大连：大连理工大学出版社，2024.